감각검사

원리에서 활용까지

머 리 말

이 책은 식품회사를 포함한 산업체의 제품개발, 품질관리, 마케팅 등의 부서 및 대학과 연구소에서 감각검사를 활용하고자 하는 사람들에게 실질적인 도움을 주기 위하여 출간되었다. 본인은 지난 40여 년간 감각검사 분야의 교육과 연구에 종사하면서 이 분야의 발전을 위해 노력하였다. 그 일환으로 1989년과 1993년에 감각검사 분야의 교재를 공동으로 집필하여 출간한 바 있으나, 지난 20~30년간 감각검사 분야가 빠른 속도로 발전하여 그 동안 축적된 새로운 지식을 소개할 필요성이 크게 부각되었다.

새로운 기술이 발달하고 생활 양상 및 소비자 트랜드가 달라짐에 따라 식품이나 생활용품 등에 대한 소비자 수요가 다양해지면서, 산업체에서는 제품의 품질 특성을 명확히 파악하고, 이 제품들에 대한 기호도를 이해하기 위하여 많은 노력을 하고 있다. 더욱이 제품들의 품질 특성은 기기 분석이나 측정만을 통해 파악하기 어려운 경우가 매우 많으며, 특히 식품이나 생활용품의 기호도는 사람이 직접 경험하면서 파악해야 하기 때문에 감각검사의 중요성은 점점 더 증가하고 있다.

감각검사 수행 시 검사 방법 및 절차를 정확하게 파악하지 않으면 무의미한 데이터를 얻게 되어 시간, 노력 및 금전 면에서 많은 손실이 발생할 수 있다. 감각검사는 사람의 감각기관을 이용하여 제품의 특성 및 기호도를 평가하는 방법이기 때문에 처음에는 누구나 쉽게 접근할 수 있다고 생각한다. 그러나 많은 사람들은 감각검사를 수행하면서 생각하지 못한 여러가지 어려움을 경험하게 된다. 감각검사를 수행하려면 잘 짜여진 실험계획 하에서 여러가지 실험조건을 고려하여 실험을 수행하고 그 결과를 분석하여야 한다. 감각검사의 성패는 목적에 맞는 검사방법을 선택하고 이에 맞는 패널요원을 사용하는 데 달려 있다고 해도 과히 틀리지 않을 것이다. 이와 함께 감각검사를 수행하는 데 필요한 모든 환경과 절차를 고려하여 검사를 수행할 때에야 비로소 성공적인 결과를 얻을 수 있을 것이다.

이 책에서는 식품을 포함한 제품의 특성, 평가와 관련된 심리적요인, 감각검사 방법, 시료 준비 및 제시 절차, 패널요원의 선정 및 훈련, 검사실의 환경을 소개하고, 이들을 적용한 다양한 예를 제시하였으며, 감각검사를 수행하는 데 필요한 실험계획 및 통계적 결과 분석방법, 산업체에서 감각검사가 이용되는 분야 등을 포함하였다. 더 나아가, 감각검사와 관련된 최신 동향을 각 장에서 간단히 소개하였다.

이 책의 저자들은 대학, 연구소, 산업체 등에서 10년에서 30여 년간 감각검사에 대한 교육, 연구 및 실무 경험을 습득하였다. 그러한 경험을 활용하여 저자들은 산업체에서 다양한 제품을 평가하기 위하여 감각검사를 시작하려는 사람과 이미 다양한 경험을 지닌 사람들에게 실무에 활용할 수 있는 감각검사의 기초 내용들을 이해하기 쉽고 명확하게 설명하고자 노력하였다. 저자들은 많은 분에게 도움이 되기를 간절히 바라는 마음으로 이 책을 저술하였으며, 우리나라 감각검사 분야의 발전을 위해 앞으로 이 책에 이어 보다 심화된 내용의 서적을 계속 집필할 예정이다.

본인은 지난 오랜 세월 동안 교육 및 연구의 장에서 같이 한 이 저자들과 함께 이 책을 발간할 수 있어서 무한한 기쁨을 느끼며, 2020년 어려운 시기에 저술에 애쓴 저자들에게 이 자리를 빌어 감사와 존경의 마음을 바치는 바이다.

끝으로 실무적인 도움을 준 센소리디자인의 김혜경 실장님과 이 책의 이미지를 명확하게 전달하는 책 표지를 제작해준 일러스트레이터 Bennet Kim에게 감사의 말을 전하고 싶다.

2021년, 편집자 김광옥

차례

8장 소비자 검사 | 김영경

9장 통계 | 이은경

1장

감각검사의 활용방안

서동순

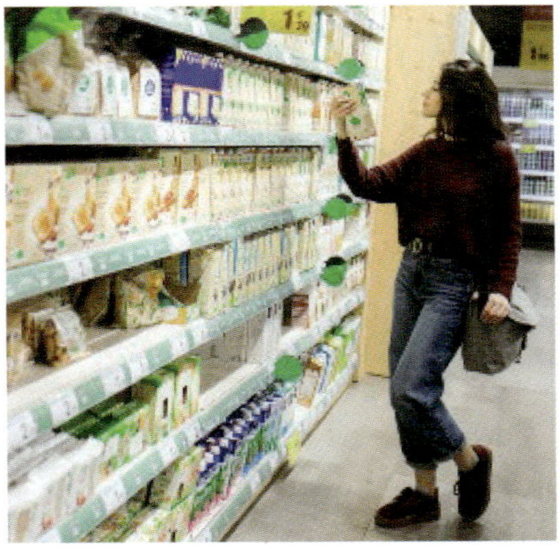

감각검사(sensory evaluation)는 사람의 감각을 이용하여 제품이나 물질의 특성을 과학적으로 평가하는 방법이다. 따라서 감각검사는 식품뿐만 아니라 화장품, 의류, 자동차 및 가전제품 등 최종 사용자가 사람인 모든 소비재 분야에서 폭넓게 이용되고 있다.

기업은 소비자를 만족시키는 제품이나 서비스를 제공하고 소비자는 이를 구입하며, 기업은 고객이 지불한 비용으로 더 좋은 신상품을 개발하고 기존 제품의 품질을 향상시키는 데 투자를 한다. 이러한 선순환이 원활히 일어날 때 기업은 생존은 물론이고 성장 발전하게 된다. 따라서 기업은 신상품을 지속적으로 개발하고 출시하며, 기존 제품의 품질을 향상시키고 원가는 낮추며, 생산성을 높이기 위한 다양한 활동을 한다. 이때 감각검사는 기업이 올바른 의사 결정을 할 수 있도록 필요한 정보를 제공하여 신제품의 성공 확률을 높이고 시장에서 도태되지 않도록 한다. 즉, 소비자의 니즈나 기호, 행동 등을 다양하게 조사하여 제품 기획에 반영할 수 있고, 경쟁 제품이나 자사 제품의 품질 특성이 어떻게 다르고 어떤 특성이 만족도에 중요한 역할을 하는지 등을 파악하여 자사 제품의 개선 방향을 제시하기도 한다. 감각검사가 기업에서 어떻게 활용되는지 분야별로 자세히 알아보겠다.

1. 신제품 개발

신제품을 출시하여 성공하는 일은 기업의 성장에 있어서 가장 중요한 업무이다. 기업은 소비자 조사를 통해 고객의 니즈를 파악하고 행동을 예측하여 고객 세분화와 타기팅(targeting) 전략에 필요한 정보를 획득하고, 이를 신제품 기획에 반영하여 시장 도입 후 실패 위험성을 최소화하려고 노력한다. 신제품이 시장에 성공적으로 도입되었다 하더라도 유사 제품이 바로 출시되어서 우위를 지키기가 어렵고, 소비자 기호 성향도 빠르게 변하기 때문에 소비자 기호도를 지속적으로 점검하고, 경쟁 제품과 품질 특성을 비교하여 어떤 감각 특성에서 개선이 필요할지 묘사분석과 소비자 기호도 조사를 통해 파악해야 경쟁에서 우위를 점할 수 있다. 따라서 감각검사는 기업의 생존과 성장에 중요한 업무이다. 신제품 개발과정에서 사용되는 다양한 감각검사방법을 개발 단계별로 살펴보겠다.

1) 아이디어 도출 및 선별

신제품의 아이디어는 소비자와 연구소, 마케팅 및 영업 등 내부 관계자나 시장 자료 분석을 통해 얻을 수 있다. 이 단계에서는 소비자 검사방법 중 정량적인 방법보다 초점그룹 토의(focus group interview)나 심층 인터뷰(in−depth interview) 같은 정성적인 방법이 유용하게 사용된다. 그룹 토의나 인터뷰에서는 소비자 입장에서 신제품이 존재할 이유가 있는지, 어떤 혜택과 이득을 주는지, 기존 제품군과 차별점을 인지하는지, 개발 제품의 중요한 특성은 무엇인지, 가격의 수용 범위는 어느 정도인지 등을 질문하게 된다. 또한, 고객은 자신의 생각과 행동을 말로 잘 설명하지 못하며, 말로 표현된 니즈는 5% 안팎에 불과하기 때문에 무의식적인 소비자의 니즈를 파악하기 위하여 매장 또는 가정과 같은 실제 사용 환경에서 소비자의 행동을 관찰하는 자연주의적인 탐구 조사법이 활용되기도 한다. 이렇게 소비자나 시장 분석 등 여러 소스에서 수집된 아이디어는 제품으로써 성공 가능성이 있는 것도 있고 그렇지 못한 것도 있기 때문에 최상의 아이디어를 선별하는 과정이 꼭 필요하다. 이 단계에서는 타깃 소비자를 대상으로 필요도, 새로움 및 구매의사 등의 항목을 정량적으로 질문하고 평가된 결과를 바탕으로 개발 단계로 진행될 최종의 아이디어를 선별한다.

2) 콘셉트 개발 및 상품화

선별된 아이디어를 가지고 제품의 이점을 앞세워 소비자가 이해할 수 있는 간결하고 명확하게 표현된 개념, 즉 콘셉트(concept)가 개발된다. 제품의 콘셉트를 개발한 후 개발 단계로 넘어가기 전에 소비자 조사가 활용되며, 콘셉트에 대한 소비자의 관심도, 필요도, 차별 정도 및 구매의사 등이 주로 평가된다. 이 과정은 시장성이 있는 정교화된 콘셉트만이 실제 개발 단계로 넘어가게 하여 개발의 효율성을 증진시킨다.

콘셉트가 확정되면 이 콘셉트에 맞추어 실제 상품을 개발하는 단계로 넘어간다. 개발 초기에는 연구소에서 배합비를 달리하면서 다양한 시제품을 개발하고 감각검사를 통해 최적의 배합비를 결정한다. 신상품이 갖추어야 할 주요한 품질 특성이 무엇인지 결정하고 개발 과정에서 이러한 특성이 어느 정도 구현되었는지 알아내기 위하여 묘사분석과 소비자 기호도 검사가 활용된다.

상품화 단계에서는 시제품의 배합비 개발뿐만 아니라 포장 용기 및 라벨 디자인(label design), 브랜드 네이밍(brand naming) 등도 진행된다. 개발된 시제품의 감각적 품질 특성이 우수하다고 하여 그 제품이 시장에서 성공하는 것은 아니다. 제품의 품질은 상표나 디자인 등 제품의 외적 요인에 영향을 받기 때문이다. 따라서, 상품화 단계의 감각검사 수행 시에는 개발 단계 및 목적에 따라 적합한 검사방법을 선정하는 것이 무엇보다 중요하다. 예를 들어, 배합비 개발단계에서 자사 제품의 감각적 품질이 타사 대비 우위에 있는지 확인하고 싶다면 상표의 영향력을 배제한 무상표검사(blind test)를 실시하는 것이 적합할 것이다. 그러나 실제 시장에서의 반응을 확인하고 싶다면 제품의 외적 요인이 노출된 상표검사(branded test)를 수행하여 전체적인 제품력을 확인해야 할 것이다.

개발 후반에 들어 최적의 제품 배합비와 가공 조건이 확정되면, 품질 특성이 어느 기간 유지되는지를 확인하여 유통기한을 설정하는데, 이때도 감각검사가 주요한 역할을 한다. 연구소에서 개발이 끝나고 생산단계로 넘어가서 대량 생산을 하여도 동일한 품질이 나올 수 있도록 가공 조건 등을 조정하는 단계를 거치게 된다. 이때는 주로 시험 생산된 제품이 연구소에서 설계된 제품과 차이가 발생하는지를 확인하는 차이식별검사방법이 많이 이용되며, 차이가 있다면 어떤 특성에서 차이가 있는지를 알아내어 생산공정 등을 조정하게 된다.

2. 출시 후 관리

기업은 제품이 본격적으로 시장에 도입되기 전에, 시장 테스트(market test)를 실시하여 대규모로 시장에 진입하였다가 실패함으로써 발생할 수 있는 손실을 줄이고자 한다. 이 단계에서는 소비자의 제품에 대한 품질 만족도나 포장에 대한 정보, 제품의 사용방법, 가격 수용도 등의 수치화된 정보를 소비자 조사를 통해 얻을 수 있다. 또한, 판매원을 면담하거나 매장에서의 구매 행동을 관찰하고, 실제 소비자와 인터뷰를 하는 등의 정성조사를 통해 제품의 개선점을 보완하는 단계를 거치기도 한다. 제품 출시 이후에는 매출을 활성화하기 위하여 많은 홍보활동을 하게 된다. 이때 감각검사를 통해 파악된 제품의 품질 우위 특성이 홍보자료로 활용될 수 있다.

대부분의 제품은 수명주기(life cycle)를 갖고 있으며, 도입기, 성장기, 성숙기 및 쇠퇴기의 4단계를 거치면서 시장에서 사라지게 된다. 소비 트렌드나 소비자의 기호는 지속적으로 변하며, 수명주기도 점차 짧아지는 추세이다. 따라서 제품의 주 소비층을 대상으로 제품에 대한 전반적인 반응을 수시로 점검하여 제품의 만족 수준을 유지 및 향상시켜 고객이 이탈되지 않도록 관리한다.

최초로 시장에 제품을 출시하였다 하더라도 경쟁사에서는 경쟁 제품을 빠르게 뒤따라 출시하며, 경쟁 제품의 품질도 지속적으로 개선된다. 따라서 기업은 수시로 경쟁 제품군의 품질 특성을 비교 분석하고 이를 소비자 기호도와 연계하여 경쟁 제품 대비 자사 제품이 차별적 우위에 있는 특성은 무엇이고, 개선되어야 하는 품질 특성은 무엇인지 알아내어 개선 방향과 목표를 설정한다. 이때 묘사분석과 소비자 검사가 주요하게 활용된다. 이를 통해 개선 작업을 거친 제품의 품질 특성이 기존 제품과 대비하여 실제로 향상되었는지, 또한 기호도에 영향을 주었는지 등을 판단할 수 있다.

3. 품질관리

시중에 판매되는 제품의 경우, 설계된 품질을 일정하게 유지하는 것이 중요하다. 시판 제품의 품질 편차가 클 경우 고객은 제품이나 회사에 대한 신뢰를 잃고 경쟁 제품으로 이탈하게 된다. 따라서 기업은 고객에게 불량품이 전달되는 것을 방지하고 최상의 품질 특성을 일정하게 제공하기 위하여 품질관리(quality control, QC)를 한다. 품질관리 시 분석되는 특성은 영양성분과 같은 물리화학적, 미생물학적 및 감각적 특성으로 크게 구분될 수 있다. 최근 산업이 발달하고 경제 수준이 높아지면서 영양성분이나 미생물학적 품질 특성은 기본적인 관리 특성이 되었고, 감각적 품질 특성의 중요성이 점점 부각되고 있다. 감각적 품질은 물리화학적인 방법으로 평가할 수 없는 경우가 많다. 따라서 사람의 감각을 이용한 감각검사 결과가 점차 중요시되고 있으나, 감각검사는 비용도 많이 들고 정확한 결과를 얻기 위해 많은 오류를 통제하면서 과학적인 방법으로 진행되어야 하는 어려움이 있기 때문에 아직 감각검사를 품질관리에 이용하는 회사는 적은 실정이다.

품질관리 분야에서 감각검사는 품질관리를 위한 규격 설정 시 유용하게 사용되는데, 어느 정도의 범위에서 표준 제품과 감각적 특성에서 차이가 일어나고 품질의 저하가 일어나는지를 알아내어 합격과 불합격을 판단하는 관리규격의 기준값을 설정하게 된다. 규격이 설정되면, 제품의 원재료가 일정 품질 이상으로 입고되었는지, 각 생산공정 단계에서 품질 특성이 규격 내에 있는지 등을 감각적 품질 평가를 통해 확인하여 균일한 품질의 제품이 생산되도록 관리한다. 또한, 저장 및 유통 과정에서도 제품의 품질이 계속 변하기 때문에 일정 수준의 품질이 유지되는지를 관리한다. 품질관리 분야에서는 생산과정에 있는 제품 또는 최종 생산제품의 품질 특성이 최초에 설계된 최적의 품질 규격 안에서 유지되고 있는지, 또는 규격을 이탈하고 있는지를 검사하기 때문에 표준 제품과의 차이 여부를 판단하는 차이식별검사법이 유용하게 사용된다.

4. 원가 절감

기업은 수익성을 높이기 위하여 원재료의 일부를 보다 저렴한 원료로 대체하거나, 가공비를 낮추기 위해 공정을 개선하는 등의 활동을 지속적으로 한다. 이러한 원가 절감 업무에서 가장 기본은 기존 제품과 품질 차이가 없어야 한다는 것이며, 따라서 기존 제품과 변경 제품의 감각적 품질 차이 여부를 판단하는 차이식별검사가 유용하게 활용된다. 원가 절감을 위한 감각검사는 비용과 시간이 많이 드는 소비자를 대상으로 검사를 실시하는 것보다는 먼저 경험이 많은 어느 정도 훈련된 패널을 이용한 차이식별검사 결과를 바탕으로 변경 유무를 결정하는 것이 효율적이다. 훈련된 패널도 차이를 인지하지 못할 정도의 제품 차이를 실제 소비자가 섭취 환경에서 그 차이를 느끼는 경우는 거의 불가능하기 때문이다. 훈련된 패널에 의해 차이가 있다고 판단되더라도, 원가 절감의 효과가 클 경우는 다시 한 번 소비자를 대상으로 차이식별검사나 기호도검사를 실시하여 변경 여부를 결정하기도 한다. 통제된 환경에서 소비자를 대상으로 차이식별검사를 실시하여 소비자가 차이를 인지하였다 하더라도, 실제 섭취 환경에서는 두 제품을 직접 비교하여 소비하는 경우는 없기 때문에 차이를 인지하지 못하는 경우가 많다. 따라서 원가 절감 효과가 매우 크고 중요할 경우에는 최종적으로 가정사용검사(home use test)와 같이 실제 사용 환경에서 기호도검사를 실시하여 차이가 없다고 나오면 변경 여부를 최종 결정하기도 한다.

감각검사는 여러 소비재 기업에서 제품개발 부서는 물론이고, 연구소, 생산 부서, 품질관리 부서 등 여러 분야에서 활용되며, 점차 감각검사의 중요성이 인식되면서 감각검사를 도입하여 전문 팀을 운영하려는 회사가 많아지고 있다. 업체에서 감각검사 체계를 확립하고 효율적인 운영을 위해서는 전문 운영 인력의 확보, 검사시설의 완비, 패널 구축 등 많은 노력과 투자가 필요하다. 감각검사 부서는 제품 개발, 마케팅, 생산 등 어느 부서에 소속되는 것이 효율적인지는 업체의 상황에 따라 다르겠지만, 결과적으로는 소속에 관계없이 마케팅, 연구소 및 생산 부서가 서로 유기적인 관계로 감각검사를 잘 활용할 때 비로소 좋은 성과를 낼 수 있다는 것은 새삼 강조할 필요가 없다.

감각검사: 원리에서 활용까지

2장

식품의 감각적 특성

김지윤 · 정서진

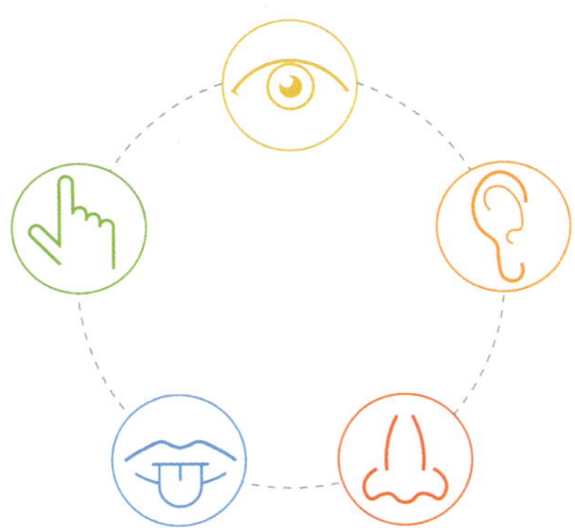

사람의 감각기관에 반응을 일으키는 물리적 또는 화학적 인자를 자극(stimulus)이라고 한다. 식품은 물리 화학적 인자들로 구성된 복잡한 자극 시스템이며, 사람의 감각 체계를 통해 감지 및 인식된 식품의 자극을 식품의 감각적 특성 이라고 한다.

식품의 감각검사를 효과적으로 수행하기 위해서는 식품의 감각적 특성에 대한 이해가 필요하다. 본 장에서는 식품에서 발현하는 감각적 특성 종류를 살펴보고 감각검사를 통해 식품의 특성을 측정할 때 고려할 요인은 무엇인지 알아보고자 한다.

1. 맛

일반적으로 맛(taste)이라고 알려진 것은 현재까지 다섯 가지로 짠맛, 단맛, 신맛, 쓴맛 및 감칠맛(umami)이 있다. 맛은 혀에서 느껴지는데, 음식을 섭취할 때 수용하거나 거부하는 정보로 활용된다. 대표적으로, 사람들이 보편적으로 좋아하는 단맛은 생존에 필수적인 에너지를 제공하는 당류에서 주로 느껴져서 자연적으로 수용하는 기전이 발달되었다고 여겨진다. 반대로, 쓴맛은 독성이 있는 물질에서 기인하는 경우가 많아서 거부한다고 여겨지는 등 음식에서 느껴지는 맛은 기호적으로 또한 생물학적으로 중요한 역할을 한다.

1) 맛의 종류

(1) 단맛

단맛은 주로 단당류나 이당류 분자에서 느껴진다. 단맛을 내는 대표적인 물질인 설탕은 1 g당 4 kcal의 열량을 내는 에너지원이며, 특히 포도당은 뇌 기능에 필수적으로 관여하는 등 생존에 중요한 역할을 하여 대부분의 사람이라면 단맛에 긍정적으로 반응하는 기전이 선천적으로 발달되었다고 보여진다(Steiner et al., 2001). 당류 외에도 자일리톨(xylitol), 만니톨(mannitol) 등의 당알코올에서도 단맛이 느껴진다. 일부 아미노산과 단백질에서도 단맛이 느껴지는 것으로 알려져 있는데(Zhao et al., 2003), 아스파탐은 대표적인 아미노산계 합성 감미료이기도 하다. 합성 감미료에는 이외에도 수크랄로스(sucralose), 사카린 나트륨(sodium saccharin), 아세설팜칼륨(acesulfame−K) 등이 있으며, 대체로 설탕 대비 감미도가 매우 높고 체내 흡수가 되지 않아 다이어트용 또는 당뇨 환자 등의 식품에 활용된다. 최근에는 천연 추출물 중 고감미 특성을 발현하는 스테비아, 나한과 등이 대체 감미료로 주목받고 있다. 그러나 단맛의 질에 있어서는 쓴맛이나 특유의 지속성과 같이 설탕과 비교했을 때 바람직하지 못한 속성을 갖는 경우가 많다.

(2) 짠맛

짠맛은 대표적으로 소금, 즉 염화나트륨(NaCl)에서 느껴진다. 나트륨은 신체의 수분 밸런스 및 혈압을 조절하고 신경세포 기능에 관여하는 등 단맛과 마찬가지로 생리적으로 중요한 성분이다. 염의 종류와 농도에 따라 짠맛의 질이 다른데, 염화나트륨 외의 기타 염(KCl, $CaCl_2$, $MgCl_2$ 등)에서도 짠맛이 느껴지지만, 농도에 따라 짠맛 외에도 쓴맛이나 금속성 등이 함께 느껴지는 것으로 알려져 있다.

(3) 신맛

신맛은 산에 의해 느껴진다. 레몬이나 귤에 풍부한 구연산(citric acid), 식초의 아세트산(acetic acid), 김치나 요구르트 등에 있는 젖산(lactic acid)과 같이 식품에서는 주로 카복실기를 가진 유기산에서 신맛이 느껴지며, 물질에 따라 맛의 질이 조금씩 다르다(Da Conceicao Neta et al., 2007). 신맛은 음식의 유형에 따라 일정 수준 느껴지는 경우에는 바람직한 요소로 작용된다. 과일이 잘 익어서 단맛과 신맛이 조화롭게 느껴지는 경우, 또는 김치가 발효되면서 젖산이 생성되어 맛이 점점 시어지는 과정에서 그 정도에 따라 기호성을 보이는 것이 한 예가 될 것이다. 그러나 신맛은 음식이 상했다는 것을 암시하기도 하여 상황에 따라 다른 기호성을 보인다.

(4) 쓴맛

쓴맛은 다양한 유기 및 무기 화합물에서 느껴진다. 대표적으로는 알칼로이드계의 퀴닌(quinine)이나 카페인(caffeine)에 의해 느껴진다. 그 외에도 글리코사이드류(glycosides)의 채소나 과일 등에 쓴맛을 유발하는 물질이 많이 존재하여 특유의 맛을 내기도 한다. 일부 아미노산이나 펩타이드에서도 쓴맛이 느껴진다. 대부분의 쓴맛은 독성이 있는 물질과 관련이 많은데, 쓴맛에 대한 본능적인 거부나 부정적인 반응은 그러한 물질 섭취를 피함으로써 얻는 생물학적 이점 때문으로 보인다(Drewnowski and Gomez-Carneros, 2000).

(5) 감칠맛

감칠맛(umami)은 위의 네 가지 맛에 이어 상대적으로 최근에 추가된 맛의 개념이다. 일본의 이케다 기쿠나에 박사가 다시마 육수의 맛 성분이 글루탐산(glutamic acid)이라는 사실을 밝히고, 그 맛을 우마미(umami)라고 명명하였다(Ikeda, 1909). 글루탐산은 동식물 단백질을 구성하는 주요 아미노산 중 하나로 생선, 육류, 채소 등에 자연적으로 존재한다(Yamaguchi and Ninomiya, 2000). 또한, 이노신산(IMP)과 구아닐산(GMP)에서도 감칠맛이 느껴진다. 우리나라에서는 예로부터 감칠맛을 내는 성분이 많은 다시마, 멸치, 채소 등으로 우린 육수에 장으로 간을 한 국물요리를 경험적으로 자주 접해 왔다. 따라서 여기서 나는 특유의 맛을 감칠맛이라는 표현으로 쉽게 이해하고 통용되는 것으로 보인다. 그러나 맛에 대한 인식이나 표현은 이와 같이 경험에서 비롯되기 때문에 서양권에서는 상대적으로 감칠맛에 대한 개념을 어려워하기도 한다. 대체로, 파르메산 치즈나 고기 육수 등에서 느껴지는 풍미 있는(savory), 기분 좋은(pleasant) 맛으로 표현된다. 감칠맛 물질은 대체로 그 자체로는 특별한 맛을 발현하지 않고 오히려 불쾌하다고 느껴지나 식품에 첨가되는 경우 다른 요소와의 상호작용을 통해 향미를 증진하여 향미 증진제로 사용된다.

2) 맛의 감지

맛의 감지는 혀에 있는 미각수용체세포(taste receptor cell)에서 이루어진다. 이 세포들은 혀에 존재하는 미각 유두(papillae)의 미뢰(taste buds) 안에 있다. 미각 유두는 용상유두(fungiform papillae), 엽상유두(foliate papillae), 유곽유두(circumvallate papillae) 및 사상유두(filliform papillae)로 구분되는데, 이때 미뢰를 포함하는 유두는 용상유두, 엽상유두 및 유곽유두이다. 용상유두는 혀의 앞 부분에 주로 분포하며, 엽상유두는 혀 안쪽의 양 옆모서리 부근, 유곽유두는 혀의 맨 안쪽에 위치한다. 각각의 미뢰는 양파 같은 모양이며, 여기에 미각 수용체 세포가 있다(Chandrashekar et al., 2006).

맛 물질은 미뢰의 미공을 통해 미각 수용체와 반응하여 활성화되며, 일련의 과정을 통해 화학 에너지가 전기 에너지로 전환되고, 이때 발생된 활동전위가 대뇌로 전달되어 맛 정보가 인식된다. 단, 맛 물질의 종류에 따라 그 기전이 조금씩 상이하다.

단맛, 감칠맛 및 쓴맛은 맛 물질이 G-단백질 결합 수용체(G-protein coupled receptor, GPCR)에 결합되어 활성화되면서 일련의 과정을 통해 맛 정보로 인식된다. 이 중 단맛과 감칠맛에는 T1Rs가 관여하는 것으로 알려져 있는데, 단맛의 경우에는 T1R2과 T1R3(Nelson et al., 2001)가, 감칠맛에는 T1R1과 T1R3가 관여하는 것으로 보인다(Nelson et al., 2002). 쓴맛에는 여러 종류의 T2Rs가 관여하는 것으로 알려져 있는데 이는 광범위한 쓴맛 물질에 반응하기 위함이라고 여겨진다(Adler et al., 2000).

짠맛과 신맛은 이온 채널에 의해 감지되는 것으로 보인다. 짠맛의 경우 Na^+ 이온이 epithelial Na channel(ENaC)을 통과하며 탈분극을 일으켜 신경신호가 발생하는 원리로 인식되는 것으로 제안된다(Chandrashekar et al., 2010). 신맛의 경우, 신맛을 감지하는 후보군으로 PKD2L1가 논의된다(Huang et al., 2006).

3) 맛의 감각검사 시 고려사항

(1) 유전적 및 생리적 요인

맛의 감각검사 시에는 평가자의 유전적 및 생리적 요인에 의해 결과가 영향을 받을 수 있다. 유전적인 요인의 예로 쓴맛을 내는 물질인 PTC(phenylthiocarbamide) 및 PROP(6-n-propylthiouracil)을 느끼지 못하는 사람들이 있다. 주로 혀의 앞부분에 분포하는 용상유두(fungiform papillae)의 밀도가 PROP 예민도와 연관된다는 연구가 있고(Miller and Reedy, 1990), 약 300명의 성인을 대상으로 조사한 국내 연구에서, PROP의 맛을 느끼지 못하는 비감지자(non-taster)가 약 14%로 연구된 바 있다(Lee et al., 2008). 이는 사람에 따라 다른 맛 감지 및 기호를 나타낼 수 있음을 시사하므로, 감각검사 시 패널 선정 등 목적에 따라 고려가 필요하다.

생리적 요인으로는 대표적으로 나이를 들 수 있는데, 나이가 많을수록 미뢰의 재생이 늦어지기 때문에 감각이 둔화된다고 알려져 있다. 한국인의 경우 연령 증가에 따라, 특히 짠맛에 대한 역치가 더욱 증가하는 것으로 나타나기도 하였다(Lee et al., 2013). 또한 입 안의 침도 사람에 따라서 분비량이 다르고 효소 등이 다르게 존재하기 때문에 개인이 맛을 느끼는 데 차이가 발생할 수 있다.

(2) 식품 매체 및 온도 요인

식품의 매체나 온도에 의해서도 맛을 다르게 느낄 수 있다. 매체 효과의 경우, 같은 당도의 물질이라도 점성이 높을수록 덜 달게 느껴진다. 점성이 높을 경우 수용성 물질이 미각기관으로 확산되는 것을 방해하기 때문이다. 그리고 맛은 온도의 영향도 받는다. 일반적으로는 사람의 체온과 비슷한 온도에서 맛 특성이 잘 느껴진다고 알려져 있지만 맛의 종류에 따라 다른 양상을 보이기도 하며, 식품에서의 맛과 온도의 관계는 매체의 종류, 상호작용 등에 의해 일반화하기는 어렵다. 다만, 짠맛은 온도가 높을 경우 약하게 느껴지는 것으로 알려져 있다. 국을 조리할 때 끓는 상태에서 간을 맞추면 실제로 국을 먹는 온도에서는 짜게 느껴질 수 있다. 대체로 단맛은 온도가 낮아질 때 맛이 약하게 느껴지는 것으로 관측되나, 과당은 예외적으로 차가울 때 더 단맛이 잘 느껴진다. 감각검사 시에는 시료 간의 온도 편차가 발생하지 않도록 시료 준비 및 제시 시 주의가 요구된다.

(3) 맛의 상호작용

맛의 감각적 판단에는 서로 다른 종류의 맛 물질이 상호작용하여 영향을 주는 경우가 많다. 감각적 상호작용에는 크게 상승(enhancement)과 억제(suppression) 효과가 있다.

상승효과란 어떤 물질이 단독으로 있을 때 느껴지는 강도 수준이 다른 물질과 혼합되었을 때에는 더 강하게 느껴지는 현상이다. 맛과 맛의 상승효과 예로 국의 간을 소금으로 하고 약간의 MSG를 첨가하는 경우, 소금으로만 간했을 때보다 MSG의 감칠맛에 의해 짠맛이 더 강하게 느껴지는 것(Jung et al., 2010)을 들 수 있다. 이러한 조미 소재의 짠맛 상승효과를 이용하면 소금 첨가량을 줄이고도 같은 강도의 짠맛을 낼 수 있으며, 이는 저염 식품 개발의 원리가 되기도 한다. 또 다른 예로는 단맛이 나는 팥죽에 약간의 소금을 첨가하면 단맛이 훨씬 강해지는 것을 들 수 있다.

억제효과는 어떤 물질의 인지 강도가 단독으로 있을 때보다 다른 물질과 혼합 시에 더 낮아지는 현상이다. 설탕의 단맛은 쓴맛이나 신맛을 억제하는 것으로 알려져 있는데, 커피에 설탕을 넣으면 쓴맛이 감소하는 현상이 대표적이다. 감각검사 수행 시에는 이와 같은 현상에 대한 이해 및 고려가 필요하다. 예를 들어, 설탕이 조금 더 들어간 커피를 구분할 수 있는지 알아보고자 단맛이 더 강한 시료를 고르라는 특성차이식별검사를 수행한다면 평가자들은 쓴맛이 줄어든 것을 기준으로 감각 판단을 할 수도 있다.

2. 향

향(odor)은 음식을 먹는 사람에게 큰 즐거움을 주는 요소로 식품 기호 및 선택에 가장 크게 기여하는 특성이라고 해도 과언이 아닐 것이다. 향은 맛과 함께 향미의 주 요소가 되며 화학적 감각에 속한다. 일반적으로 향은 맛과 혼동되는 경우가 많은데 음식과 관련된 많은 표현에서 맛이라고 말하는 대부분의 것들은 사실 향에서 기인한다. 관용적으로 사용되는 딸기맛, 바닐라맛 등은 잘못된 표현으로 볼 수 있다. 단지 입 안에서 맛 특성과 함께 통합적으로 향미 특성으로 경험되기 때문에 사람들은 맛이라고 느끼는 것뿐이다.

1) 향의 특성

식품에서 향이 후각 수용체에 도달되는 경로는 크게 두 가지로 설명된다**그림 2-1**. 전비강 후각(orthonasal olfaction)은 향 성분이 흡입을 통해 코로 바로 들어와 비강에 도달하여 감지되는 형태이다. 커피를 마시는 경우를 예로 들면 커피를 마시기 전 코로 향을 즐길 때 느껴지는 것으로 볼 수 있다. 후비강 후각(retronsasal olfaction)은 음식을 입에 넣고 먹

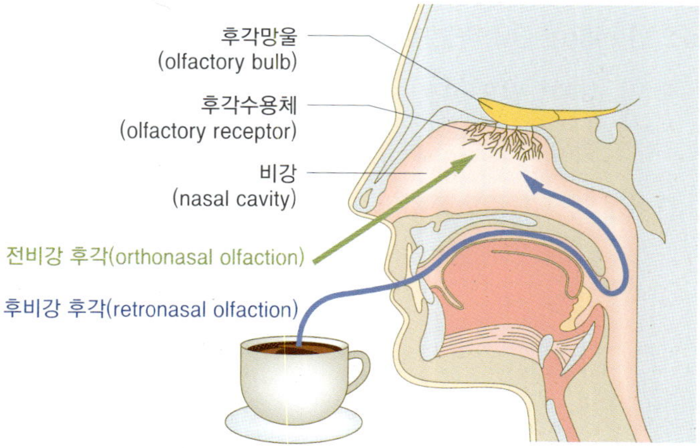

그림 2-1 지각되는 향의 두 가지 경로

으면서 방출되는 향 성분들이 호흡하는 과정에서 비인두를 통해 비강으로 전달되어 후각 상피의 후각 수용체에 도달하여 감지되는 것이다(Lim, 2016). 우리가 코를 막고 커피를 한 모금 입에 넣는다면 쓴맛 외에는 특별한 향이 느껴지지 않을 것이다. 그러나 코를 열고 그 커피를 삼키게 되면 입 안에 들어왔던 커피의 향 성분들이 호흡하는 과정에서 느껴질 것이다. 음식을 입에 넣고 씹는 과정에서 향은 맛, 기타 화학적 자극과 함께 통합적으로 경험된다. 이와 같이 맛, 향, 기타 화학적 자극에 의한 감각을 통해 느껴지는 복합적인 감각을 향미(flavor)라고 한다. 향미 감각은 주로 후비강 향에 의한 것임에도 불구하고 입에서 식품을 섭취하는 행위를 통해 느껴지기 때문에 딸기맛, 레몬맛 등과 같이 잘못된 표현을 하는 경우가 발생하는 것으로 보인다.

2) 향의 감지

후각은 미각과 마찬가지로 화학적 자극에 의한 감각이다. 향이 감지되기 위해 충족되어야 하는 사항으로, 해당 분자들은 휘발성이 충분히 강한 향 물질이어야 하고, 또한 반응을 일으키기에 충분한 농도여야 하며, 후각수용체를 자극할 수 있어야 한다. 향 물질이 비강 내로 유입되면 후각 상피(olfactory epithelium) 하단에 위치한 후각 섬모(olfactory cilia)에 존재하는 후각 수용체와 결합하여 G-단백질을 활성화시킨다. 일련의 과정을 통해 발생된 전기적 신호는 신경 전달과정을 통해 뇌로 전달되어 냄새 정보가 인식된다. 우리 유전자 전체의 약 3%에 이르는 약 1,000개의 유전자가 후각 수용체 암호화에 기능을 하는 것으로 연구되었고(Buck and Axel, 1991), 이를 기반으로 한 일련의 연구를 통해 후각 메커니즘은 보다 명확해져 미국의 신경과학자 Richard Axel과 Linda B. Buck는 2004년에 노벨상을 받기도 하였다.

향의 감지과정에서 중요한 부분은 향 물질과 수용체는 각기 다른 친화도로 결합한다는 것이다. 하나의 향 물질은 여러 종류의 후각 수용체를 활성화시킬 수도 있고, 또한 하나의 후각 수용체가 여러 종류의 향 물질에 반응할 수도 있는 조합 코드화(combinational coding)를 통해 향의 종류가 인식되는 것으로 연구되었다(Malnic et al., 1999). 따라서, 사람의 후각 수용체 종류는 약 350개이지만 1만 개가량의 다른 냄새를 인식할 수 있는 것으로 추측된다. 또한, 향은 농도에 따라서 다른 향으로 느껴질 수 있고, 여러 종류의 향 성분이 혼합되는 경우에는 완전히 다른 향으로도 느껴질 수 있는 특성을 갖기도 한다(Le Berre et al., 2008). 이처럼 사람의 후각은 매우 복합적인 시스템으로써, 사람이 평가하는 향 특성은 기기에 의한 분석 결과와 상이할 수 있으므로 결과 해석 시 주의가 필요하다.

3) 향의 감각검사 시 고려사항

(1) 평가자의 예민도 및 주의사항

사람의 후각은 미각에 비해 훨씬 예민하다. 그러나 강도 차이 인지에 있어서는 미각에 비해 잘 구분하지 못한다. 또한 후각은 쉽게 둔화되고 피로를 느낀다. 따라서 향의 감각검사 시에는 실험자 및 평가자 모두에게 주의가 요구된다. 실험자는 평가자의 예민도를 유지하여 감각검사를 수행하도록 해야 한다. 예민도 유지를 위해 평가는 가급적 공복 또는 오전과 같이 피로도가 낮은 시간대에서 수행하는 것이 권장된다. 시료 사이에 후각의 회복을 위해 휴식을 취해야 할 필요도 있다. 뿐만 아니라 검사실은 평가하는 동안 환기가 잘 되도록 하는 등 환경적 요인도 살펴야 한다.

향은 휘발성으로 확산이 빠르기 때문에 평가 시료는 반드시 뚜껑이 있고 입구가 좁은 용기에 동일한 양을 담아 제시해야 한다. 흡입되는 양 또는 공기의 흐름 및 속도에 따라 느끼는 강도가 달라질 수 있으므로 평가자도 훈련을 통해 의식적으로 빠른 속도로 세게 숨을 들이마시도록 하는 등 표준화된 평가절차를 따르도록 한다. 또한, 후각은 노화에 따라 영향을 많이 받는 등 개인차가 나타날 수 있는 감각이므로 패널 선정 시 주의가 필요하다.

(2) 향과 맛의 상호작용

향과 맛은 일반적으로 매우 혼동된다. 우리는 향과 맛을 음식에서 함께 느끼기 때문이다.

한 예로 사람들은 캐러멜이나 바닐라에서 나는 향을 맛에서 느끼는 특성과 같이 달다(sweet)고 표현하는데, 코에는 단맛 수용체가 없으며 단맛 수용체를 활성화시키는 향 성분이 있는 것도 아니다(Stevenson et al., 1998). 향과 맛의 혼동 현상은 향과 맛이 통합되어 인지된 반복 경험 학습에 의한 것이며, 이는 감각검사 시 향과 맛의 감각 판단에 영향을 주게 된다.

향과 맛의 상호작용에 의해 향의 식별력이 상승할 수 있다. 한 예로, 아몬드-체리와 같은 계열의 향인 벤즈알데하이드(benzaldehyde)를 코로 냄새만 맡게 한 경우와 단맛이 나는 수용액을 맛보면서 냄새를 맡게 한 경우에 후자의 식별력이 크게 증가하였다는 연구 결과가 보고되었다(Dalton et al., 2000). 그러나 이 연구에서 MSG 수용액을 맛보면서 냄새를 맡게 하는 경우에는 식별력이 오히려 떨어진 것을 관찰하였다. 즉, 자극 특이적인 반응이 일어났다고 볼 수 있다.

이외에도 일반적으로 달게 인식되는 바닐라향이 단맛 물질과 함께 감지되는 경우, 그리고 간장향이 짠맛 물질과 함께 감지되는 경우 다른 맛 물질과 함께한 경우에 비해 더 잘 감지되었다는 연구 결과(Lim and Johnson, 2011)도 보고된 바 있다. 즉, 향과 맛의 상호작용에 의한 상승효과에는 두 자극이 식품에서 함께 경험된 정도와 관련된 조화로움(congruency) 속성이 중요한 영향을 미치는 것으로 주장되고 있다. 이때 조화로움이라는 개념은 경험에 의해 형성되어 국가, 연령, 생활 패턴 등 사람에 따라 다를 수 있기 때문에 감각검사 수행 및 결과 해석 시에는 주의가 필요하다.

4) 화학적 자극에 의한 기타 감각 특성

화학적 자극에 의해 발현되는 대표적인 식품의 특성으로는 맛과 향이 있으나, 이러한 범주에 정확하게 포함되지 않는 특성들이 있다. 특히 온도나 통증과 관련된 것인데, 화학적 자극에 의한 이러한 화학적 감각(chemesthesis)은 넓게는 맛과 향과 함께 향미의 범주에 포함되기도 한다.

식품에서 경험되는 대표적인 특성의 예로 매운 음식을 먹었을 때 느끼는 감각을 들 수 있다. 사람들은 이를 흔히 매운맛으로 표현하는데, 맛보다는 매운 감각으로 표현해야 정확할 것이다. 이처럼 캡사이신과 같은 특정 화학물질에 관련 수용체가 반응하여 입 안이 뜨겁게 느껴지는 반응을 일으키는 것, 민트나 치약에서 느껴지는 멘톨에 의한 시원함, 마늘이나 생강 등에서 느껴지는 아리거나 찌르는 통증 관련 감각 등이 특정 화학물질에 관련 수용체가 반응하여 일으키는 감각 특성이다. 이와 같은 화학적 자극에 의한 감각은 3차 신경(trigeminal nerve)에 의해 관장된다. 특정 온도 수용체(thermoreceptor) 및 통각 수용체(nociceptor)에 의해 감지되며, 각각 온도 및 통증의 인식과 관련이 있다. 이 감각 수용체들은 입뿐만 아니라 코에도 존재하여 식품 섭취 시 해당 물질들이 비강으로 유입되었을 때에도 자극 반응을 일으킨다. 단, 코에서는 통증 반응 위주로 나타난다(Lim 2016).

3. 텍스처

식품에서 텍스처(texture)는 그 식품에 대한 정체성을 부여하는 동시에 먹는 즐거움을 느끼게 하는 중요한 요소이다. 식재료를 블렌더에 갈아 형체를 알 수 없게 하여 제시하면 그것이 원래 무엇이었는지 맛이나 향으로는 쉽게 판단하기가 어려워지며 먹고 싶은 욕구도 쉽게 들지 않을 것이다. 파스타 면이 굵기뿐만 아니라 모양, 크기 등으로 다양하게 구분되어 있는 이유도 같은 원물을 다양한 형태 및 이에 따른 텍스처를 즐기고 싶은 욕구에서 비롯되었을 수도 있다. 이외에도 채소나 과일, 육류와 같은 식품의 신선도를 판단하는 지표로 사용되는 등 텍스처는 식품에서 매우 중요한 역할을 담당한다.

식품 텍스처 연구의 시초가 되는 Szczesniak(1963)은 텍스처를 식품의 구조적 요소와 이것이 생리적 감각으로 감지되는 형태의 복합적 결과라고 정의한 바 있다. 이후에 그는 텍스처의 정의에 대해 시각, 청각, 촉각, 근육운동지각을 통해 감지되는 식품의 구조적, 기계적, 표면적인 특성으로 설명되는 감각적, 기능적 표상(Szczesniak, 2002)으로 정리하기도 하였다.

1) 텍스처의 특성

텍스처는 크게 기계적 특성, 기하학적 특성 및 기타(수분 및 지방) 특성으로 구분할 수 있다(Szczesniak, 1963).

(1) 기계적 특성

기계적 특성은 가해진 힘에 대한 식품의 반응을 나타낸다. 이 특성은 세부적으로 1차적 특성과 2차적 특성으로 다시 분류된다. 1차적 특성에는 경도, 응집성, 점성, 탄성, 부착성이 있고, 2차적 특성에는 파쇄성, 씹힘성 및 껌성이 있다. **표 2-1**에는 기계적 특성의 분류 및 그 정의를 나타내었다.

표 2-1 ●●● 기계적 특성의 정의 (Civille and Szczensniak, 1973)

분류	특성	정의
1차적 특성	경도(hardness)	물질을 어금니 사이(고체 물질)나 혀와 입천장 사이(반고체 물질)에 놓고 압착하는데 드는 힘
	응집성(cohesiveness)	물질이 이 사이에서 파괴되기 전까지 압착되는 정도
	점성(viscosity)	숟가락에 있는 액상의 물질을 혀로 끌어들이는 데 드는 힘
	탄성(springiness)	시료가 이 사이에서 압착된 뒤 원래의 모양으로 되돌아가는 정도
	부착성(adhesiveness)	보통 섭취하는 과정에서 입에 붙은 물질을 제거하는 데 드는 힘
2차적 특성	파쇄성(brittleness)	시료가 부서지고, 깨지며, 조각이 나는 데 드는 힘
	씹힘성(chewiness)	일정한 힘과 속도로 시료를 씹어서 삼킬 수 있을 정도로 분쇄하는 데 걸리는 시간
	껌성(gumminess)	시료를 씹는 동안 흩어지지 않고 계속 덩어리로 남아 있는 정도; 반고체 식품을 삼킬 수 있을 정도로 분쇄하는 데 드는 힘

(2) 기하학적 특성

기하학적 특성은 식품 구조를 이루는 입자의 크기와 모양에 따라 나타나는 성질과 식품 구조 성분의 배열로 나타나는 성질로 구분된다. 기하학적 특성은 입술, 혀, 피부 촉감에 의해 감지된다. 이 중 일부는 외관 특성으로 평가되기도 한다. 입자의 크기와 모양에 관련된 특성은 입자에 의해 감지되는 것으로써 분말상(powdery), 과립상(grainy), 모래 같은(gritty), 거친(coarse), 덩어리의(lumpy) 등과 같은 특성이 여기에 속한다. 모양과 배열에 관련된 특성으로는 박편상(flaky), 섬유질상(fibrous), 펄프상(pulpy), 기포상(airated), 팽화상(puffy), 결정상(crystalline) 등이 있다.

(3) 기타 특성

이외에도 식품의 텍스처에는 식품이 함유한 수분과 지방 함량과 관련된 특성이 있다. 대부분은 입과 입술로 평가되나 손으로도 느낄 수 있다. 수분과 관련된 특징으로 건조함(dryness), 촉촉함(moistness)이 있으며, 지방 함량과 관련된 특징으로 기름기(oiliness, greasiness)가 있다.

2) 텍스처의 감각검사 시 고려사항

대부분의 텍스처 특성은 입에서 평가되는데, 입술 표면, 입 안의 치아나 혀를 활용한다. 입을 활용하여 평가하는 텍스처 특성은 씹는 시간, 횟수, 동작 형태 등 저작과 관련된 평가절차가 사람에 따라 다양하므로 효율적인 평가를 위해서는 평가절차가 정확해야 하고 평가자 간의 동의와 훈련이 수반되어야 한다. 일반적인 저작 순서에는 앞니로 절단 또는 송곳니로 찢는 과정으로 식품을 분리하고, 어금니로 수회 분쇄하며, 치아와 혀로 음식물을 침과 섞은 후 삼키면서 씹는 동작을 계속하는 과정을 수반한다. 이러한 저작 행위를 단계별 또는 행위별로 구분하여 텍스처 평가 특성을 마련할 수 있다.

입으로 평가하기 어려운 경우 손으로도 텍스처를 평가할 수 있다. 손가락을 사용하여 물질을 압착하는 행위로 경도를 평가할 수 있다. 예를 들어, 복숭아의 익은 정도는 검지로 복숭아를 눌러서 압착할 때 드는 힘을 통해 평가할 수 있을 것이다. 크기가 너무 작아서 입에서 치아로 평가하기 어려운 경우에 엄지와 검지를 활용하여 평가할 수 있으며, 또는 크기가 너무 큰 경우에는 손 전체를 활용하여 텍스처를 평가할 수 있다. 식빵 조각의 텍스처 특성을 평가해야 하는 경우 손바닥 전체로 압착하거나 양손으로 찢는 등의 방법이 가능하다.

4. 외관

외관(appearance)은 식품의 품질 판단에 큰 영향을 미치는 특성이다. 많은 경우 식품을 맛보기 전에 미리 눈으로 색, 모양, 크기 등 외관에 관련된 광범위한 정보를 빠르게 받아들여서 맛, 향 등의 품질을 추측하고 판단을 내리기도 한다. 외관이 식품의 맛과 향에 영향을 미치는 것을 보여주는 한 예로, 동일한 화이트와인 2잔 중 한 잔에는 색소를 넣어 레드와인처럼 보이게 하여 제시한 경우, 사람들은 두 와인의 향을 다르게 평가했다는 연구 결과(Morrot et al., 2001)가 보고되었다.

맛과 향을 주요하게 평가해야 하는 감각검사 시에는 외관 특성이 기타 특성 판단에 영향을 미쳐 모호한 결과를 낼 수도 있기 때문에 시료 제시 및 평가 절차 확립에 주의가 필요하다('3장 검사물 준비 및 제시' 참고).

1) 외관 특성

(1) 색

사물의 색은 빛이 물체에 닿아 반사, 흡수, 투과 등의 현상을 거쳐 사람의 시각 시스템을 통해 받아들여진 지각적 결과물이다. 사람이 보는 사물의 색은 광원의 조성, 사물의 물리

화학적 구성 및 그 사물을 보는 사람의 시각 예민도에 따라 달라진다. 우리가 보는 책 종이의 하얀색은 빛의 대부분의 파장이 반사된 결과이기도 하다.

색은 색상, 명도, 채도의 세 가지 독립적 특성으로 설명된다. 색상(hue)은 우리가 흔히 의미하는 빨강, 파랑, 초록과 같은 색의 개념이며, 색상의 종류를 다르게 감지하는 것은 사물과 반응하는 빛의 파장과 관련된다. 사람은 전자기파의 광범위한 파장 중 약 400~750 nm의 가시광선을 감지하는데 파장이 길수록 붉은색, 짧을수록 보라색으로 인식된다.

명도(lightness)는 반사되고 흡수되는 빛의 양에 대한 것으로, 사물의 표면이 빛을 반사할수록 밝아지고 빛을 흡수할수록 어둡다고 느껴진다. 빨간 색상이 있을 때 흰색이 더해지거나 검은색이 더해지는 것으로 명도를 이해할 수 있다. 채도(saturation)는 파장의 혼합을 뜻하며, 색상의 순도(purity)로 설명된다. 따라서 채도가 높을수록 색상이 선명하고 낮을수록 회색 성분이 많아 탁하게 보인다.

식품의 품질은 색의 평가를 통해서도 판정할 수 있다. 예를 들어, 분말 색의 강도를 통해 습기의 정도를 판단할 수 있고, 초콜릿 표면의 색이 하얗게 일어난 것을 보고 저장 조건의 문제 여부를 파악할 수도 있다. 또한, 육류나 채소류의 성숙도 또는 부패 정도와 같은 품질을 판단할 수도 있다.

(2) 기타 외관 특성

식품에서 외관 특성은 색 외에도 물리적(모양, 크기, 표면 질감 등), 광학적(반짝임, 투명도 등) 특성 등에 의해 설명된다. 외관의 물리적 특징은 눈으로 쉽게 측정되며 감각검사 시 척도상에 정량적으로 평가될 수 있다. 모양 및 크기는 길이, 두께, 너비, 입자의 크기와 정도 등의 세부적인 특징으로 설명된다. 이러한 특성은 과일이나 채소의 품질 등급을 구분하는 기준으로 빈번히 사용되고 있다.

광학적 특징인 투명도(clarity)는 용액에 들어 있는 미세한 입자의 존재 여부 및 그 정도와 관련이 있다. 와인이나 사이다와 같은 음료는 투명도가 높으며 막걸리와 같은 음료는 부유된 입자가 많아 탁하게 보여 투명도가 낮게 평가될 수 있다. 그러나 이는 색 특성과도 연관될 수 있기 때문에 평가에 주의가 필요하다.

이외에도 외관을 통해 쉽게 평가되는 특성 중 하나로 탄산감(carbonation)이 있다. 탄산음료에서는 가장 중요한 특성 중 하나로써, 음료를 잔에 따를 때 관측되는 기포의 정도로 음료의 품질을 측정할 수도 있다. 또한 점도는 텍스처에 연관된 특성이지만 많은 경우 눈으로도 판단이 가능하다. 즉, 여러 종류의 시럽의 점도를 평가하는 경우 일정한 평가 절차에서 흐르는 정도를 눈으로 판별할 수 있을 것이다.

2) 외관의 감각검사 시 고려사항

(1) 색 측정 시 주의사항

외관 특성 중 특히 사람이 보는 색은 광원에 따라 다르게 보일 수 있어 감각검사 시에는 주의가 필요하다. 감각검사 부스에는 규정에 의거한 표준 조명을 설치하거나, 표준 조명이 설치된 라이트 박스를 마련하여 외관 특성을 별도 평가해야 광원의 차이에 의한 오류를 줄일 수 있다. 또한, 색을 평가하는 사람은 함께 평가되는 시료 간의 차이를 예민하게 구별하지만, 한 개씩 제공되는 경우의 기억력은 낮기 때문에 검사 시에는 색을 비교할 수 있는 색 표준(color standard)을 제공하는 것을 권장한다. 색 표준으로 각 식품에 적합한 표준 시료를 직접 마련하는 방법이 있으며, 또는 먼셀(Munsell) 색체계 등에 의한 색 표준을 활용하여 표준지표로 활용할 수 있다.

(2) 색과 향미의 상호작용

색은 감각검사 시 편견에 의해 다른 감각 특성에 영향을 미칠 가능성이 크기 때문에 색과 향미의 상호작용에 의한 평가 오류를 주의해야 한다. Zampini et al.(2007)의 연구에서, 색소만으로 만들어진 무향의 음료 시스템에 대한 평가에서 응답자의 90%는 오렌지색의 음료에 대해 오렌지 향미를 연상했고, 노란색의 음료에 대해서는 89%가 레몬 향미를 연상했다. 이는 향미 평가 시 색과 상호작용에 의해 향미 감각 판단에 영향을 줄 수 있음을 시사했다. 실제로, 그의 추가 실험에서 오렌지향 첨가 용액에 주황색, 녹색, 빨간색 등의 색소를 각각 첨가한 뒤 느껴지는 향미를 평가하게 한 결과, 오렌지향과 인식적으로 연결되는 주황색 용액에서의 정답률은 82%로 높았지만, 녹색의 경우 45%로 떨어지기도 하였다.

이외에도 경험적으로 색이 진하면 맛이 더욱 강할 것이라는 선입견에 의해 실제로 맛 강도가 같더라도 색이 연한 것보다는 진한 것의 맛을 더욱 강하다고 평가하는 등 특성 강도에도 오류가 발생할 수 있다. 따라서, 향미 특성의 감각검사 시에는 필요에 따라 색의 효과를 배제할 수 있는 조명을 설치하고 시료 용기 및 평가 절차를 조절해야 하며, 외관 평가를 향미 평가와 별개로 구분하여 평가 세션을 마련하는 방법 등이 제안된다.

5. 소리

식품에서 느껴지는 소리(sound)는 대체로 텍스처 특성과 연관된 경우가 많으며, 이는 식품의 기호적 품질을 파악하는 요소가 되기도 한다. 봉지를 갓 뜯은 감자칩을 씹을 때 느껴지는 바삭한 소리는 감자칩의 수분 함유 정도와 같은 품질을 나타낼 뿐 아니라 기호적으로도 필수적인 특성이다. 반대로, 해감이 덜 된 조개를 씹을 때 느껴지는 모래 입자의 불쾌한 소리는 부정적인 기호 요소가 되기도 한다.

1) 소리의 특성

소리는 공기나 물과 같은 매질의 진동을 통해 전달되는 파장(wave)에 의한 것이다. 우리가 소리를 듣는 일반적인 상황에서는 공기가 매질이 되는데, 음원에 의해 공기 분자들의 움직임이 변화하고 진동하면서 주변 공기 분자들과 충돌하며 주변의 분자들을 밀어내며 발생하는 공기압의 변화로 파장이 형성된다. 소리 파장의 물리적 특성은 주파수, 진폭, 파형이며, 이는 각각 우리가 듣는 지각적 소리 특성인 음고, 음량 및 음색과 연관된다.

주파수(frequency)는 우리가 느끼는 음고(pitch)와 관련된 특성이다. 주파수는 헤르츠(Hz) 단위로 설명되는데, 이는 1초에 나타나는 파장주기의 수를 나타낸다. 사람의 경우 정상적인 청력을 갖고 있으면 약 20~20,000 Hz 범위의 소리를 들을 수 있다. 주파수가 높으면 고음으로 들리고 주파수가 낮으면 저음으로 들린다.

진폭(amplitude)은 파장에서 정점과 저점의 수직 거리이며 데시벨(dB)이라는 단위로 표현된다. 이 특성은 우리가 듣는 소리의 크기로 설명되는 음량(loudness)과 관련되어 소리가 얼마나 크게 또는 작게 들리는지에 대한 것을 나타낸다.

파형(purity)은 시간에 따라 공기압이 변화하는 파형의 변화에 의한 모양과 관련되어 있는데 우리는 이를 음색(timber)으로 받아들인다. 예를 들어, 피아노와 플루트는 소리의 진동을 일으키는 방법이 다르기 때문에 같은 음고와 음량을 갖더라도 파형이 달라서 우리는 다른 종류의 음색으로 받아들이게 된다.

2) 소리의 감각검사 시 고려사항

식품에서 소리에 의한 감각적 특성은 대부분 텍스처와 연관되어 있다. 그 중에서도 수분 함유와 관련된 아삭함, 바삭함과 같은 특성과 관련이 크다. 수분에 의한 아삭함 특성은 신선한 과일이나 채소를 씹을 때 주로 느껴지는데 수분이 다수 함유된 조직이 씹는 행위와 같은 압력에 의해 파괴되면서 소리를 발생시킨다. 반대로 크래커나 칩, 쿠키 등에서 느껴지는 바삭함은 건조한 정도와 관련되어 있는데 조직 내 공기층이 파괴되면서 소리가 발생하며 수분 함량이 증가하면 소리는 줄어들게 된다.

식품에서 아삭함, 바삭함과 같은 특성은 소리로 평가될 수 있지만 입 등에서 느껴지는 텍스처 특성으로 평가되는 것이 더욱 바람직할 수 있고, 또한 이때의 소리 특성은 불필요한 정보를 줄 수도 있어 소리에 의한 식품의 감각적 특성 평가는 제한적이다. 소리는 식품의 감각적 특성 지표로 활용하기보다는 기호적 품질로 해석하는 편이 바람직할 것으로 보인다.

참고문헌

Adler E, Hoon MA, Mueller KL, Chandrashekar J, Ryba NJ, Zuker CS. A novel family of mammalian taste receptors. *Cell 100*: 693–702 (2000)

Buck L, Axel R. A novel multigene family may encode odorant receptors: a molecular basis for odor recognition. *Cell 65*: 175–187 (1991)

Chandrashekar J, Kuhn C, Oka Y, Yarmolinsky DA, Hummler E, Ryba NJ, Zuker CS. The cells and peripheral representation of sodium taste in mice. *Nature 464*: 297–301 (2010)

Chandrashekar J, Hoon MA, Ryba NJP, Zuker CS. The receptors and cells for mammalian taste. *Nature 444*: 288–294 (2006)

Civille GV, Szczesniak AS. Guidelines to training a texture profile panel. *Journal of Texture Studies 4*: 204–223 (1973)

Da Conceicao Neta ER, Johanningsmeier SD, McFeeters RF. The chemistry and physiology of sour taste-a review. *Journal of Food Science 72*: R33–R38 (2007)

Dalton P, Doolittle N, Nagata H, Breslin PAS. The merging of the senses: integration of subthreshold taste and smell. *Nature Neuroscience 3*: 431–432 (2000)

Drewnowski A, Gomez–Carneros C. Bitter taste, phytonutrients, and the consumer: a review. *The American Journal of Clinical Nutrition 72*: 1424–1435 (2000)

Huang AL, Chen X, Hoon MA, Chandrashekar J, Guo W, Tränkner D, Ryba NJP, Zuker CS. The cells and logic for mammalian sour taste detection. *Nature 442:* 934–938 (2006)

Ikeda K. On a new seasoning. *J. Chem. Soc. Tokyo 30*: 820–836 (1909)

Jung DW, Hong JH, Kim KO. Sensory characteristics and consumer acceptability of beef soup with added glutathione and/or MSG. *Journal of Food Science 75*: S36–S42 (2010)

Le Berre E, Thomas–Danguin T, Beno N, Coureaud G, Etievant P, Prescott J. Perceptual processing strategy and exposure influence the perception of odor mixtures. *Chemical Senses 33*: 193–199 (2008)

Lee JW, Shin SH, Rhyu MR, Kim JY, Ye MK. The effect of aging on taste thresholds in Korean. *Korean Journal of Otorhinolaryngology–Head and Neck Surgery 56*: 286–290 (2013)

Lee YM, Prescott J, Kim KO. PROP taster status and the rejection of foods with added tastants. *Food Science and Biotechnology 17*: 1066–1073 (2008)

Lim J, Johnson MB. Potential mechanisms of retronasal odor referral to the mouth. *Chemical Senses 36*: 283–289 (2011)

Lim J. Oral referral, pp. 37–57. Multisensory flavor perception: From fundamental neuroscience through to the marketplace. Piqueras–Fiszman B, Spence C (Eds.). Woodhead Publishing (2016)

Malnic B, Hirono J, Sato T, Buck LB. Combinatorial receptor codes for odors. *Cell 96*: 713–723 (1999)

Miller IJ, Reedy FE. Variations in human taste bud density and taste intensity perception. *Physiology and Behavior 47*: 1213–1219 (1990)

Morrot G, Brochet F, Dubourdieu D. The color of odors. *Brain and Language 79*: 309–320 (2001)

Nelson G, Hoon MA, Chandrashekar J, Zhang Y, Ryba NJP, Zuker CS. Mammalian sweet taste receptors. *Cell 106*: 381–390 (2001)

Nelson G, Chandrashekar J, Hoon MA, Feng L, Zhao G, Ryba NJP, Zuker CS. An amino–acid taste receptor. *Nature 416*: 199–202 (2002)

Steiner JE, Glaser D, Hawilo ME, Berridge KC. Comparative expression of hedonic impact: affective reactions to taste by human infants and other primates. *Neuroscience and Biobehavioral Reviews 25*: 53–74 (2001)

Stevenson RJ, Boakes, RA, Prescott J. Changes in odor sweetness resulting from implicit learning of a simultaneous odor–sweetness association: An example of learned synesthesia. *Learning and Motivation 29*: 113–132 (1998)

Szczesniak AS. Classification of textural characteristics. *Journal of Food Science 28*: 385–389 (1963)

Szczesniak AS. Texture is a sensory property. *Food Quality and Preference 13*: 215–225 (2002)

Yamaguchi S, Ninomiya K. Umami and food palatability. *The Journal of Nutrition 130*: 921S–926S (2000)

Zampini M, Sanabria D, Phillips N, Spence C. The multisensory perception of flavor: Assessing the influence of color cues on flavor discrimination responses. *Food Quality and Preference 18*: 975–984 (2007)

3장

검사물 준비 및 제시

전선영

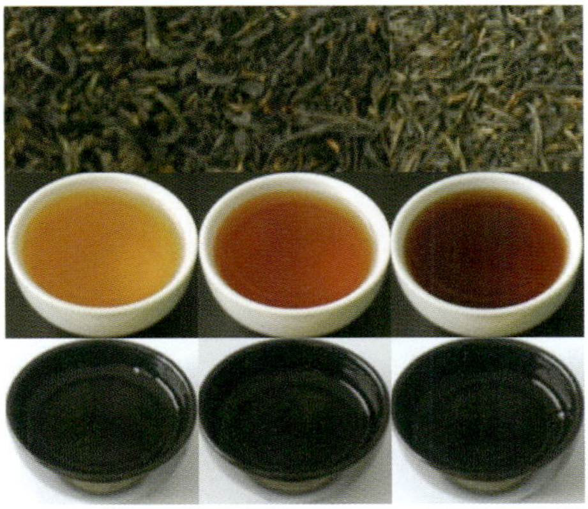

감각검사 전문가는 평가 제품을 준비하는 방법과 준비된 시료를 검사원에게 제시하는 방법을 결정하고 표준화하는 데 세심한 노력을 기울여야 한다. 제시되는 시료의 형태, 크기, 온도, 준비된 시간, 담긴 용기, 맛보는 방법, 동반 식품, 평가되는 시료의 수, 평가순서, 입 헹굼과정 등 모든 요인이 평가 결과에 영향을 미칠 수 있기 때문이다. 그러므로 평가방법을 결정할 때는 현실적으로 평가 가능한 상황을 고려하여 최대한 실험 목적에 맞게 시료 제시 및 평가방법을 결정하여야 한다. 이 장에서는 이러한 내용들에 대해 언급하고자 한다.

1. 검사물 준비

1) 준비실

검사물의 준비가 이루어지는 준비실은 효율적인 준비가 가능하도록 설치되어 있어야 한다. 즉, 재료를 저장하고 검사물을 준비할 수 있는 충분한 공간과 설비가 마련되어야 한다. 위생적인 상하수도 시설, 냉장고, 오븐, 그릇, 세척기, 편리한 준비대 등은 준비실의 기본설비이다. 또한 준비실에는 저울, 유리기구, 타이머, 스테인리스 스틸로 된 용기 등과 시료를 준비하는 동안 발생하는 냄새를 제거할 수 있는 환기시설이 마련되어 있어야 한다('5장 감각검사의 환경' 참조).

2) 검사물 준비 시 주의사항

검사물 준비 시에는 조사하고자 하는 처리효과 외의 다른 요인에 의한 새로운 변인이 발생하지 않도록 세심한 주의가 요구되며, 시료를 준비하기 위하여 사용되는 기구나 용기는 냄새에 오염되지 않도록 주의해야 한다(김광옥 외, 1993).

시료 준비 시 재료를 측정할 때는 정확한 측정 기구 및 기술을 사용하여 재현 가능한 동일한 시료를 준비하도록 해야 한다. 또한 예비 준비를 통하여 특정한 표준방법을 확립함으로써 항상 동일한 품질의 시료를 마련하여야 한다. 예를 들어, 일정량을 조리하는 데 걸리는 시간을 결정하고, 재료 혼합의 순서 및 걸리는 시간을 확립해 놓는 것이 중요하다. 특히 일정량의 냉동식품을 해동하는 데 필요한 시간을 미리 알면 검사시간에 맞춰 시료를 준비하는 데 많은 도움이 된다. 시료 준비방법을 통해 원하지 않는 맛이나 냄새가 도입되지 않도록 주의해야 한다. 시료를 장시간 가열하는 경우, 과열취가 발생하여 조사하고자 하는 향미 특성을 가리게 해서는 안 된다. 또한 전자레인지를 이용하여 냉동 빵을 해동하는 경우에는 지나친 가열을 통해 텍스처가 변하여 질겨지거나 마르는 현상이 발생할 수 있으므로 적합한 가열 방법 및 시간을 정해 놓는 것이 필요하다.

검사방법에 따라 적합한 검사물 준비방법이 요구되기도 한다. 즉, 차이식별검사를 할 경우에는 가능하면 차이를 잘 감지할 수 있는 준비방법을 고려해야 한다. 예를 들어, 종류가 다른 기름을 사용하여 튀긴 감자칩에서 기름의 종류에 따른 효과를 평가하려 한다면 다른 재료로 인해 발생하는 차이를 막기 위하여 조미료를 첨가하지 않고 시료를 준비할 수 있다. 그러나 소비자기호도 검사에서는 일상적으로 섭취하는 방법과 동일한 방법을 사용하여 시료를 준비하는 것이 바람직하다.

2. 검사물 제시

1) 검사물 크기

시료로 제공되는 검사물의 크기는 그 검사물을 대표할 수 있고 반복해서 맛볼 수 있도록 충분히 커야 한다. 시료들의 크기는 서로 동일하여야 하며, 매번 제공되는 시료 역시 동일한 크기를 유지하여야 한다. 만약 시료의 외관을 정확하게 표준화할 수 없다면, 시료 간 외관의 차이를 직접 비교할 수 없도록 하나씩 제시하는 monadic serving 방법이 사용될 수 있다(Stone and Sidel, 2004). 그러나 검사원들이 시료 간의 크기 차이를 인지하지 못하는 경우에도 다른 시료 크기로 인해 다른 결과가 나올 가능성이 있기 때문에 감각검사 전문가가 평가에 사용되는 시료의 크기와 모양을 결정하는 것이 매우 중요하다(Cardello and Segars, 1989). 따라서 평가에 사용될 시료 크기를 결정할 때는 다음과 같은 질문들을 고려해야 한다. 즉, *이 연구의 목적은 무엇인가? 이 제품이 일반적으로 제공될 때의 크기는 얼마인가? 이 제품을 한 입에 먹을 때의 크기는 얼마인가? 검사원들은 이 제품에 대해 몇 가지 감각 특성을 평가해야 하는가? 제품의 크기를 쉽게 조절할 수 있는가?* 이러한 질문에 대한 답변은 감각검사 전문가가 제공할 시료의 크기를 합리적으로 결정하는 데 도움이 될 것이다(Lawless and Heymann, 2010). 한편, 검사방법에 따른 검사물의 크기를 조절하여야 한다. ASTM에서는 차이식별검사의 경우 한 번에 맛보는 검사물의 크기를 음료는 16 mL, 고형식품은 28 g을 제안하였다. 소비자 검사의 경우에는 훈련되지 않은 검사원이 검사에 참여하므로 충분히 맛볼 수 있도록 차이식별검사보다 두 배의 양을 제공하도록 권장한다. 또한 소비자 검사에서 맛보는 시료의 최소량을 지정할 수도 있는데, 이것은 익숙하지 않은 새로운 제품을 맛보는 것을 기피하는 검사원들의 경우 중요하게 작용할 수 있다.

2) 제시 온도

검사물의 제시 온도는 평가 전에 미리 결정되어야 하며, 일반적으로 보통 일상 섭취하는 온도를 사용한다. 따뜻하게 섭취하는 수프나 국의 경우 일반적으로 섭취되는 온도보다 미지근하게 제시될 때 기호도에 부정적인 영향을 미칠 수 있다(Kähkönen et al., 1995). 차갑게 섭취하여야 하는 음료 등의 경우에도 온도가 적합하지 않다면 이와 같은 결과를 야기할 수 있다.

검사하는 동안 검사자에게 모두 동일한 온도로 검사물이 제공되어야 하며, 검사가 진행되는 동안에도 계속 온도를 유지할 수 있는 방법을 고안해야 한다. 실온에서 시료를 제공할 때 감각검사 전문가는 각 세션 동안 주변 온도를 측정하고 기록해야 한다. 실온이 아닌 특정 온도에서 시료를 제시하는 경우에 제시 온도를 결정하고, 온도를 유지하기 위해 보온병, 항온수조(water bath), 항온기, 냉장고, 냉동고 등을 사용해야 한다. 또한 시료를 제시할 때 지정한 온도에 도달했는지 점검해야 하며, 평가 시간에 시료의 온도가 유지되는지를 확인해야 한다.

검사물의 온도가 검사 진행 동안 유지되야 하는 경우에 가열판 위에 시료를 담은 용기를 올려 놓는다든지 보온용기를 사용하여 온도를 유지하는 방법이 종종 사용되고 있다. 또한 이러한 기구의 사용이 용이하지 않은 경우에는 스티로폼 판을 시료 용기에 맞도록 제작하여 시료 용기 내부의 온도가 최대한 유지되도록 사용할 수도 있다. 또한 시료의 온도를 유지해야 하는 시간을 최소화하거나 검사원들 사이에서 시료 평가 순서를 공평하게 유지하는 것도 중요하다. 시료를 평가 전에 냉장 또는 냉동 보관하는 경우, 보관하는 기간에 제품의 감각 속성의 변화를 유발하는지 여부를 확인해야 한다. 제품을 일정 기간, 특정 온도에서 보관해야 하는 경우에 감각검사 전문가는 검사원의 안전을 손상시킬 수 있는 잠재적인 미생물 성장을 모니터링해야 한다.

3) 제시 용기

동일한 검사 중에는 모든 검사물에 동일한 용기를 사용한다. 용기의 크기는 검사물을 대표할 수 있도록 충분한 양을 담을 수 있어야 한다. 감각검사 전문가는 편리한 용기를 선택할 수 있지만, 용기의 재질이 제품의 감각 특성에 부정적인 영향을 미치지 않도록 해야 한다. 플라스틱이나 나무로 만든 용기는 검사물의 맛과 냄새를 오염시킬 수 있으므로 바람직하지 못하다. 시료에 따라서는 쉽게 건조되거나 수분을 흡수하는 것이 있다. 이런 경우에는 시료를 밀봉하거나 뚜껑을 덮어 제시하도록 한다. 또한 시료를 섭취하는 일반적인 조건에서의 용기 선택도 고려되어야 한다. 검사물을 담은 용기는 검사원의 시료에 대한 감지 및 인식에 영향을 미칠 수 있으며(특히 소비자 검사의 경우), 내용물을 담은 용기가 적합하지 않은 경우 기호도에 부정적인 영향을 미칠 수 있다(Raudenbush et al., 2002). 실험실 조건에서 검사를 수행하는 경우, 흔히 사용될 수 있는 비커 등의 실험용기가 이에 해당한다. 국의 짠맛 적합도를 측정하는 실험에서 국 시료가 비커에 제시되는 경우, 국그릇에 제시되는 조건에 비해 더 높은 짠맛 적합 점수를 나타낸다고 보고된 바 있다(Jeon et al., 2014).

4) 동반 식품

동반 식품 사용 여부에 대한 문제는 신중하게 고려되야 한다. '동반 식품'은 일반적으로 평가 대상 식품과 함께 섭취되도록 제공되는 다른 모든 식품으로 간주할 수 있다. 버터에 대한 평가에서 빵을 제시하는 경우와 샐러드 드레싱의 평가에서 채소를 제시하는 것 등이 그 예이다. 그러나 제품의 차이를 알아보고자 하는 예민한 검사인 차이식별검사에서는 동반 식품의 사용은 바람직하지 않을 수 있다. 동반 식품이 다른 맛을 추가하고 질감 및 다른 감각 특성을 다르게 감지하게 하여 제품 간의 차이를 감추거나 검사원들의 감각을 방해할 수 있기 때문이다. 이러한 경우, 차이식별검사의 목적에 적합하지 않으므로 동반 식품은 생략되어야 한다. 만약 사용해야 한다면 조사하고자 하는 검사물의 특성에 영향을 주지 않는 식품을 사용하고, 동질의 품질을 유지할 수 있는 식품을 선택하며, 검사원들에게 가능한 한 동반 식품에 의한 오류를 최소화하도록 지시해야 한다. 그러나 소비자 검사의 경우는 이와 다르다. 단독으로 거의 섭취하지 않고 거의 항상 동반 식품을 포함하는 식품의 경우, 동반 식품이 생략된 상황은 특히 소비자 검사에서 검사원에게 중대한 심리적 문제를 야기할 수 있다. 예를 들어, 파이 충전물에 대한 소비자 검사에서 검사원들에게 파이 크러스트 없이 먹는 파이 충전물을 평가하도록 할 때, 이는 일반적인 섭취 상황과 다르므로 진정한 소비자의 기호도를 알아내기 어려울 것이다. 따라서 동반 식품을 사용해야 하는지 여부를 결정하는 데 검사의 목적과 현실성을 동시에 고려해야 한다.

5) 제시 순서

검사물이 배열 또는 제시된 순서에 따라 대조효과와 위치오류 등의 문제가 발생할 수 있다. 대조효과란, 강도가 큰 시료 다음에 검사하는 시료는 그렇지 않은 경우에 비해 더 적은 값을 얻게 되는 효과이며, 위치오류는 검사물들의 차이가 적은 경우, 삼점검사에서 가운데 검사물을 선택하려는 경향에서 발생하는 오류이다. 이점검사의 경우에도 검사물 간의 차이가 적어 선택하기 어려운 경우에 시료의 종류에 따라 첫번째 시료를 선택하거나 두 번째 시료를 선택하는 현상이 나타난다(Fletcher et al., 1991). 이러한 문제가 발생하는 것을 막기 위해 검사물들을 균형되게 배치하거나 임의의 순서로 배치하여 제시해야 한다. 또한 첫 번째 시료를 선호하거나 더 강하게 느끼는 문제를 해결하기 위하여 맛보기 시료(warm-up sample)를 제시함으로써 오류를 감소시키는 방법이 제안되었다(Kim and Setser, 1980). 균형된 배치방법을 사용하는 경우, 검사원의 수를 조합수의 배수로 하여 모든 조합이 동일한 횟수로 제시되도록 한다('9장 통계' 참조).

6) 기타 준비물

평가를 더욱 정확하고 효율적으로 진행하기 위해 검사물과 함께 제시할 준비물이 필요하다. 즉, 시료와 시료의 평가 사이에 매 시료를 동일한 조건에서 평가하고 전 시료에 의해 다음 평가가 영향을 받지 않도록 하기 위해, 다음 시료를 맛보기 전에 입을 헹굴 수 있도록 물을 제시해야 한다. 물은 보통 실온의 무색, 무미, 무취의 정수를 사용한다. 또한 기름기가 많은 음식의 경우, 실온의 정수만으로는 기름기를 제거하기에 충분하지 않으므로 따뜻한 물이나 레몬즙을 넣은 물을 사용하고, 뒷맛이 남는 음식의 평가 시에는 사과, 크래커, 식빵 등을 함께 제시하여 평가하는 동안 검사물이 바뀔 때마다 사용하도록 한다.

7) 검사원에 대한 주의사항

검사물에 대한 정보는 잘못된 편견을 야기할 수 있으므로 검사원들에게 알려지지 않도록 주의해야 한다. 특정 시료에 대한 정보가 알려진 경우, 검사원들은 그 시료에 대한 정보를 기반으로 판단하여 바람직하다고 생각하는 평가항목에 더 높은 점수를 주게 된다('4장 감각검사 시 발생하는 오류' 참조). 이런 현상은 묘사분석에서 검사원들의 훈련이 충분치 못한 경우에 더 심하게 나타날 수 있다. 이러한 오류를 기대오류라고 하는데, 이것은 결과에 많은 영향을 줄 수 있으므로 검사물의 재료, 제조방법 및 기타 처리과정에 대해 검사원에게 알리지 않는 것은 물론, 검사에 직접 관련된 사람을 검사에 참가시켜서는 안 된다.

검사원들에게 평가에 임하기 전 향기가 있는 화장품이나 비누, 향수 등을 사용하지 않도록 지시한다. 이러한 향기 때문에 평가 시 방해를 받지 않도록 하기 위한 목적이다. 냄새 검사의 경우 이 조항은 더욱 중요하므로, 검사 전 향이 없는 비누를 준비하여 손을 씻도록 지시한다. 또한 검사 30분 전부터는 껌이나 음식물의 섭취를 제안하고, 구강 세척제의 사용을 금지시킨다. 평가하는 검사물의 종류에 따라 만복감이 평가에 영향을 미칠 수도 있으므로, 평가 전 2~3시간 전에 식사를 하도록 지시할 수도 있다. 평가 전에 검사물 취급방법 및 평가속도에 대해 명확히 이해시키고 검사원 모두가 동일한 방법으로 각 시료를 맛보도록 지시한다. 또한 평가하는 데 있어 검사물 간의 시간 간격을 충분하고 동일하게 하여 이전 시료의 감각 특성이 다음 시료에 미치는 영향을 최대한 감소시킨다.

3. 검사물 준비 및 제시방법의 예

1) 감자칩

감자칩에 대한 묘사분석을 수행하는 경우를 살펴보자. 감자칩의 경우, 노출되는 순간부터 대기 중의 수분을 흡수하여 눅눅해질 수 있으므로 평가 직전에 포장에서 꺼내어 시료 제시 용기에 담는 것이 바람직하다. 평가항목의 수 및 검사원들의 훈련 정도에 따라 제시되는 시료의 개수는 조절될 수 있지만 평가에 필요한 충분한 양을 제공하도록 한다. 또한 외관 평가가 동반되는 경우, 외관 평가용 시료는 향미 및 텍스처 평가를 위한 시료와 별도로 준비되어야 한다. 감자칩 시료의 색이나 모양의 개체차가 클 경우, 여러 개를 담아서 제시하여 검사원들이 낱개가 아닌 시료 전반의 외관을 파악하여 평가할 수 있도록 한다. 또한 향미 및 텍스처 평가용 시료와는 다른 시료번호를 붙여서 모든 검사원이 볼 수 있도록 적합한 조명(자연광과 유사한 조명, '5장 감각검사의 환경' 참조)하에 제시한다.

2) 케이크

처리군별로 2×2×2 cm^3 크기로 검사물을 잘라 각 검사원에게 4~5개씩 제시한다. 시료들끼리 섞이지 않도록 처리군별로 별도의 용기에 담고 쟁반에 올려서 한 번에 제시하는 것이 좋다. 시료 준비 시, 중심 부분의 일정한 부분을 취하여 각 검사원에게 제시되는 모든 시료가 동일하도록 준비하여야 한다그림 3-1. 케이크는 쉽게 건조되고 크기가 작으면 그런 경향이 증가하므로 시료를 담은 용기에 평가 전까지 플라스틱 랩을 씌어 놓는다. 외관 평가가 요구되면 절단하지 않은 케이크를 처리별로 따로 준비하여 감자칩과 마찬가지 방법으로 제시한다. 케이크가 냉동된 것이면 예비실험을 통해 해동 절차를 미리 확립해 놓아 항상 동질의 시료를 제시할 수 있도록 한다.

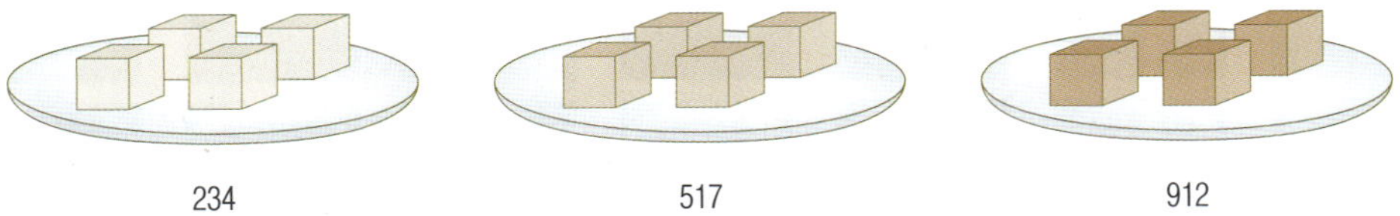

그림 3-1 케이크 시료 제시의 예시

3) 아이스크림

아이스크림에 대한 평가를 수행하기 위한 시료를 준비할 경우에는 다른 시료를 준비하는 과정과 달리 특별한 주의가 요구된다. 아이스크림은 쉽게 녹아 질감이 크게 변화되므로 검사원들에게 한 번에 한 시료씩 제시하여 평가하도록 하는 것이 바람직하다. 이때 모든 검사물이 동일한 온도에서 평가될 수 있도록 온도 조절에 주의하여야 한다. 그러므로 검사원의 평가 진행속도에 따라 냉동고에서 한 시료씩 꺼내어 일정 온도(−5~−1℃)에 도달하는 것을 확인한 후 해당 검사원에게 제시한다.

4) 차

차에 대한 평가를 수행하기 위해서는 시료 준비 및 제시방법에 대한 특별한 주의가 필요하다. 모든 차 시료는 예비실험을 통하여 미리 결정된 온도로 정확하게 우려내야 한다. 이때 추출되는 시간 동안 온도 변화를 막기 위해 항온수조나 보온병 등이 사용될 수 있다. 보온병을 사용할 때에는 모든 보온병의 온도 유지기능이 제대로 수행되는지를 미리 확인하여야 한다. 추출된 차 시료는 작은 보온병에 옮겨 담아 검사원에게 제시한다. 또한 평가하는 시간 동안 시료의 온도가 유지되는 것을 미리 확인하여야 한다. 너무 소량을 담을 경우 온도가 쉽게 변할 수 있으므로 온도 유지를 위해 일정량 이상을 담아 제시하는 것이 바람직하다. 우려진 차는 폴리페놀류가 산화됨에 따라 시간이 경과하면서 색상이 변하기 때

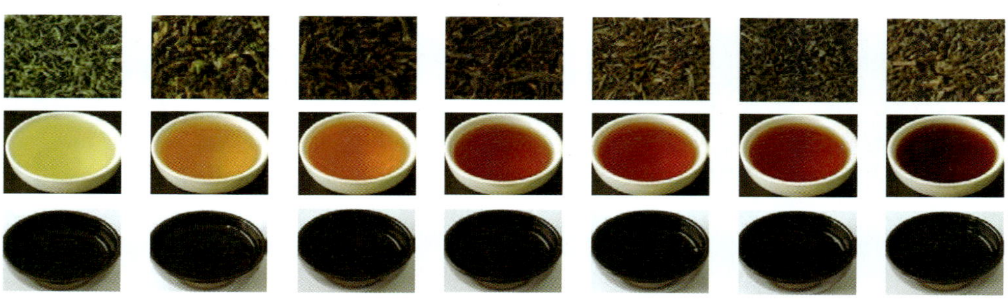

그림 3-2 차 시료 제시의 예시

문에 일정 시간 내에 모든 평가가 이루어져야 한다. 또한 입 헹굼물의 경우, 입 안의 온도 변화를 최소화하도록 실온이 아닌 따뜻한 온도(예: 43±1℃)로 제시하도록 한다. 차 시료들 간의 색상 차이가 있는 경우, 색의 차이에서 오는 편견을 막기 위해 적색등 아래에서 평가하도록 하거나 시료들 간의 색상을 알아보지 못하도록 검은색 용기를 사용할 수도 있다 그림 3-2(Kim et al., 2013).

5) 김치

평가할 시료가 일정한 품질로 가공되지 않은 자연식품의 경우, 개체 차이가 클 수 있으므로 가능한 동일한 부분의 시료가 검사원들에게 제시될 수 있도록 주의해야 한다. 김치 평가를 위한 시료 준비가 이에 해당한다. 시료 준비 시, 배추의 겉잎을 2~3장 벗겨내고, 뿌리에서 약 1.5 cm되는 부분과 잎사귀만 있는 부분을 절단한 나머지 부위에서 간격을 일정(약 3×2.5 cm)하게 절단한 후 바로 용기에 담아 준비한다그림 3-3. 김치가 변화되는 것을 방지하고자 김치를 꺼낸 후 검사원들에게 제시하기까지 빠른 시간 내(10분 내외)에 준비하도록 한다. 평가 시에는 김치의 매운 감각으로 인한 입 안 감각의 둔화를 방지하기 위해 온수(예: 40±2℃)와 가래떡 등을 이용하여 충분히 입을 헹구도록 한다. 또한 평가 전까지 김치를 냉장 저장할 경우 냉장고의 위치마다 온도가 다를 수 있으므로, 모든 시료가 동일한 온도 조건에서 저장되는지에 대한 확인이 필요하다.

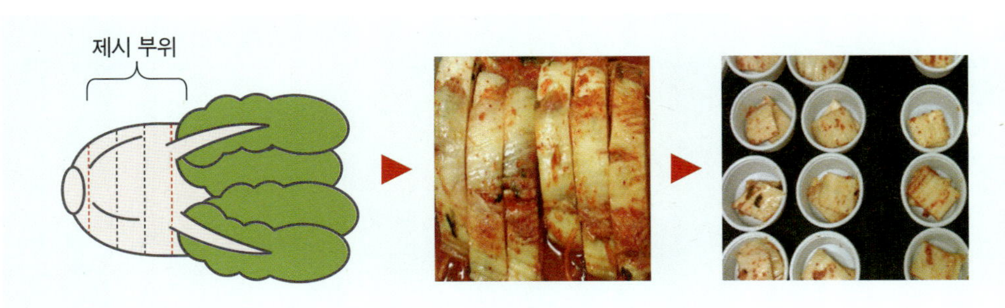

그림 3-3 김치 시료 준비 및 제시의 예시

참고문헌

김광옥, 김상숙, 성내경, 이영춘. 관능검사 방법 및 응용. 신광출판사 (1993)

Cardello AV, Segars RA. Effects of sample size and prior mastication on texture judgments. *Journal of Sensory Studies 4*: 1−18 (1989)

Fletcher L, Heymann H, Ellersieck M. Effects of visual masking techniques on the intensity rating of sweetness of gelatins and lemonades. *Journal of sensory studies 6*: 179 (1991)

Jeon SY, Lee EK, Kim KO. The perceived saltiness of soup affected by tasting protocols. *Food Quality and Preference 35*: 98−103 (2014)

Kähkönen P, Tuorila H, Hyvonen L. Dairy fat content and serving temperature as determinants of sensory and hedonic characteristics in cheese soup. *Food Quality and Preference 6*: 127−133 (1995)

Kim, K, and Setser, C.S. (1980). Presentation order bias in consumer preference studies on sponge cakes. *Journal of Food Science 45*: 1073.

Kim YK, Jombart L, Valentin D, Kim KO. A cross−cultural study using Napping®: Do Korean and French consumers perceive various green tea products differently? *Food Research International 53*: 534−542 (2013)

Lawless HT, Heymann H. *Sensory Evaluation of Food: Principles and Practices*. Springer New York (2010)

Raudenbush B, Meyer B, Eppich W, Corley N, Petterson S. Ratings of pleasantness and intensity for beverages served in containers congruent and incongruent with expectancy. *Perceptual and Motor Skills 94*: 671−674 (2002)

Stone H, Sidel JL. *Sensory Evaluation Practices*, Third Edition. Elsevier Academic, San Diego, CA (2004)

4장

감각검사 시 발생하는 오류

이소민

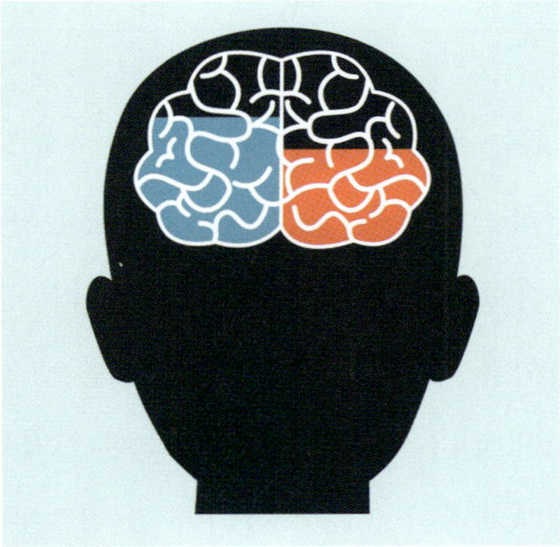

감각검사를 어렵게 만드는 측면 중 하나는 인간이 인지하는 바를 통해 식품을 연구하기 때문에 발생하는 태생적인 오류가 있다는 점이다. 이러한 오류는 인간을 매개체로 하는 감각검사의 특성상 완전히 제거될 수는 없다. 따라서 감각검사 전문가는 감각검사에서 발생할 수 있는 다양한 오류에 대해 인지하고 있어야 하며, 오류가 완전히 제거될 수 없다면 오류로 인한 효과를 최소화하거나 모든 제품에 동일한 효과가 발생할 수 있도록 연구를 설계하여 '진실값'에 최대한 가까운 결과를 규명하는 데 핵심적인 역할을 할 수 있어야 한다. 이 장에서는 감각검사에서 발생하는 다양한 오류에 대해 소개하고, 감각검사 연구를 설계할 때 오류를 최소화하기 위해 고려해야 하는 사항들에 대해 논의해보고자 한다.

1. 두 개 이상의 제품 비교 시, 자극 강도 범위에서 기인하는 오류: 대조오류와 수렴오류

대조오류(contrast error)는 평가자가 차이를 두드러지게 느끼는 두 제품에 대해 원래보다 훨씬 더 과장하여 판단하는 오류를 일컫는다. 기호도검사를 예로 들면, 품질이 낮은 A라는 제품 다음에 높은 품질로 판단되는 B라는 제품이 다음 순서로 제공되는 경우, 평가자는 대조효과로 인해 그 차이를 과장되게 인지하여 B제품이 원래 받았어야 할 점수보다 훨씬 더 높은 점수를 부여하게 된다. 반대로, 품질이 높은 B제품 다음 순서로 A제품이 제공될 경우, 대조효과로 인해 A제품이 원래 받았어야 할 점수보다 훨씬 더 낮은 점수로 평가될 수 있다. 이러한 대조효과는 기호평가뿐만 아니라(hedonic shift), 강도평가(intensity shift) 및 특성에 대한 정성적 인식(quality shift)에도 영향을 미치는 등 감각검사에서 다양하고 광범위하게 발생할 수 있다.

수렴오류(convergence error)는 대조효과의 반대 개념으로, 두 제품 간의 작지만 예상되는 차이를 흐려 판단하는 효과를 일컫는다. 감각검사에서의 수렴효과는 일반적으로 대조효과의 영향을 받아 발생한다. 예를 들면, A와 B라는 제품 간 대조효과가 발생하여 A와

B의 차이가 과장되는 동시에, B와 C 제품 간의 차이는 원래보다 적게 평가되어 B와 C 제품 간 차이를 흐리게 만들게 된다.

이러한 대조 및 수렴 오류는 감각검사 상황에서 광범위하게 발생하며 평가 결과에 유의적인 영향을 미칠 수 있다. 대부분의 경우 신중한 제품 선택과 자격을 갖춘 피실험자를 사용하면 이러한 오류의 영향을 최소화할 수 있지만 완전히 제거하는 것은 불가능하다. 따라서 감각검사 실험을 설계할 때에는 '적절한 제품 선택'이 실험 설계의 가장 핵심적인 부분 중 하나로 작용하는 경우가 많다. 그러나 유감스럽게도 '적절한 제품 선택'에 대한 왕도는 존재하지 않는다. 따라서 감각검사 전문가는 프로젝트의 목적에 의거하여 논리적인 이유를 통해 제품 선정을 할 수 있어야 한다. 특히 감각검사 전문가는 선정한 제품 내에서 대조오류 및 수렴오류가 유의적으로 발생하여 잘못된 결론에 도달할 수 있는 잠재적인 리스크는 없는지에 대해 반드시 검토해야 한다. 충분한 사전 테스트를 통해 제품을 선정하여 실험을 설계하면 대조효과 및 수렴효과로 인한 오류로 인해 결과가 왜곡되는 것을 많이 감소시킬 수 있을 것이다.

2. 시료 평가 순서와 관련된 오류

두 개 이상의 시료를 평가하는 감각검사에서는 시료가 평가되는 순서에 따라 평가 결과가 영향을 받을 수 있다. 이러한 평가 순서와 관련된 오류를 위치오류(position error) 혹은 제시순서오류(time-order error)라 일컫는다. 예를 들면, 시료의 종류와 무관하게 특정 평가순서는 다른 평가순서에 비해 높은 평가를 받거나, 특정 평가 위치는 더 많은 선택을 받아, 결과적으로 전체 결과에 오류로 작용하게 된다.

해당 오류의 가장 대표적인 예로는 첫시료효과(first sample effect)가 있다. 첫시료효과의 경우, 제품의 종류에 관계없이 전체 중 첫 번째로 평가된 제품이 원래 받아야 할 점수보다 높거나 낮은 점수를 부여받는 오류를 일컫는다. 다만, 이러한 첫 시료 효과의 정도는 모든 샘플에 고르게 나타날 수도 있으나(모든 제품이 동일한 차이로 선호되었고 첫시료효과의 정도가 동일한 경우), 그렇지 않은 경우가 조금 더 많은 경우라 할 수 있다. 즉, 첫시료효과의 크기(magnitude)가 시료마다 다르게 나타날 수 있으며(예를 들면 A제품에 대해서는 첫 시료 효과가 0.6 수준으로 크게 나타나지만, B제품에 대해서는 0.1 수준으로 미약할 수 있음), 이로 인해 제품들에 대한 선호 순위가 평가 위치에 따라 역전될 수도 있다.

감각검사 전문가는 이러한 이유로 패널요원별 평가하는 제품의 제시순서를 균형되게 설계하여야 하며, 그렇지 않은 경우 순서오류로 인해 결과 해석의 어려움이 발생할 수 있음을 인지하고 있어야 한다. 나아가, 감각검사 전문가는 제품의 평가순서에 따라 제품 간 서로 어떻게 영향을 미쳤는지를 고려하여 기업에서 종종 발생하는 결과에 대한 잘못된 해석을 방지할 수 있어야 한다(예를 들면 제품에 대한 평가 결과에 대해 첫 번째 위치의 결과만 추출하여 선택적으로 결과를 보고하는 것은 사업상 결정을 내리는 목적에 따라 잘못된 결론으로 이끌 수 있으니 주의가 필요하다).

3. 응답항목의 구성과 관련된 오류

1) 덤핑효과 및 과분할효과

덤핑효과(dumping effect)는 피실험자가 반드시 표현하고자 하는 제품의 특징이 평가항목에서 누락되었을 때 응답하고자 하는 점수를 다른 평가 항목에 부가(dumping)하는 현상을 일컫는다. 어떤 제품에 있어 두드러지는 특성이 있는데, 해당 속성에 대한 응답 항목이 누락되어 긍정적 또는 부정적 견해를 표현할 수 없으면 피실험자는 이를 보고하지 못하는 좌절을 해결하고자 다른 방법을 찾게 되며, 궁극적으로 이는 다른 응답에 영향을 미쳐 오류로 작용하게 된다. 예를 들면, Frank et al.(1993)의 연구에서는 과일향미와 단맛이 모두 느껴지는 시료에 대해, '단맛' 항목만 평가항목으로 제공되고 '과일 향미'의 평가항목이 부재한 실험 조건에서의 '단맛' 강도평가 결과는 평가항목이 누락되지 않은 실험 조건에서의 '단맛' 강도평가 결과에 비해 더 높은 점수로 평가된 것을 관찰한 바 있다. 즉, 전자의 실험조건에서는 과일 향미에 대한 인지 강도가 해당 평가항목의 부재로 인해, 과일 향미로 인지되는 바를 '단맛' 항목으로 부가(dumping)한 것을 유추할 수 있다.

덤핑효과로 인한 오류는 특히 시간의 흐름에 따른 특성 강도의 변화를 관찰하고자 하는 시간–강도 프로파일링(time–intensity profiling) 검사에서 쉽게 나타날 수 있다. 시간–강도 프로파일링 검사의 경우, 시간에 따라 변화하는 특성의 강도를 연속적으로 평가해야 하므로 항목 수 자체를 제한적으로 운영하게 되기 때문에 덤핑효과로 인한 오류에 쉽게 노출될 수 있으며, 따라서 덤핑효과를 항상 유의하며 실험을 수행할 수 있도록 해야 한다.

한편, 덤핑효과는 있어야 할 평가항목이 부재하여 발생하는 오류인데 반해, 과분할효과(over–partitioning effect)는 특성 항목을 너무 과도하게 많은 항목으로 과분할하여 전체적으로 모든 항목의 강도를 축소하여 평가하게 되는 오류를 일컫는다.

덤핑효과 및 과분할효과는 특성 항목이 적절하게 구성되지 않은 감각검사에서 발생할 수 있기 때문에, 응답항목이 적절하게 설정되어야 이러한 덤핑효과 또는 과분할효과로 인한 오류로부터 자유로울 수 있다. 다만, 덤핑효과 또는 과분할효과를 방지하기 위해 사전에 적절한 항목의 수를 설정하는 것은 어려울 수 있으며, 감각검사 전문가는 감각검사에서 제공되는 항목의 수가 많거나 너무 적은 것이 오류를 발생시켜 결과에 영향을 미칠 수 있음을 인지하고 실험을 설계할 필요가 있다. 충분한 사전 테스트를 거쳐 실험을 설계하면 덤핑효과 또는 과분할효과로 인한 오류를 감소시킬 수 있을 것이다.

2) 후광효과 및 부정적 후광효과

하나의 응답항목에 대한 반응이 후속 반응에 긍정적 또는 부정적 영향을 미쳐 발생하는 오류를 각각 후광효과(halo effect) 및 부정적 후광효과(horns effect)라 일컫는다. 후광효과에 대해 사회심리학에서 사용되는 예를 들어 설명하면, 외모가 준수한 사람이 외모와 관계가 없는 다른 능력, 예를 들면 업무 처리능력이나 대인관계에 있어서도 우수할 것이라고 판단하는 오류라 할 수 있다. 감각검사에서도 소비자가 제품에 대해 높은 기호 수준으로 판단한 제품의 경우, 전반적인 기호도(overall liking) 항목뿐만 아니라, 제품의 외관, 텍스처, 짠맛 수준 등의 항목에 대해서 높은 기호 수준으로 판단하는 경향을 종종 관찰할 수 있다. 반면, 부정적 후광효과는 이와 반대 개념으로, 전반적으로 부정적인 기호 수준으로 판단한 제품에 대해 후속 항목들에 대한 평가 역시도 부정적으로 평가하는 경향을 의미한다. 특히 두드러지는 부정적 속성이 항목으로 나타나지 않는 경우, 후속 항목에 대한 부정적 후광효과의 영향이 더 두드러지게 나타날 수 있게 된다. 이러한 후광효과 또는 부정적 후광효과는 특정 제품에 대한 피실험자의 초기 응답이 특정한 심리적 기호단계를 확립하게 하고, 해당 제품에 대한 모든 후속 응답은 이를 뒤따르게 되는 현상이라 할 수 있다.

후광효과는 소비자를 대상으로 한 검사에서 종종 나타나며, 특히 답변해야 할 질문이 연달아 많이 제공되는 상황에서 더 많이 관찰된다. 후광효과를 극복하거나 감소시키기 위해 실험설계를 통한 접근이 가능할 수는 있으나(예를 들면 패널요원마다 평가항목의 순서를 다르도록 제공하는 등), 이는 또 다른 문제를 야기할 수도 있어 합리적인 해결방법이라 할 수는 없다. 따라서 후광효과를 최소화하기 위한 유일한 방법은 질문의 항목 수 자체를 필요한 항목만 포함될 수 있도록 최소한으로 제공하는 것이며, 나아가 감각검사 전문가는 결과를 해석할 때 후광효과의 존재를 감안하고 합리적인 해석을 할 수 있도록 하는 것이 필요하다.

4. 척도 사용과 관련된 오류

1) 중심경향오류

중심경향오류(error of central tendency)는 평가자가 제품에 대한 평가를 할 때, 척도의 양 극단을 피하고 중앙 범위에서 제품을 평가하고자 하는 심리적 오류로, 결과적으로 제품 간의 실제하는 차이를 줄여 평가하는 효과를 가지고 있다. 예를 들어, 9점 기호척도(9-point hedonic scale)의 경우, 피실험자가 양 극단을 회피하고자 하는 오류로 인해 결과적으로 7점 척도로 활용하게 되는 문제가 발생한다. 다만, 중심경향오류는 표준 감각 절차 및 관행을 통해 최소화할 수 있다. 즉, 피실험자가 특정 감각검사의 평가방법, 평가척도, 또는 평가하는 제품에 익숙할 수 있도록 지도하면 중심경향오류를 크게 줄일 수 있다. 또한 피실험자가 훈련 경험이 많은 경우에는 해당 오류로 인한 효과에 크게 영향받지 않을 수 있다. 그러나, 감각검사 훈련 경험이 거의 없는(naive) 소비자를 대상으로 한 조사에서는 검사 전에 척도의 사용을 시연해 보는 것이 해당 오류를 최소화하는 데 도움이 될 수 있다. Amerine et al.(1965)은 이러한 중심경향오류는 척도의 항목 각각에 표시된 레이블의 의미를 바꾸거나 용어의 의미상 간격을 더 멀도록 하여 상쇄할 수 있다고 권고한 바 있다. 나아가, Schutz and Cardello(2001)는 9점 기호척도(등간척도)의 심리적 간격의 불일치 문제를 개선하고자 항목 레이블의 심리적 간격에 부합되게 척도의 간격을 설계한 'labeled affective magnitude scale'를 소개한 바 있는데, 해당 척도는 이러한 등간척도의 중앙화오류로부터 좀 더 자유로울 수 있다.

2) 중앙화오류

중앙화오류(centering bias)는 피실험자가 평가가 예정되어 있는 시료 set의 전체적인 범위를(어떠한 이유로 인해) 파악하게 되어, 시료의 전체적인 자극 범위의 중간점을 척도의 중앙값에 위치시키고자 하는 심리적 현상으로 인해 유발되는 오류를 일컫는다. 특히 중앙화오류는 제품의 세부 속성에 대한 적합한 강도 수준을 이해하고자 사용되는 적합척도(just-about-right, JAR)에서 큰 문제로 작용할 수 있다. 적합척도는 중앙점이 '적합점(just-about-right point)'이기 때문에 이와 같은 중앙화오류에 영향받기 쉬운 면을 가지고 있다. 예를 들면, A라는 시료가 특성 속성에 있어 적합한지 여부를 이해하기 위해 적합척도를 활용하게 될 때 동일한 A 시료라 할지라도 함께 평가되는 시료들의 상대적인 자극 범위에 따라 A 시료에 대한 평과 결과가 중앙화오류로 인해 다르게 평가될 수 있다.

적합척도 사용 시, 중앙화오류에 의해 편향되지 않은 올바른 적합점을 찾는 방법에 대해 McBride(1982)는 다음과 같은 방법을 제시한 바 있다. 우선, 한 농도 범위의 시료 set만 제시하여 적합점을 평가하게 되면 중앙화오류로부터 자유로울 수 없기 때문에, 범위가 다양하게 구성된 여러 개의 시료 set를 제공하고 set별로 적합점을 찾도록 하였다. 해당 결과를 바탕으로 set별 적합점(JAR)과 중앙값(median)을 비교하여 교차되는 지점을 도출하면, 이는 편향되지 않는 진정한 적합점의 올바른 수준을 나타내게 된다. McBride(1982)가 제안한 방법을 위해서는 테스트를 여러 번 수행해야 하지만, 적합점의 잘못된 추정을 피할 수 있어 해당 오류를 통해 잘못된 결론을 도출하는 것을 방지할 수 있다.

5. 시료에 대한 기대심리로 인해 발생하는 오류

1) 자극오류 및 기대오류

자극오류(stimulus error) 및 기대오류(error of expectation)는 검사자가 평가시료에 대한 사전 지식을 가지고 있을 때(또는 가지고 있다고 생각할 때) 발생하며, 결과적으로 자극에 대한 실제 감지결과가 아닌 물리적 자극에 대한 지식을 바탕으로 점수를 부여하는 오류를 일컫는다. 즉, 검사자가 평가시료에 대해 갖고 있는 정보에 따라 예상되는 제품의 속성 또는 기대하는 차이 정도를 평가에 반영함으로써 발생되는 오류라 할 수 있다. 예를 들면, 묘사분석에서 검사자는 실제로는 존재하지 않거나 감지 수준(perceptible level)이 아닌 속성을 느껴진다고 보고할 수 있기도 하며, 반대로 해당 유형의 제품에서 예상되지 않는 특징을 간과할 수도 있다. 특히 회사에서 내부 인력(제품 개발자나 주변 연구원)을 대상으로 하는 조사의 경우, 이미 사내에서 개발이 진행되고 있는 다양한 제품에 대한 정보를 사전에 알고 있기 때문에, 해당 오류에 더 취약하기 쉽다. 따라서 감각검사 실험의 경우, 해당 프로젝트에 직 · 간접적으로 관여되어 있는 개개인을 검사자 대상으로 삼는 일에 대해서는 지양해야 한다.

2) 습관오류

습관오류(error of habituation and of anticipation)는 시료 제공순서가 랜덤하지 않고, 고정된 순서로 제공되는 상황(일반적으로 시료의 농도가 일정하게 증가 또는 감소해야 하는 상황)에서 피실험자가 다음에 제공될 시료에 대해 알고 있거나 알고 있다고 생각하는 경우에 발생한다. 특히 임계치 검사와 같이 미세한 간격으로 자극의 농도를 일정하게 증가 또는 감소시켜가며 피실험자의 임계치를 느끼는 순간을 조사하는 경우, 피실험자가 임계치 농도에 도달하기 전에 해당 속성을 인지한다고 응답하는 오류를 저지를 수 있어, 특히 해당 오류에 취약할 수 있다.

참고문헌

Amerine MA, Pangborn RM and Roessler EB. *Principles of Sensory Evaluation of Food*, Academic Press, NY: New York (1965)

Frank RA, van der Klaauw NJ and Schifferstein HNJ. Both perceptual and conceptual factors influence taste–odor and taste–taste interactions. *Perception and Psychophysics 54*: 343–354 (1993)

McBride RL. Range bias in sensory evaluation. *Journal of Food Technology 17*: 405–410 (1982)

Schutz HG and Cardello AV. A labeled affective magnitude (LAM) scale for assessing food liking/disliking. *Journal of Sensory Studies 16*: 117–159 (2001)

5장

감각검사의 환경

이윤미

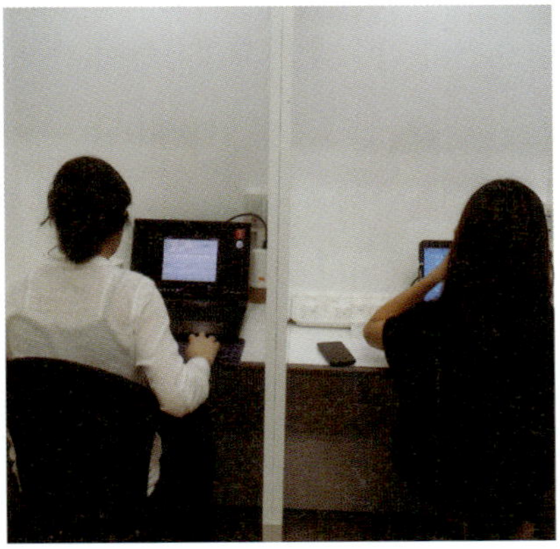

감각검사에서는 사람의 감각체계를 통해 식품이나 물질의 여러 가지 특성을 감지하고 인식하는 과정이 포함된다. 감각검사가 수행되는 검사 환경은 검사원이 검사물을 감지하고 인식하는 데 큰 영향을 미치는 요인 중 하나이다. 따라서 감각검사 수행에 적합한 물리적 환경을 확보하는 것은 신뢰성 있는 감각검사 결과를 위해 뒷받침되어야 하는 기본적 사항이다. 그리고 감각검사의 물리적 환경을 구성하는 요소들은 감각검사의 목적에 따라 감각검사의 실험 환경을 통제하는 요인이 될 뿐만 아니라 검사원의 심리 상태에 영향을 주는 중요한 변수가 될 수 있다는 점을 염두에 두어야 한다. 그러므로 감각검사를 정기적으로 수행하는 회사나 연구기관에서는 감각검사에 최적화된 물리적 환경을 갖추는 것이 감각검사 수행의 필수 전제조건이 되어야 한다. 그러나 감각검사의 물리적 환경이 중요함에도 불구하고, 현실적으로 감각검사를 위한 전용 공간을 확보하고 있는 회사나 연구기관이라도 이상적인 감각검사 환경을 위해 필요한 조건들을 모두 갖추기는 쉽지 않다. 타당성과 신뢰성 있는 감각검사 결과를 위해서는 감각검사를 위한 물리적 환경 조건을 모두 갖추지 못하는 경우라도 감각검사 전문요원은 필수적인 고려사항이 환경 조성에 반영될 수 있도록 최대한 노력을 해야 할 것이다. 그리고 불충분한 물리적 환경에서 감각검사를 수행하는 경우라도, 이상적인 물리적 환경과 비교하여 실제 검사가 진행된 환경에서 발생하였을 수 있는 실험적 오류를 파악하여 감각검사 데이터를 적절하게 분석하고 결과를 합리적으로 해석하는 노력이 수반되어야 할 것이다.

일반적으로 감각검사 시설과 설비를 위해 필요한 공간은 총 10~50평(33.1~165.3 m^2) 수준으로 알려져 있으나, 현재와 가까운 미래의 감각검사 업무량, 검사 수, 감각검사 전문인력 수 등에 따라 적절한 공간이 확보되어야 한다. 주로 수행하는 감각검사의 목적과 방법에 따라 한 번에 참여하는 검사원의 수, 하루에 수행되는 검사의 수 및 주당 검사 진행일 수 등을 고려하여 필요한 감각검사가 기간 내에 수행될 수 있으며, 감각검사 전문요원이 감당할 수 있는 작업 분량으로써 적당한 규모가 되도록 공간을 계획한다. 또한 검사 공간 설계에 앞서서 검사 빈도와 규모뿐만 아니라 검사방법(묘사분석, 차이식별검사, 소비자 검사 등)에 따라 특별한 준비 및 평가, 설비, 공간 등이 필요할지를 고민해야 한다(Eggert et al., 1986). 묘사분석과 같이 감각검사실에서 전문적으로 수행되는 검사는 대개 소규모 검사로 8~12명의 검사원이 참여하지만, 소비자 조사와 같이 한 번에 참여하는 검사원의 수가 많고 평가가 동시에 진행되어야 하는 경우에는 교육과 평가가 같은 장소에서 진행될 수 있기 때문에 이를 감안하여 넓은 공간과 충분한 설비를 갖추는 것이 바람직하다.

1. 위치

감각검사 장소는 건물 내에서 검사요원들이 모이기 쉽고 붐비지 않으며 혼란스럽지 않은 곳에 위치해야 하며, 냄새와 소음이 있는 곳은 피해야 한다. 특히 식당이나 휴게실 옆에 위치하는 것은 피해야 한다. 또한 감각검사를 수행하는 회사나 연구실의 보안을 고려하여 이동 통로와 감각검사실의 위치가 배치되어야 한다. 그리고 소비자 검사원 같이 외부에서 일정 거리 이상을 이동하여 소비자 검사 장소를 방문해야 하는 경우라면 이들을 위한 교통편이나 편의시설도 고려되어야 한다.

2. 일반시설

감각검사를 위한 공간은 토론 및 교육 공간, 평가 공간, 준비 및 저장 공간, 데이터 분석 및 사무 공간, 출입 및 대기 공간 등으로 구분할 수 있다**표 5-1**. 감각검사실에서 각 공간의 배치는 검사방법과 제품의 특성을 감안하여 조정한다. 주로 검사하는 제품에 준비가 많이 필요하지 않다면 준비 및 저장 공간의 규모를 줄일 수 있고, 토론이나 인터뷰를 통한 조사가 빈번하게 진행되는 경우에는 토론 공간의 규모를 늘리고 해당 시설을 마련하도록 한다.

표 5-1 ●●● 감각검사 공간의 구성

공간 구분	필요 시설	세부 사항
토론/교육 공간	테이블	
	의자	
	판서 설비	화이트보드, 스마트보드
	시청각 시설	빔 프로젝터, 모니터, TV, 스마트보드
	환기 시설	
평가 공간	칸막이 검사대	시선 차단 칸막이, 데스크, 검사물 통과문, 싱크(상하수도 배관), 채색등, 컴퓨터(모니터, 본체, 키보드, 마우스), 소통장치(전등, 쌍방향 스위치), 검사대 번호 표시, 전기 콘센트
	의자	
	외관검사대	화이트박스
	환기 시설	
준비/저장 공간	작업대	
	싱크대	상하수도 배관, 온수기
	조리/가열 설비	쿡탑, 오븐, 그릴, 튀김기, 전자레인지, 워터배스
	검사물 온도 유지 설비	항온기
	검사물 저장 설비	냉장고, 냉동고
	검사물 진열대	
	저장 가구	
	식기세척기	
	환기 시설	
사무 공간	데스크	
	의자	
	컴퓨터	
	복합기	프린트, 스캔, 복사
	모뎀	
대기 공간	테이블	
	의자	
공통	전기 · 조명 시설	
	냉 · 난방 시설	

1) 토론 및 교육 공간

토론 및 교육 공간의 크기는 감각검사를 위한 전체 공간의 크기와 주로 수행되는 감각검사의 규모를 고려하여 정한다. 일반적으로 토론 공간은 회의실과 유사하게 조성되나 감각검사를 위한 장소인 점을 감안하여 간단하고 절제된 최소한의 인테리어를 한다. 평가 공간과 마찬가지로 토론 공간도 감각검사에 적합한 환기와 조명 시설을 갖추어야 한다. 보통의 경우 이 공간에 6~12명이 둘러앉을 수 있는 큰 원형 테이블과 의자를 배치하는데, 이때 원형 테이블 가운데에 돌아가는 작은 원형 선반(lazy Susan)을 추가로 설치하면 검사원 훈련 시에 편리하다. 그리고 토론과 훈련 과정에 필요한 기자재로, 필기를 할 수 있도록 화이트보드와 시청각 자료를 볼 수 있도록 화이트 스크린, 빔 프로젝트, 컴퓨터, 모니터, 인터넷 모뎀, TV 등을 상황에 맞게 선택하여 설치한다. 또는 이들의 대부분을 통합하여 갖춘 스마트보드(전자화이트보드)를 설치한다. 토론 공간은 포커스 그룹 인터뷰(focus group interview)를 위해서도 사용될 수 있으며, 공간의 여유가 있거나 필요하다면 한쪽 반대 방향에서만 투명하게 보이는 일방경(one-way mirror)을 갖춘 관찰실을 추가로 설치할 수도 있다.

2) 평가 공간

평가 공간에는 감각검사 설비에서 가장 중요한 공간으로 편안하지만 절제된 분위기가 조성되도록 하며, 특히 이 공간은 감각검사에 적합한 환경적 요건을 모두 갖출 수 있도록 노력한다. 일반적으로 실험실에서 수행되는 묘사분석의 예비검사 및 본검사는 토론 및 교육 공간과 구별된 별도의 평가 공간에서 실시된다. 이를 위해 보통 6~10개의 칸막이 검사대(booth)를 설치하는데 검사원의 수, 감각검사의 계획 및 진행에 여유를 갖기 위해서 12개를 설치하기도 한다. 칸막이 검사대는 공간의 형태나 크기에 따라 다양하게 배치될 수 있다. 일반적으로 칸막이 검사대는 벽체를 정면에 두고 따라 나란히 배치되는데그

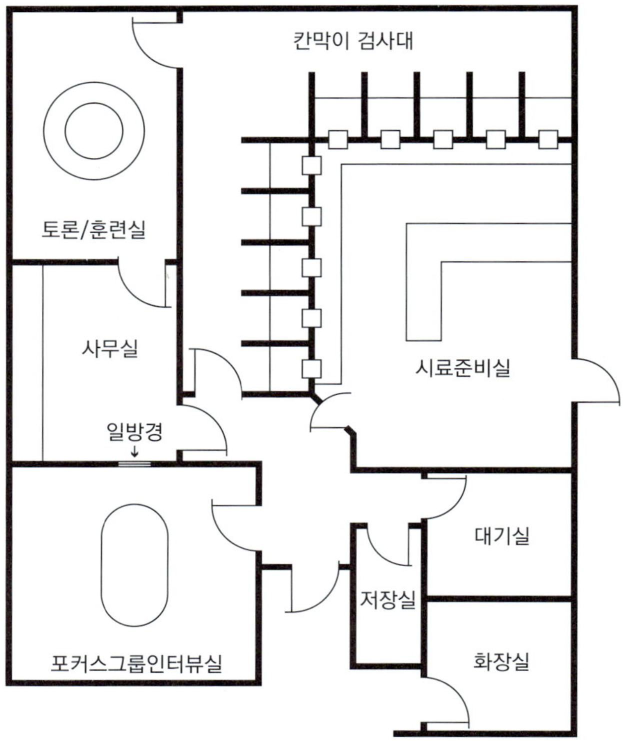

그림 5–1 감각검사실의 배치 예 1

림 5–1, 그림 5–2, 공간의 여유가 없을 경우에는 벽체를 따라 측면으로 배치되기도 한다그림 5–3. 드물게 공간의 여유가 있거나 더 많은 검사원이 참여할 경우에는 2개 이상의 공간에 나누어 검사대를 25개까지 설치하기도 한다(Lawless and Heymann, 2010).

칸막이 검사대는 흔히 독서실에 설치하는 책상과 유사한 형태를 띠어, 검사물을 놓을 수 있는 검사대의 상판(counter top)이 있고 앞과 양 옆이 벽으로 막혀 있도록 제작된다그림 5–4. 따라서 검사원은 주변 사람이나 준비과정을 볼 수 없다. 검사대의 규모와 디자인은 편의에 따라 설계될 수 있으나, 검사물을 비롯하여 검사에 사용하는 시료 용기, 입가심 물 컵, 뱉는 컵, 검사 용지, 필기구, 컴퓨터 장비 등을 배치하여 사용하는 데 불편함이 없도

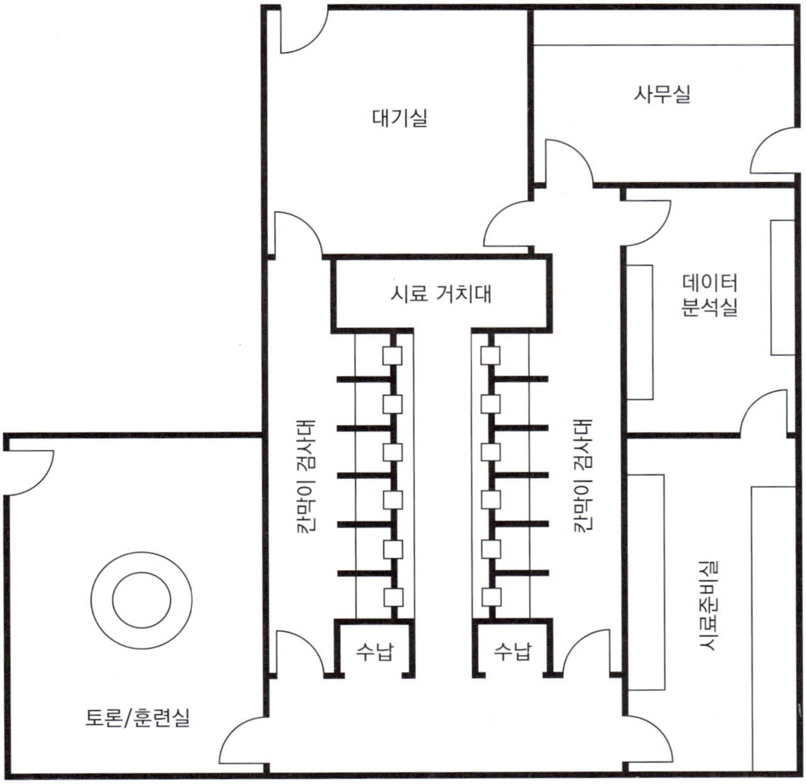

그림 5-2 감각검사실의 배치 예 2

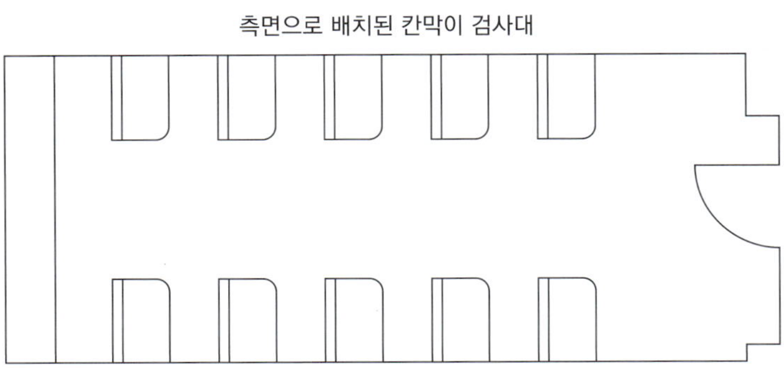

그림 5-3 평가 공간에서 칸막이 검사대의 측면 배치 예

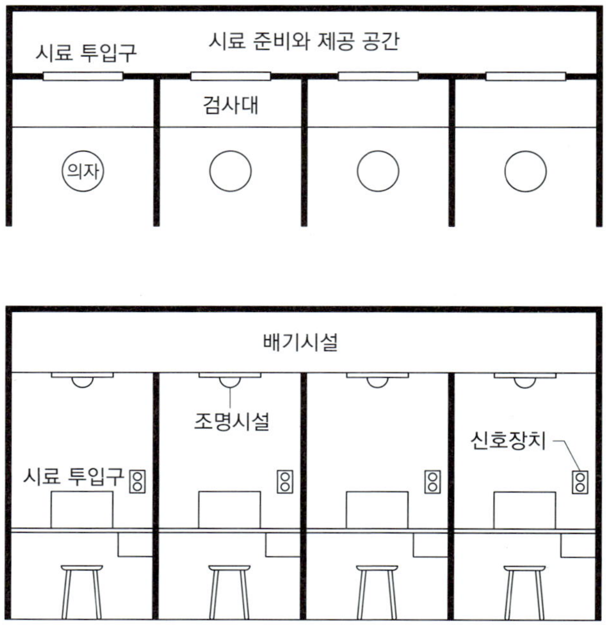

그림 5-4 감각검사 칸막이 검사대의 개략적 도해

록 설계해야 한다. 검사대의 상판은 다양한 크기로 제작될 수 있으나 일반적인 크기는 가로 0.9~1 m, 세로 0.6~1 m이다(ISO, 2007; Lawless and Heymann, 2010; 김광옥, 이영춘, 2003). 검사대의 크기가 크면 작업이 편리하나 지나치게 큰 경우 공간의 낭비가 될 수 있고 크기가 작으면 검사에 집중하는 데 도움이 될 수 있으므로, 평가 공간의 전체 크기와 평가 수행과정을 고려하여 검사대의 크기를 결정한다그림 5-5. 검사대의 높이는 일반적으로 책상 높이(74~78 cm) 정도로 하되, 제품의 평가방법이나 검사물이 제공되는 반대편 설비의 상황에 따라 조정될 수 있다. 검사대에 비치하는 의자는 검사원이 의자에 앉아서 편안하면서도 집중하여 검사에 참여할 수 있도록 검사대 높이에 맞는 것으로 선택한다. 일반적으로 검사대의 칸막이는 앞과 양 옆의 삼면이 천장에서 바닥까지 막혀 있도록 설치되며, 이때 검사원 간에 영향을 더욱 철저하게 차단하기 위하여 검사대 사이에 설치되는 옆면 칸막이를 검사대로부터 검사원이 앉는 방향으로 더 깊게 연장(최소 30 cm)하여 설치할 수 있

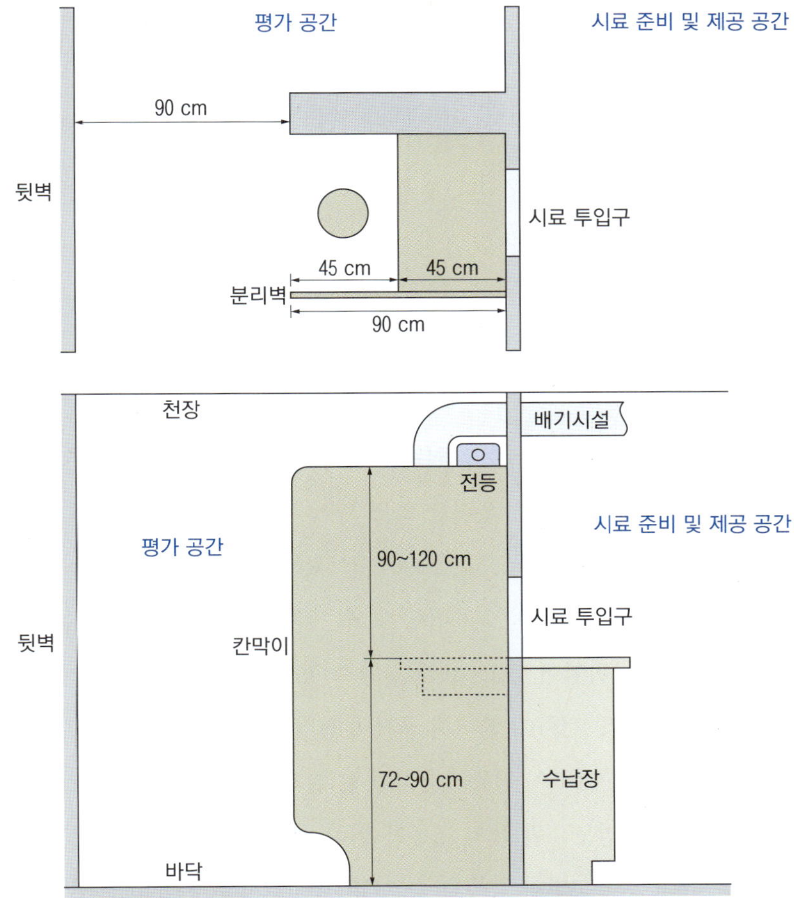

그림 5-5 감각검사 칸막이 검사대의 세부 도해

다(ISO, 2007).

칸막이 검사대가 설치된 평가 공간은 검사원의 이동과 검사물 제시 시의 편의성을 고려하여 일반적으로 검사원 대기실과 검사물 준비 공간 옆에 위치하도록 한다. 칸막이 검사대 전면에는 개폐가 가능한 작은 문(검사물 통과문, hatch)이 있어서 준비 공간에서 바로 검사원에게 검사물이 제시되거나 검사가 끝난 후 검사대에 있던 검사물이나 검사용품들을 다시 준비 공간으로 바로 옮길 수 있도록 한다그림 5-6. 검사물 통과문은 일반적으로 가

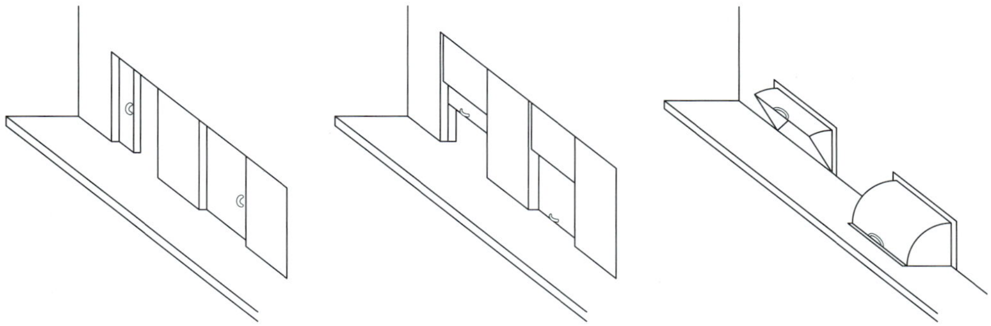

그림 5-6 검사물 통과문의 예

로 50 cm, 세로 40 cm의 위 또는 옆으로 열리는 슬라이딩 도어 형식이나 가로 40 cm, 세로 30 cm 정도의 브레드(bread) 박스/우편물 박스 형식 또는 회전 컨베이어(carousel) 형식으로 제작될 수 있으며(Meilgaard et al., 2006), 검사물을 비롯하여 필요한 물품들이 통과하기에 충분한 크기가 되도록 한다. 슬라이딩 도어는 추가되는 공간이 없다는 장점이 있지만 반대편 공간이 노출될 위험이 있고, 브레드 박스 형식은 반대편 공간에 대한 정보 노출의 위험은 없지만 검사대 및 검사대 반대편 공간이 항상 확보되어야 한다는 단점이 있다.

검사대에는 전기시설을 갖추어 컴퓨터를 비롯한 전자기기를 사용할 수 있도록 한다. 그리고 검사원과 감각검사 전문요원 간의 소통을 위한 신호장치가 필요한데, 검사물 통과문 사이로 색 카드나 메모를 주고받아 소통할 수도 있지만, 검사원의 필요를 표시하기 위해 양쪽에 온/오프 스위치를 갖춘 작은 전등을 달거나 인터폰을 설치할 수도 있다. 또한 칸막이 검사대마다 일련의 숫자를 표기하여 각 검사대에 있는 검사원을 확인할 수 있도록 한다.

평가 공간의 공기 질(quality)은 검사 결과에 영향을 주기 때문에 환기가 매우 중요하다. 따라서, 충분한 규모의 환기시설을 갖추어 단시간에 환기가 될 수 있도록 한다(Stahl and Einstein, 1973). 또한 환기를 돕기 위해 검사실의 기압을 주위보다 약간 높게 유지하여(양압) 외부로부터 냄새가 들어오지 못하도록 할 수 있다. 또한 평가 공간은 항상 조용하고 검사에 방해되는 요소들이 없도록 해야 한다. 가전 기기에 의한 소음도 고려하여 평가 공간 및 주변에 소음을 유발하는 기기가 가급적 배치되지 않도록 해야 할 것이다.

필수사항은 아니지만 칸막이 검사대 내에 작은 싱크를 설치하여 식품 검사 시에는 입안을 세척할 때 사용하고 홈 케어 제품 평가 시에는 평가과정에서 직접 활용한다. 그러나 물소리나 배수구 악취가 검사 시 방해요인이 될 수 있으며 제작비가 추가되므로 주요 검사물의 특성과 평가방법을 고려하여 싱크 설치를 결정한다. 감각검사 환경을 구성하는 설비로는 식품을 위한 평가 공간 설비가 일반적이지만 화장품을 비롯한 개인관리제품(personal care products)이나 홈 케어 제품(home care products)의 평가를 위해서는 특화된 검사대와 설비가 필요할 것이다.

3) 준비 및 저장 공간

검사원들이 준비 공간에 들어가게 되는 경우 검사물에 대한 정보에 노출될 수 있기 때문에 검사원들이 준비 공간을 마주하지 않도록 준비 공간의 위치 선정에 각별한 주의가 필요하다(ISO, 2007). 준비 공간은 평가 공간과 근접하게 배치되는 것이 편리하다. 단, 평가 공간과 공유되는 벽을 통해 소리가 전해지지 않도록 공간의 마감을 잘해야 한다. 또한 검사물을 준비할 때 발생하는 냄새는 다음에 준비되는 검사물에 영향을 주거나 근접한 평가 공간으로 전이될 수 있으므로 환기 및 공기 청정시설을 잘 갖추어 냄새가 신속히 제거되도록 한다. 또한 화재와 유해물질로부터의 안전을 고려하여 환기장치뿐 아니라 소방설비를 갖추도록 한다.

준비 공간의 크기는 검사물의 종류와 양 그리고 검사의 목적에 따라 달라질 수 있으며, 효율적인 준비과정의 동선을 고려하여 필요한 시설이 적합하게 배치되도록 설계하는 것이 중요하다. 준비 공간에는 검사물을 준비하는 작업대와 싱크대가 기본적으로 필요하며, 일반적으로 식품의 감각검사를 위해서는 조리/가열을 위한 주방기기도 설치해야 한다. 준비 과정에서 온도 관리(냉장, 냉동, 보온) 또는 특정 가열기기(쿡탑, 오븐, 그릴, 튀김기, 전자레인지)가 필요한 검사물의 경우에는 조리 방법과 과정이 주요한 변수가 될 수 있으므로 충분한 조리 공간을 확보하고 효율적인 동선을 고려한 공간 설계를 해야 한다. 만약 조리

방법이 변수가 되는 검사인 경우 조리를 위한 공간 확보가 더 필요할 수 있다. 반면 조리과정이 필요하지 않은 검사물을 주로 평가하는 경우라면 준비 공간을 반드시 주방처럼 설계할 필요는 없으며, 조리과정에 필요한 주방 가구나 설비의 규모를 줄일 수 있다. 그러나 공간의 제한이 없어서 기본적인 주방 설비를 충분히 갖춘다면 검사물 준비와 정리 과정이 더 수월할 수 있으며 다른 카테고리 제품을 검사하는 경우를 미리 대비할 수 있다. 따라서 주로 검사하는 제품의 준비 과정에 대한 이해를 바탕으로 준비 공간에 필요한 시설과 적합한 규모를 계획해야 할 것이다. 감각검사 준비 공간에는 작업대, 싱크, 가열기구, 보온/보냉 설비 외에도 검사물 준비에 사용되는 도구와 용기들을 저장할 수 있는 수납 공간이 필요하다. 검사물의 통과문 위/아래에 수납 가구를 설치하면 공간을 효율적으로 활용할 수 있다. 시료 운반과 정리를 위한 이동식 카트, 용기 세척에 필요한 식기 세척기 등을 갖추면 준비와 정리 과정의 편의성을 높일 수 있다.

위에서 언급한 일반적인 설비 외에도 검사물에 따라 추가적인 설비나 공간이 필요할 수 있으므로 이를 대비하여 여유 공간을 미리 마련해 두면 좋다. 실제 검사물 준비 과정에서 검사원들에게 제공할 검사물을 세팅하는 공간이 부족할 경우, 전문 요원은 검사물 준비에 어려움을 겪을 수 있다. 검사원의 수와 동시에 제공되는 검사물의 양을 고려하여 준비대를 넓게 마련할 수 있다면 최선이겠지만, 만약 그렇지 못할 경우에는 간이 테이블이나 이동식 카트를 사용할 수 있으며 이를 위한 공간도 충분히 반영되어 준비 공간이 설계될 수 있어야 한다.

4) 데이터 분석 및 사무 공간

감각검사 수행을 위해서는 실험 설계 및 데이터 통계 처리, 결과 해석을 위한 사무 공간이 필요하다. 이 공간에는 기본적인 사무 시설을 비롯하여 자료 분석에 필요한 컴퓨터, 스캐너, 프린터, 인터넷 모뎀 등을 설치한다. 그리고 데이터를 통계 처리하고 분석된 결과를 그림으로 나타낼 수 있는 소프트웨어(software)가 필요하다. 일상적인 자료 분석은 일반적인 컴퓨터로 충분히 처리 가능하나 큰 규모로 진행된 소비자 조사와 같은 경우에는 분량이 커서 모뎀을 이용하여 대형 컴퓨터에 전송하여 분석하는 과정이 필요할 수도 있다. 준비 공간과 마찬가지로 사무실은 검사물에 대한 정보를 비롯하여 조사에 대한 여러 정보가 노출될 수 있는 공간이므로 검사원들에게 사무실을 통과하거나 방문하지 않도록 주의시킬 필요가 있다. 이 공간은 감각검사 전문요원의 수에 따라 크기가 조정될 수 있으며, 일반 사무실이 별도로 있는 경우 축소되거나 생략될 수 있다.

5) 출입 및 대기 공간

일반적으로 감각검사 환경을 조성할 때, 평가 공간에 가장 심혈을 기울이게 될 것이다. 그러나 실제로 검사원들이 처음 검사장소에 들어오게 되는 출입 공간은 심리적으로 검사원들에게 무언의 암시 효과를 줄 수 있기 때문에, 출입 공간에 대한 고려를 하지 않는다면 검사를 위한 많은 노력들이 헛수고가 될 수도 있다는 점을 기억해야 한다. 예를 들어, 회사의 규모나 실적, 또는 제품에 대한 홍보자료로 장식된 벽면을 비롯한 모든 것들이 검사원들의 심리 상태에 영향을 줄 수 있기 때문에 생각하지 못한 감각검사의 환경적 변인으로 작용할 수 있다. 또한 준비 공간에서 새어 나오는 냄새, 소리 등도 검사원들에게 검사에 대한 정보나 힌트를 줄 수 있다. 따라서 검사원의 출입 공간과 대기장소는 검사에 대한 사전 정보를 얻거나 심리적인 영향을 주지 않도록 이를 고려하여 배치되어야 한다. 또한 외부에서 검사원이 오는 경우에는 이들이 검사 전에 적절한 휴식을 취하고 안정된 상태를 유지할 수 있도록 편안하고 안락한 분위기의 대기장소를 마련해 두는 것이 좋다. 대기장소는 이들이 검사에 대한 첫인상을 얻는 곳이므로 항상 깨끗하게 유지하며, 기다리는 동안 책을 보거나 개인 활동을 하는 데 적절하도록 밝은 조명을 갖추도록 한다. 필요한 경우 대기장소에 검사원에게 검사에 대한 오리엔테이션을 할 수 있는 설비를 갖추기도 한다. 또한 공간의 여유가 있다면 검사원들의 소지품이나 겉옷을 보관할 수 있는 가구를 마련하여 검사원들이 더 편하게 검사에 참여하도록 한다. 대기 공간을 따로 마련할 수 없는 경우에는 토론 및 교육 공간이 대기 공간으로 사용되기도 하는데 이 경우에는 대기 시간 동안 검사에 대한 정보가 검사원에게 미리 노출되지 않도록 각별한 주의가 필요하다.

3. 검사실의 일반적인 설계 요소

1) 조명 및 색

평가 공간의 전체적인 조명의 밝기는 100~110 foot-candles (1076~1184 lux) 정도가 되도록 한다. 전구는 집중력에 좋은 주광색(cool white, 5,500~7,000K)을 띠며 깜박임과 열 발생이 적은 것으로 선택하고 그림자가 생기지 않도록 설치한다. 토론 공간의 조명도 평가 공간의 조명과 유사한 수준으로 하면 된다. 평가 공간에서 칸막이 검사대의 조명 역시 주광색을 사용하되, 검사대 표면의 밝기는 약 80~110 foot-candles(860~1184 lux) 범위에서 조절 가능하고 빛이 일정하고 그림자가 생기지 않도록 설치한다(Eggert et al., 1986). 최근에는 이전과 달리 열이 발생하지 않으면서도 다양한 기능을 갖춘 조명들이 개발되어 있기 때문에 조명 전문가와 상의하여 적합한 조명을 선택하는 것이 현명할 것이다.

색이나 외관을 평가하기 위한 공간에는 주광색 조명을 설치하는 것이 적합하며(Lawless and Heymann, 2010), 필요한 경우에는 조절 가능한 조명이 설치되어 있는 라이트 박스(light box)를 마련하고 그 안에 시료를 비치하여 더 정밀하게 검사물의 외관을 평가한다. 그리고 검사물 간의 색깔 차이를 배제하여 평가를 해야 할 경우에는 추가적으로 채색 전구나 채색 필터를 적용, 사용하여 적색, 녹색, 청색, 황색의 채색등을 칸막이 검사대에 설치한다그림 5-7. 채색 전구는 주광색 빛을 내뿜기 때문에 색 차이를 가리는 효과가 낮아(Meilgaard et al., 2006), 상대적으로 채색필터(theater gel filter)나 저압 나트륨 램프(low pressure sodium lamp)를 사용하는 것이 더 효과적이다. 그러나 색 차이뿐 아니라 색의 강도 차이도 문제가 될 수 있으므로, 채색등이 필요한 경우 이러한 점을 미리 고려하

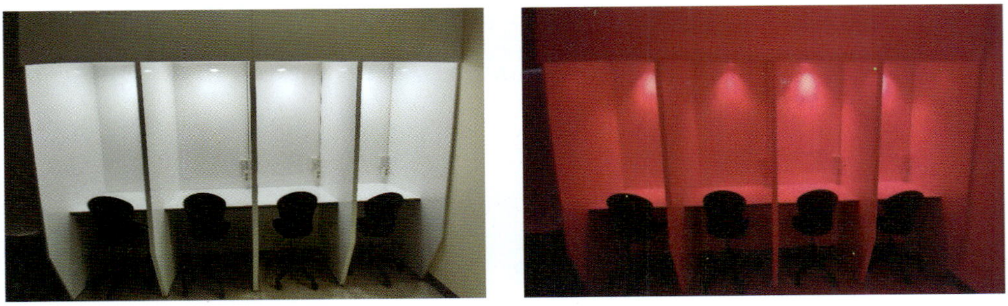

그림 5-7 칸막이 검사대와 채색등 사용의 예

여 설치하도록 한다. 채색등은 훈련된 검사원이 묘사분석과 같은 분석적 감각검사를 수행할 때 색이나 외관의 차이를 가리기 위해서 주로 사용된다. 이때 준비 공간에서 검사물 통과문을 통해 검사원에게 검사물이 전해질 때 준비 공간의 조명 때문에 검사물이 미리 노출될 수 있어, 준비 공간의 조명을 어둡게 하여 이를 방지할 필요가 있다. 반면 소비자들은 채색등에서 검사를 실시하면 평소 취식 상황과 다른 환경에 익숙하지 않기 때문에, 색에 대한 영향을 배제시킬 필요가 있는 경우를 제외하고는 일반적인 주광색 조명 아래에서 검사물을 평가하도록 하며, 이때는 일반적으로 가정에서 사용되는 조명과 유사한 수준의 밝기가 좋다.

2) 온도와 습도 조절 및 환기

검사실에는 냉·난방 장치를 설치하여 실온을 20~25℃로 유지하는 것이 좋으며, 습도는 50~60%로 유지한다. 검사물이 준비되고 평가되는 동안 특별한 온도와 습도 관리가 요구되지 않는 한 검사원이 편안함을 느낄 수 있도록 하는 것이 중요하다(ISO, 2007). 감각검사를 위해서는 충분한 기능을 갖춘 환기시설을 설치하여 냄새가 빨리 제거될 수 있도록 한다. 특히 칸막이 검사대가 설치된 평가 공간의 환기는 검사 결과에 큰 영향을 줄 수 있으므로 매우 중요하다. 평가 공간과 토론 공간도 가능한한 냄새가 없어야 하므로 공기의 질을 관리하는 데 주의를 기울여야 한다. 활성탄 필터(activated carbon filter)가 장치된 에어컨디셔너를 사용하거나 평가 공간에 약간의 양압을 주어 다른 공간으로부터 공기의 유입을 줄일 수 있다.

3) 기자재

검사 공간에 사용되는 모든 설비의 소재는 깨끗함을 유지하고 위생적이도록 오염물이나 냄새가 잘 베이지 않아야 하며, 표면이 매끄럽고 닦기 쉬워 관리가 용이한 것이 좋다. 바닥은 걸을 때 소리가 나거나 카펫 같이 냄새 흡수가 되는 소재를 피하도록 한다. 기존에는 가구 설비를 위해 스테인리스 스틸이나 테플론 소재를 추천하였는데(Meilgaard et al., 2006), 기능을 갖춘 새로운 소재가 계속 개발되고 있으므로 전문가와 상담을 통해 결정하는 것이 현명한 방법이다. 실내의 벽, 천정, 바닥, 탁자 등은 적당히 밝고 안정된 무채색이 좋으며, 특히 무광 미색(matt off-white)이나 옅은 회색(light neutral grey)이 적합하다(ISO, 2007). 깨끗한 물이 공급되고 오수가 배출되는 데 문제가 없도록 적절한 소재와 적합한 규모의 배관 시설을 갖추고, 전기와 인터넷을 위한 선을 미리 잘 배선하여 감각검사를 위한 설비를 사용하는 데 문제가 없도록 한다.

4) 최신 설비

검사 결과에 영향을 주는 요인으로써 검사 환경을 통제해야 한다는 것은 감각검사뿐만 아니라 모든 과학적 조사의 기본원칙이다. 이러한 조사 원칙에 따라 그동안 감각 검사실(실험실)에서 진행되는 대부분의 소비자 조사도 통제된 환경에서 수행되어 왔다. 그러나 소비자의 식품 평가는 식품, 상황, 개인의 상호작용으로 이루어지기 때문에(Meiselman, 1996) 통제된 실험실 환경에서 소비자 수용도 조사를 수행하는 것이 부적절할 수 있다는 의견이 제기되어 왔다(Andersen et al., 2019). 따라서 만약 조리과정이나 실제 환경에서 취식하는 것이 중요할 경우 가정사용 검사(home use test, HUT) 방법을 활용하거나 적절한 물리적 환경으로 꾸민 검사실(decorated room)에서 조사를 진행할 수 있다. 물리적 환경을 조성하기 위해서는 가변적으로 활용할 수 있는 공간과 설비가 필요한데, 이를 위한 공간을 추가로 확보하기 어렵다면 상황에 맞는 장소를 대여하는 방법을 고려해 볼 수 있다. 또한 보다 자연스러운 조건에서 검사하는 것이 필요한 경우에 실제 레스토랑, 병원, 카페 등에서 조사를 수행하기도 한다. 최근에는 실험 상황을 구현하는 방법으로 가상 현실 시스템(virtual reality system)을 활용하기 시작했다(Ammann et al., 2020; Andersen et al., 2019; Siegrist et al., 2019; Ung et al., 2018). 가상 현실을 구현하기 위해서는 추가적인 장비가 필요한데, 헤드 마운트 디스플레이(head mount display), 컴퓨터, 핸드 트래킹 시스템(hand-tracking system), 아이 트래킹 시스템(eye-tracking system) 등이 기본설비가 된다. 이러한 감각검사의 물리적 환경에 대한 연구와 새로운 시도는 계속 진행 중이며, 감각검사에 따라 가변적이기 때문에 목적과 경우에 맞게 예비조사와 신중한 도입이 필요할 것이다.

4. 감각검사실 설계 시 고려할 점

1) 감각검사 환경의 구성원칙을 기억한다

일관되고 통제된 검사 환경을 조성하며(온도, 습도, 조명), 방해물(소리, 냄새)을 차단하거나 최소화하고, 심리적/물리적 영향을 최소화한다. 통제되지 않은 검사 환경요인은 검사 결과 분석에 반영되거나 해석 시 고려되어야 한다.

2) 제품의 평가과정을 시뮬레이션하여 감각검사실에 필요한 설비를 파악한다

주로 평가되는 제품의 검사과정을 시뮬레이션해 보면서 검사 시 필요한 설비가 무엇인지를 파악한다. 이때 반드시 필요하거나 자주 사용하는 설비를 위한 공간 확보와 설계가 반영되도록 한다.

3) 감각검사실을 구성하는 공간 중 필수 공간을 먼저 배치한다

만약 감각검사실을 구성하는 모든 공간을 배치할 넉넉한 공간이 확보되지 않는다면 회사/연구실의 다른 장소를 활용할 수 있는지 생각해 보고 대체 불가능한 필수 공간을 먼저 배치하도록 한다.

4) 감각검사와 다른 실험실/취식 공간과의 차이를 명확히 한다

감각검사 공간은 실험실(조리실)과 취식 공간에서 필요한 설비들을 갖추고 있어 이 공간들과 비교될 수 있다. 그러나 이 공간들과 감각검사 공간의 차이점을 명확히 파악할 필요가 있다. 감각검사를 위한 모든 공간을 잘 갖추는 것이 중요하지만 실제 감각검사가 진행되는 평가 공간이 설계의 중심이 되어야 하며, 다른 공간들은 평가 공간을 보조하되 방해하는 요인이 되지 않도록 주의해야 한다.

5. 임시 시설

1) 고려사항

패널요원의 수가 많거나 여러 지역에서 수행하는 소비자 조사를 위해서는 감각검사를 위한 임시 시설을 마련해야 할 경우가 있다. 만일 전문적인 감각검사 설비가 준비되어 있지 않은 경우라면, 감각검사를 수행할 수 있는 임시 환경을 최대한 효율적으로 조성하여 가급적 환경에 의한 편향(bias)을 줄이도록 하는 노력이 필요하다. 이때 무엇보다 검사원 간의 소통을 차단하여 검사원 간에 서로 영향을 주지 못하도록 하는 것이 중요하다.

2) 필수사항

임시 감각검사 공간을 마련할 때에도 환기, 조명, 이동식 칸막이 검사대를 신중하게 고려하여 최대한 냄새, 외관, 주위 사람으로 인한 편향이 없도록 한다. 그러나 현실적으로 환기나 조명 설비를 갖추기는 어려울 것이다. 따라서 가급적 환기와 냉/난방이 가능하고 조용한 장소를 찾아보도록 한다. 평가가 가능하도록 테이블과 의자를 배치하고 주위의 영향을 받지 않도록 이동식 칸막이그림 5-8를 제작하여 설치하도록 한다. 회의/토론/교육실에 있는 테이블에 이동식 칸막이를 추가로 설치하면 따로 공간을 마련하지 않고 평가를 진행할 수 있다.

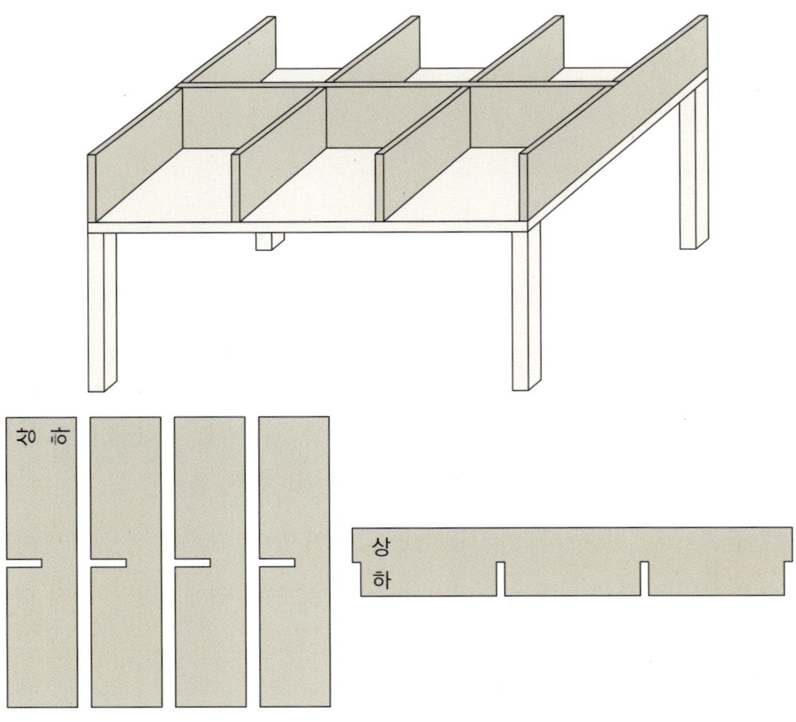

그림 5-8 이동식 칸막이 설치의 예

3) 선택 사항

평가 공간 외의 다른 공간은 상황에 따라 유동적으로 갖추도록 한다. 조리 및 저장을 위해서는 검사물의 종류에 따라 필요한 설비가 있는 곳을 구한다. 의자를 비치하거나 대기를 위한 별도의 장소를 준비하여 검사원들이 평가 전에 불편함을 겪지 않도록 주의를 기울이도록 한다.

6. 자료 수집방법

1) 설문지 활용

설문 내용을 인쇄지에 출력하여 검사에 사용하는 것이 가장 보편적인 방법이다. 그러나 사용하는 척도에 따라서 데이터 처리방식을 더 쉽게 할 수도 있다. 예를 들면 OMR 방식으로 처리할 수 있는 척도를 사용한 경우에는 이를 읽을 수 있는 소프트웨어를 활용해 좀 더 쉽게 데이터를 수집, 처리할 수 있다.

2) 웹 설문 활용

요즘에는 편리하게 웹 설문지를 만들어 사용할 수 있는 유·무료 웹 사이트(SurveyMonkey, Google 등)가 많이 있다. 이를 활용할 경우 데이터를 코딩하는 시간을 따로 들이지 않아도 되어 시간과 노력을 아낄 수 있다. 또한 사후 설문지 보관, 관리를 할 필요가 없어서 이를 위한 공간을 따로 마련하지 않아도 된다는 장점이 있다. 그러나 웹 설문방식의 조작과 관리에 익숙하지 않을 경우 데이터 소실의 우려가 있으므로 이에 대한 주의와 대비가 필요하다.

참고문헌

김광옥, 김상숙, 성내경, 이영춘. 관능검사 방법 및 응용. 신광출판사 (1993)

김광옥, 이영춘. 식품의 관능검사. 학연사 (1989)

Ammann J, Hartmann C, Peterhans V, Ropelato S, Siegrist M. The relationship between disgust sensitivity and behaviour: A virtual reality study on food disgust. *Food Quality and Preference 80*: 103–833 (2020)

Andersen INSK, Kraus AA, Ritz C, Bredie WL. Desires for beverages and liking of skin care product odors in imaginative and immersive virtual reality beach contexts. *Food Research International 117*: 10–18 (2019)

Eggert J, Zook K. Physical Requirement Guidelines for Sensory Evaluation Laboratories: A Manual. *American Society for Testing and Materials* (1986)

ISO. ISO 8589: 2007. Sensory Analysis–General Guidance for the Design of Test Rooms (2007)

Lawless HT, Heymann H. *Sensory Evaluation of Food: Principles and Practices*. Springer Science & Business Media, New York, USA (2010)

Meilgaard MC, Civille GV, Carr BT. *Sensory evaluation techniques*. CRC press, Boca Raton, USA (2006)

Meiselman HL. The contextual basis for food acceptance, food choice and food intake: the food, the situation and the individual. pp. 239–263. In: *Food Choice, Acceptance and Consumption*. Springer, Boston, USA (1996)

Siegrist M, Ung C–Y, Zank M, Marinello M, Kunz A, Hartmann C, Menozzi M. Consumers' food selection behaviors in three–dimensional (3D) virtual reality. *Food Research International 117*: 50–59 (2019)

Stahl WH, Einstein M. Sensory testing methods. *Encyclopedia of industrial chemical analysis 17*: 608 (1973)

Stone H, Bleibaum R, Thomas HA. *Sensory evaluation practices*. Academic press, Cambridge, USA (2012)

Ung C–Y, Menozzi M, Hartmann C, Siegrist M. Innovations in consumer research: The virtual food buffet. *Food Quality and Preference 63*: 12–17 (2018)

6장

차이식별검사

홍재희

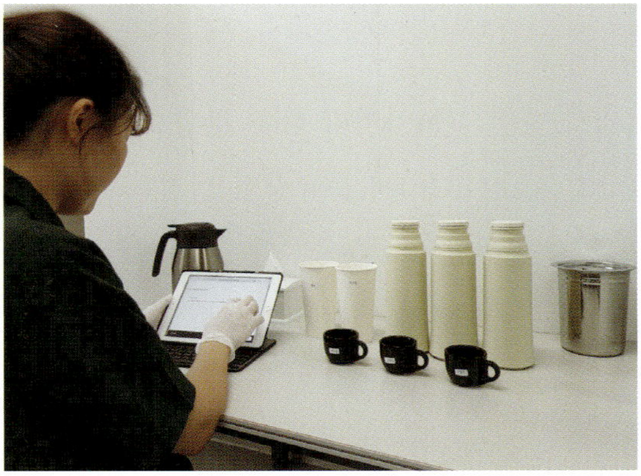

1. 서론

차이식별검사(discriminative test)는 19세기 베버(Weber)와 페히너(Fechner)가 물리적 자극과 감각 반응 간의 관계를 연구하는 과정에서 최소가지차(just-noticeable-difference)를 규명하기 위해 적용한 연구방법으로부터 출발하였다. 식품 분야에서는 1940년대 칼스버그(Carlsberg)와 씨그램(Seagram) 양조장에서 삼점검사와 일-이점검사를 품질관리에 적용하기 시작하면서 차이식별검사의 사용이 본격화되었으며, 현재까지 20여 종 이상의 검사방법이 개발되어 사용되고 있다.

식품산업에서 차이식별검사는 원료나 가공 공정, 포장, 저장 조건 등이 바뀔 때 제품의 감각 특성 또한 바뀌는지 확인하기 위해 사용된다. 만약 원료나 가공방법을 바꾸었을 때 맛이 바뀐다면 기존 맛을 기대한 소비자들이 제품을 외면할 수 있고, 그 결과 매출에 부정적인 영향을 줄 수 있다. 따라서 차이식별검사 결과는 기업의 의사 결정에 매우 중요한 판단 기준이 될 수 있다.

다양한 차이식별검사 방법은 학자마다 다른 방법으로 분류되고 있다. 이 장에서는 Bi(2006)와 Meilgaard et al.(2016)의 분류방법을 적용하여 설명하고자 한다. 여기에서 다루는 검사방법과 그 분류는 그림 6-1과 같다. 차이식별검사는 크게 차이식별검사(discrimination test)와 차이식별측정(discrimination measurement)으로 구분할 수 있다(Bi, 2006).

차이식별검사는 검사물 간의 차이가 과연 있는지, 즉 검사원들이 검사물 간의 차이를 식별할 수 있는지 알아보기 위해 실시된다. 일반적으로 예/아니오와 같은 이분자료(dichotomous data)가 나올 수 있는 질문이나 순위법(ranking) 등을 활용하여 측정한다. 차이식별검사는 다시 종합적 차이검사(overall difference tests)와 특성차이검사(attribute difference test)로 나뉠 수 있다(Meilgaard et al., 2016). 종합적 차이검사는 일반적으로 한 가지 특성의 변화로 설명하기 어려운 감각 특성 변화를 탐지하기 위해 사용된다. 한편, 특성차이검사는 특정한 감각 특성이 시료 간에 차이가 있는지 없는지를 규명하기 위해 사용된다.

대부분의 차이식별검사는 2개 시료 간의 차이를 민감하게 구분할 수 있도록 개발되었다. 만약 2개 이상 시료 간의 차이를 구분하기 위한 것이 목적이라면 순위법을 사용하는 것이 더 효율적이다. 이 장에서는 차이식별검사 방법 중 일반적으로 가장 많이 사용되는 삼점검사, 일–이점검사, 오–중–이검사, 단순차이검사, A–부A검사, 2–강제선택검사법 등을 소개할 것이다. 그 외의 검사방법에 대해서는 Bi(2016), Rogers(2017)의 차이식별검사에 관한 교재를 참고하기 바란다.

차이식별측정은 차이의 크기를 측정하기 위한 방법으로, 척도(scale)를 사용하여 해당 특성이 얼마나 약하게/강하게 감지되는지 측정한다. 2개 이상의 시료들의 감각 특성의 강도나 기호도 차이의 크기를 알아보고 비교할 때 활용된다. 일반적으로 특정한 감각 특성의 크기를 측정하는 데 적용되나, 대조군으로부터의 차이검사(difference–from–control test)와 같이 대조군과의 차이를 종합적으로 평가하는 데도 적용될 수 있다.

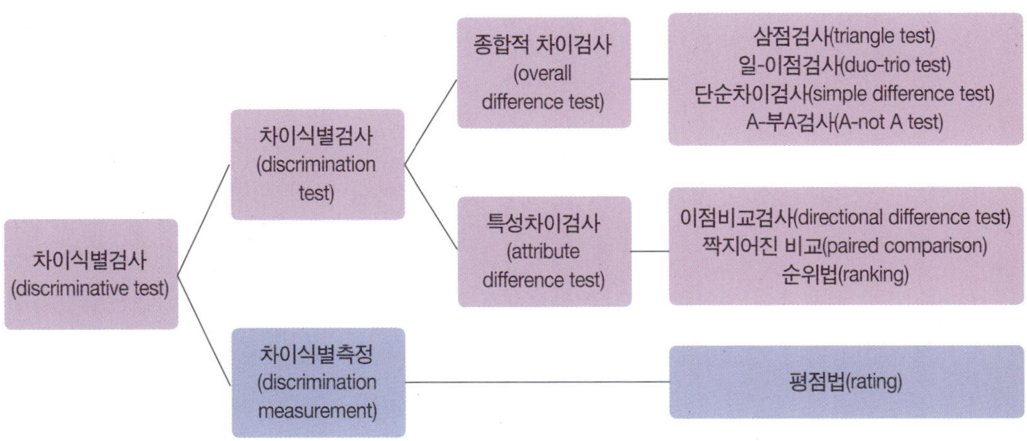

그림 6–1 차이식별검사의 분류

1) 차이식별검사에서 산출되는 자료와 분석방법

차이식별검사는 종류 및 목적에 따라 다른 데이터를 산출하고, 데이터의 종류에 따라 분석방법이 달라진다. 데이터는 그 성질에 따라 4종류로 구분된다**표 6–1**.

표 6–1 ●●● 데이터의 분류

분류		예시	통계 분석법 및 대표적 기술통계
질적 자료	명목 자료	남(1), 여(2) 축구(1), 야구(2), 농구(3)···	비모수적 방법: 최빈값, 빈도수
	순위 자료	성적(A, B, C, D, F) 교육 수준(중졸, 고졸, 대졸···)	비모수적 방법: 중앙값, 백분위수
양적 자료	등간 자료	℃, ℉	모수적 방법: 평균, 표준편차
	비율 자료	키(cm), 몸무게(kg), 길이(m, mile)	모수적 방법: 로그 평균, 표준편차

출처 : Zar, 1999

(1) 질적 자료

명목자료와 순위자료는 자료의 값이 아닌 내용이 중요하므로 질적 자료(qualitative data)로 분류되며, 질적 자료는 대부분 해당 값이 얼마나 많이 출현하는지 빈도수를 측정하여 확률을 계산하고 통계학적 검정을 하는 비모수적 통계방법(non–parametric statistics)을 적용하여 분석한다. 감각검사에서 흔히 사용되는 비모수적 통계방법은 차이식별검사에서 다른 시료(odd sample)가 선택된 확률이 무작위적으로 한 시료를 선택할 확률보다 유의적으로 큰지 검증하기 위한 이항검정(binomial test), 단순차이검사에 사용되는 카이제곱검정(Chi–square test)이나 맥네마 검정(McNemar test), 순위검사 결과를 분석하는 데 사용되는 윌콕슨 부호검정(Wilcoxon signed test), 크루스칼–왈리스 검정(Kruskal–Wallis test), 프리드만 검정(Friedman rank sum test) 등이 있다(Zar, 1999).

① 명목자료

일반적으로 숫자가 정량적인 의미를 가지는 것이 아닌 부호 또는 표식(label)으로 사용되는 경우 이를 명목자료(nominal data)라 칭한다. 감각검사에서 검사원의 인구통계학적 정보를 구하기 위하여 성별을 조사할 때 남성을 1, 여성을 2로 표시하는 것이 대표적인 명목자료라 할 수 있다. 이 경우 1과 2이라는 값은 수치로 사용되는 것이 아니고 성별을 구분하기 위한 표식으로 사용된다. 따라서 이들의 평균값 등을 구하는 것은 의미가 없으며, 각 표식이 출현한 빈도수를 세어 검사원의 성별 구성비를 계산할 때 더 의미있는 결과를 얻을 수 있다. 바꾸어 말하면, 명목자료(성별)는 관심 대상(검사원)의 특정한 성질의 크기를 비교하거나 측정하는 데 사용되는 것이 아니고, 같은 성질을 가진 집단끼리 범주화(categorization)하기 위해 사용된다. 삼점검사, 일-이점검사 등의 종합적 차이검사 결과 및 특성차이검사의 하나인 이점비교검사 결과 역시 명목자료로 산출된다. 종합적 차이검사나 이점비교검사에서 다르거나 더 강한 것으로 선택된 시료의 경우 1, 선택되지 않은 시료는 0으로 코딩할 수 있으며 이때의 1, 0은 각각 '선택', '선택되지 않음'을 의미하게 된다. 명목자료는 최근 활발히 사용되는 check-all-that-apply(CATA)방법이나 소비자 기호도 검사에 흔히 동반되는 개방형 질문(open-ended question)에서 얻은 답변을 분석하는 텍스트 마이닝(text mining) 등을 통해서도 산출된다.

② 순위자료

명목자료 외에 표식으로 사용된 숫자가 논리적인 순서를 가지는 경우, 예를 들어 1등, 2등, 3등과 같은 등수, 또는 A, B, C, D와 같은 성적 등은 순위자료(ordinal data)로 구분된다. 순위자료는 값들의 크기에 대한 방향성을 보여주지만, 값들 간에 간격이 일정하거나 비례 관계가 존재하지 않는다. 1, 2, 3으로 표현된 등수에서 1은 3보다 앞서지만, 3은 1의 3배는 아니다. 감각검사기법 중 순위법(ranking test)을 실시할 경우 순위자료를 얻을 수 있다.

(2) 양적 자료

질적 자료는 양적인 정보, 즉 특정 특성이나 좋아하는 정도가 얼마만큼 강한지에 대한 정보는 제공하지 않는다. 예를 들어, 순위법으로 제품의 특성 강도를 비교할 경우, 한 제품이 다른 제품보다 강한지 약한지 알 수 있지만 그 차이가 어느 정도인지는 알 수 없다. 따라서 더욱 정량적인 정보를 수집하기 위하여 등간척도(interval scale) 또는 비율척도(ratio scale)를 사용하여 수집된 자료를 양적 자료(quantitative data)라고 칭한다. 이와 같은 양적 자료들은 자료가 정규분포를 한다는 가정에 기반하는 모수적 통계방법(parametric statistics)을 적용하여 분석하며, 데이터를 대표하는 값으로는 평균을 구하여 사용한다. 대표적인 모수적 통계방법에는 t검정, 분산분석(analysis of variance, ANOVA) 등이 있다.

① 등간자료

간격척도 또는 등간척도(interval scale)에서 얻어진 수치값은 일정한 간격을 가지고 있으며, 값 간에 비례적인 관계가 성립한다. 섭씨 또는 화씨 온도는 통계 교과서에서 등간자료의 대표적인 예로 흔히 언급된다. 온도를 측정하고 분석할 때 우리는 일반적으로 5도에서 10도까지의 간격은 10도에서 15도 사이의 간격과 동일하며, 1도에서 20도까지의 간격은 1도에서 10도까지의 간격의 2배라고 이해한다. 그러나 등간척도에서 0은 실제의 0이 아닌 임의의 기준점을 의미한다. 등간척도의 대표적인 예인 섭씨와 화씨 온도 척도에서 섭씨 0도는 물이 어는 온도, 화씨 0도는 얼음, 물, 염화암모늄(NH_4Cl)을 같은 비율로 섞어 열평형에 도달했을 때의 온도를 나타내지만, 실제 열량이 부재함을 의미하는 것은 아니다. 감각검사에서는 다양한 척도를 사용하는 평점법(rating test)을 실시하여 양적 자료를 구하는데, 가장 널리 사용되는 것은 항목척도(categorical scale), 선척도(line scale)이다. 항목척도가 양적 데이터, 즉 등간자료를 산출하기 위해서는 척도에 사용된 강도 표시 형용사가 모든 검사원에 의해 동일한 의미로 받아들여져야 하며, 각 형용사에 대한 심리적 반응이 동일한 분산을 가진 정규분포를 할 수 있어야 한다.

② 비율자료

비율자료는 등간자료와 동일한 특성, 즉 수치값 간의 동일 간격이나 값 간의 비례적 관계 등의 특성을 가지고 있으나, 등간척도의 수치가 임의적으로 배정된 값이며, 등간척도의 0은 실제 0이 아닌 어떤 임의의 기준점인 반면, 비율척도에서의 0은 실제의 0, 측정량의 부재를 나타낸다는 점에서 차이를 보인다. 비율자료의 대표적인 예인 길이, 질량 등에서 0 cm, 0 kg 등은 실제 길이나 질량이 없음을 의미한다. 감각검사에서 비율 자료는 크기추정(magnitude estimation, ME)방법에 의해 산출된다. 이 방법은 스티븐스(Stevens)가 정신물리학(psychophysics)에서 반응을 정량적으로 측정하여 자극(stimuli)과 반응(response) 간의 관계를 수학적으로 모델링하기 위하여 개발하였다. 비율자료를 산출하는 방법 및 척도에 대한 보다 자세한 설명은 뒤에 나오는 '평점법' 부분을 참고하기 바란다.

2. 차이식별검사

1) 종합적 차이검사

종합적 차이검사에서 검사원은 시료를 맛본 후 "다음 n개의 시료 중 다른 시료를 하나 고르시오" 또는 "다음 두 시료가 같습니까, 다릅니까?" 등의 질문에 대해 본인의 판정 결과를 답변해야 한다. 시료 간의 차이가 미묘하며, 또한 한두 개의 특정한 특성으로는 그 차이를 설명할 수 없는 경우가 이에 해당된다. 종합적 차이검사에는 삼점검사, 일-이점검사, 단순차이검사 등이 포함된다.

(1) 검사 설계를 위한 조건 설정

① α와 β

검사가 3~5장에서 소개된 검사 절차와 주의사항에 따라 정확하고 신중하게 수행되었다는 전제하에, 검사 결과에 기반하여 차이 여부를 더욱 정확하고 신뢰성 있게 판단할 수 있게 해주는 것이 바로 통계 분석이다. 두 검사물 간에 과연 감지 가능한 차이가 있는지 알아보려고 한다면, 검사원들에게 두 검사물을 맛보고 차이가 있는지 없는지 응답해 달라고 요청할 것이다. 이때 50명의 검사원들 중 28명이 차이가 있다고 하는 반면 22명이 차이가 없다고 한다면, 절반 이상의 검사원들이 차이가 있다고 응답하였으므로 차이가 있다는 결론을 내릴 수 있을 것인가? 또한 위와 같은 실험을 100번 반복하였다고 가정했을 때, 실험 결과에 기반해서 차이가 있다고 결론을 내린 경우가 61번이고, 차이가 없다고 결론을 내린 경우가 39번이라면, 다른 때 다른 장소에서 동일한 검사물에 대해 동일한 방법으로 실험을 했을 때 차이가 있다는 결론이 나올 것이라고 확신할 수 있을까? 만약 검사 결과에 의해 막대한 비용이 들어가는 가공 공정 교체가 결정되는 경우에 위와 같은 검사 결과에 따라 차이가 없음/있음을 자신 있게 결정할 수 있을까?

이러한 질문에 답하기 위해서는 차이식별검사뿐 아니라 감각검사 전반에서 통계 분석에 대한 기본 이해를 갖추어야 한다. 통계적 개념에 대한 설명은 9장에서 더욱 깊게 다뤄질 것이므로 여기에서는 종합적 차이검사의 설계 및 결과 해석에 필요한 가장 기본적이면서도 간단한 개념 몇 가지만 설명하고자 한다. 이 장을 읽기 전 9장을 읽어보는 것이 큰 도움이 될 것이다.

종합적 차이검사는 감지 가능한 차이가 과연 있는지 알아보기 위해 수행되기도 하지만 (차이검사; difference test), 한편으로는 한 검사물이 다른 검사물을 대체할 수 있을 정도로 충분히 비슷한지 알아보기 위해 수행될 수 있다(유사성 검사; similarity test).

검사 결과에 따라 올바른 결론을 내릴 경우와 잘못된 결론을 내릴 경우는 다음과 같다.

올바른 결론

ㄱ. 실제 검사물 간에 감지 가능한 차이가 있고, 검사 결과에 의해 차이가 있다고 결론을 내리는 경우

ㄴ. 실제 검사물 간에 감지 가능한 차이가 없고, 검사 결과에 의해 차이가 없다고 결론을 내리는 경우

잘못된 결론

ㄷ. 실제 검사물 간에 감지 가능한 차이가 없는데 검사 결과에 의해 차이가 있다고 결론을 내리는 경우

ㄹ. 실제 검사물 간에 감지 가능한 차이가 있는데 검사 결과에 의해 차이가 없다고 결론을 내리는 경우

연구자는 실제로 검사물 간에 차이가 있는지 없는지 알 수 없다. 연구자는 먼저 "실제 검사물 간에 차이가 없다/있다"를 추측한 후, 검사 결과에 의존하여 이러한 추측이 맞는지 틀리는지 판단할 수밖에 없다. 통계에서는 이러한 추측을 가설(hypothesis)이라 한다.

위에서 설명한 4가지 경우를 통계적으로 표현하면 **표 6-2**와 같다. 차이가 있음을 검증하기 위해서는, 실제로는 차이가 없다는 가설(귀무가설, null hypothesis, H_0)을 설정한 후, 차이가 있다는 매우 강력한 증거가 있을 때에만 이 가설을 기각하고 이에 대립하는 가설, 즉 차이가 있다는 가설(대립가설, alternative hypothesis, H_1 또는 H_A)을 받아들여 차이가 있다는 결론을 내린다. 귀무가설이 참일 때 귀무가설을 기각할 확률을 제1종 오류 또는 유의수준 α라고 하며 이는 위에서 설명한 (ㄷ)과 같은 결론을 내릴 확률에 해당한다. 귀무가설이 거짓일 때 이를 채택할 확률을 제2종 오류, β라고 하며 이는 위에서 설명한 (ㄹ)과 같은 결론을 내릴 확률이다. 한편, 귀무가설이 거짓일 때 귀무가설을 기각하는 옳은 결정을

표 6-2 ●●● 가설 검정과 유의수준

결론	H_0 (귀무가설: A = B)	
	참	거짓
H_0 기각 (H_A 채택: A≠B)	제1종 오류 "a false alarm" α (유의수준)	옳은 결론 "hit rate" $1-\beta$: power
H_0 채택	옳은 결론 "correct rejection"	제2종 오류 "missing the effect" β

내릴 확률은 (ㄱ)과 같으며, 이를 통계적 검정력(power)이라 한다.

검사의 수행목적은 올바른 결론을 얻는 데 있기 때문에, 검사에서 α와 β를 최소화하고 검정력을 높이도록 실험을 설계하고 결과를 분석하는 것이 중요하다. **표 6–2**를 보면 검정력은 β가 일어나지 않을 확률이므로, β를 낮추면 검정력은 높아지게 된다.

② P_d (식별 가능자의 비율, proportion of distinguisher)

종합적 차이검사에서 검사의 민감도, 즉 얼마 만큼의 차이까지 민감하게 찾아낼 수 있는지는 P_d값에 따라 달라진다. P_d 는 proportion of distinguisher의 약자로, 전체 검사원 중 차이를 식별할 수 있는 사람들의 비율을 의미한다. 여기서 '차이를 식별할 수 있다'는 같은 검사물을 평가할 때에는 차이가 없다고 응답할 수 있으며, 차이가 있는 검사물은 확실히 차이가 있다고 응답할 수 있음을 의미한다. 즉 식별 가능한 사람들은 검사 시 항상 정답만을 말하는 사람이라고 할 수 있다.

위의 설명만으로는 식별 가능한 사람들과 검사 민감도 사이에 무슨 관계가 있는지 잘 이해가 되지 않을 수 있다. 전체 검사원 중 누가 식별 가능자이고 누가 아닌지 알기 위해 매번 그들의 식별능력을 평가하는 것은 현실적으로 어려운 일이다. 식별 가능자의 개념은 실제 검사원들의 식별능력의 유무로 접근하는 것이 아니고, 검사를 수행할 때의 상황과 연관지어 이해할 때 더욱 쉽게 이해될 수 있다. 검사 수행 시 시료 간의 차이가 크다면, 검사원 중 상당수가 차이를 잘 식별할 수 있을 것이고, 따라서 정답을 잘 맞출 수 있을 것이다. 즉 많은 검사원들이 정답을 맞추는 사람, 식별 가능자가 되고, 결과적으로 전체 검사원 중 식별 가능자의 비율, P_d값은 높아질 것이다. 반면 시료 간 차이가 작다면 전체 검사원 중 극히 일부만 정답을 맞출 수 있을 것이고, 따라서 P_d값은 낮아질 것이다. 이를 검사의 민감도에 적용해 보면 P_d값에 따라 큰 차이만이 종합적 차이검사를 통해 검증되게 할 것인지, 아니면 미세한 차이까지도 검증되게 할 것인지가 결정된다. 일반적으로 큰 차이만을 검증하고 싶은 경우 P_d를 35% 이상으로 설정하고, 미세한 차이까지 검증하고 싶은 경우 P_d를 25% 미만으로 설정한다. 예를 들어, 과일이나 채소의 경우 수확한 산지나 토양에 따라 맛이 다르며 심지어 같은 밭에서 재배한 것도 개체별로 맛이 다를 수 있다. 이 경우 미세한 차이까지 규명하는 것은 의미가 없기 때문에 P_d를 높게 설정한다. 반면에 미세한 이취에 대해 소비자 불만이 제기된 경우에는 차이를 민감하게 규명하기 위해 P_d를 낮게 설정할 필요가 있다(Meilgaard et al., 2016; Rogers, 2017).

위의 내용을 이론적으로 접근해 보면, 정답을 맞추는 사람들 중에는 차이를 식별할 수 있는 사람들, 즉 식별 가능자와 차이를 잘 모르지만 우연히 추측하여 맞춘 사람들이 섞여 있다고 추정한다. 이를 수식으로 표현하면 다음과 같다.

$$P_{observed} = P_{adjusted} + P_{chance}\,(1 - P_{adjusted})$$

이를 애보트의 공식(Abbott's formula)이라고 하며, 여기에서 $P_{observed}$ 는 관측된 정답자의 비율, P_{chance}는 추측하여 정답을 맞춘 사람들의 비율, 그리고 $P_{adjusted}$는 추측하여 정답을 맞춘 사람들을 제외하여 보정된 비율, 즉 정말 차이를 식별할 수 있는 사람들의 비율이다. P_{chance}의 참값은 알 수 없지만, 실험의 관측치로 추정할 수 있다. 종합적 차이검사에서는 검사원들이 제시된 시료 중 다른 시료를 하나 고르거나, 두 시료가 같은지 또는 다른지 등을 결정하게 되므로 각각의 검사방법에서 우연히 하나를 고르는 확률 또는 같은지 다른지를 선택하는 확률을 그 추정치로 사용한다. 예를 들어, 종합적 차이검사에서 가장 광범위하게 사용되는 삼점검사에서는 검사원들이 두 개는 같고 하나는 다른 조합으로 구성된 3개의 시료 중 다른 하나를 골라내게 된다. 이때의 P_{chance}는 3개 중 우연히 하나를 고르는 확률, 즉 1/3로 추정된다(Lawless and Heymann, 2010).

만약 60명의 검사원을 대상으로 삼점검사를 수행하였을 경우 정답을 맞춘 사람이 32명, 그 중 식별 가능자의 인원수를 D라고 하면, 애보트의 공식을 이용하여 다음과 같이 나타낼 수 있다.

$$\frac{32}{60} = \frac{D}{60} + \frac{1}{3}\left(1 - \frac{D}{60}\right)$$

분수 형태가 되지 않도록 분모인 60을 양변에 곱해 주면

$$32 = D + \frac{1}{3}(60 - D)$$

즉, 애보트의 공식은 다음과 같이 표현될 수 있다.

$$C = D + P_{chance}(N - D)$$

C : 정답을 맞춘 인원수, D : 식별 가능한 사람의 인원수, N : 총 검사인원수

다시 위의 예에서, 수식을 풀어 보면

$$32 = D + \frac{1}{3}(60 - D) = \frac{2}{3}D + 20$$

따라서 D = 18이다. 즉 식별 가능자는 전체 정답 인원 중 18명으로 전체의 30%이다.

부록 7은 차이검사의 하나인 삼점검사를 수행할 때 특정 신뢰도와 민감도를 달성하기 위해 요구되는 검사원의 수이다. 10명 미만의 검사원만을 사용하는 경우라면 α 및 β가 0.05 이상이고 p_d값이 높은 것을 볼 수 있다. 이 경우에는 큰 차이만을 검증할 수 있으며 잘못된 결론을 내릴 확률이 높다. 반면 잘못된 결론을 내릴 확률을 최소로 하고, 가장 높은 민감도를 가질, 즉 $\alpha = 0.001$, $\beta = 0.001$, $p_d = 10\%$일 때 검사원 수는 1,992명으로 검사에 많은 비용과 시간을 투자해야 함을 알 수 있다. 검사의 민감도를 보통 수준인 $P_d = 30\%$로 하고, α와 β를 각각 0.05로 정할 경우 66명의 검사원이 필요하여 필요한 자원과 시간이 크게 줄어드는 것을 알 수 있다. 그러나 만약 66명보다 적은 검사원을 쓸 수밖에 없는 조건이라면 차이검사에서는 다소 높은 수준의 β를, 유사성검사에서는 다소 높은 수준의 α를 설정하거나 P_d값을 증가시켜 민감도를 더 낮은 수준으로 조정해야 할 수 있다. 다만 검사 결과를 해석할 잘못된 결론을 내릴 확률이 다소 증가하였다는 점, 그리고 작은 차이는 검증되지

않을 수도 있다는 점을 명심해야 할 것이다. 이와 같이 검사를 설계할 때에는 바람직한 수준의 민감도와 신뢰도를 달성하면서도 현실적인 수준에서 자원과 시간을 효율적으로 활용할 수 있도록 면밀한 검토가 필요하다.

(2) 종합적 차이검사의 일반적 수행원칙

종합적 차이검사를 수행할 때 일반적으로 적용되는 원칙은 다음과 같다(Meilgaard et al., 2016).

- 검사물을 동시에 제공한다. 다만 시료의 양이 너무 많거나 뒷맛이 강하거나 외관 차이가 매우 크다면 한 검사물을 맛본 후 다음 검사물을 제공한다.
- 순서오차를 최소화하기 위해 모든 가능한 시료 조합을 같은 수로 제공한다. 이를 맞균형 방법(a method of counterbalancing)이라 한다. 이때 시료 조합은 검사원들에게 무작위로 제공한다. 평가 시 검사원들에게 시료를 왼쪽에서 오른쪽으로 맛보게 함으로써 맞균형에 맞추어 시료를 평가할 수 있게 한다.
- 선호도, 기호도 및 차이의 정도를 물어보지 않도록 한다. 회사나 관리자 입장에서는 비용 절감을 위해 검사원으로부터 한 번에 가급적 많은 정보를 얻고자 하는 유혹에 빠질 수 있다. 그러나 종합적 차이검사를 수행할 때 이러한 질문들을 물어보는 것은 전혀 도움이 되지 않을 뿐더러 검사 결과 자체를 편향시킬 수 있어 잘못된 결론을 유도할 수 있다. 종합적 차이검사에서 식별능력이 없는 검사원이 특정 시료가 더 좋다고 응답한다면 그 결과에 대해 의문이 발생하게 될 것이다. 선호도, 기호도나 차이의 정도를 알아보고 싶을 경우에는 이를 검증하기 위해 검사를 별도로 수행해야 한다.
- 강제 선택(forced choice)의 원칙을 적용한다. 검사원이 모든 시료 간에 차이가 없다고 하거나 모른다고 할 경우 추측해서라도 다른 시료를 고르도록 요구한다. 종합적 차이검사의 설계와 결과 분석 및 해석 방법은 차이를 식별할 수 있는 검사원 중에 실제 차이를 식별할 수 있는 검사원과 추측하여 맞춘 검사원이 포함되어 있음을 전제로 하여 개발되었으므로 검사원들이 '차이 없음' 또는 '모름'이라고 응답한 경우 통계적

결과 분석 및 해석이 용이하지 않다.

(3) 삼점검사

삼점검사(triangle test)는 종합적 차이검사 중 가장 널리 쓰이는 방법이다. 차이 여부를 알고자 하는 두 가지 시료를 제공하되, 그중 한 가지 시료는 2개를, 다른 한 가지 시료는 1개를 제공하여 3개 중 나머지 2개와 다른 하나를 고르게 하는 방식으로 진행된다. 이 경우 연구 가설은 다음과 같이 정리될 수 있다.

$$H_0: P_t = 1/3$$

$$H_1: P_t > 1/3$$

P_t : 제공된 3개 시료 중 나머지 2개와 다른 하나를 선택할 확률

만약 3개 시료 간에 차이가 없는 경우 강제적으로 다른 하나를 고르도록 한다면(forced choice), 3개 시료는 결국 동일하므로 시료 선택의 확률은 우연히 하나를 고를 확률, 즉 1/3이 될 것이다. 그러나 검사원들이 1개 시료가 다른 2개 시료와 다르다는 것을 감지할 수 있다면, 그 시료를 선택할 확률은 무작위적으로 하나를 고를 확률보다는 커질 것이다. 이와 같은 가설을 검증하기 위해 다음과 같이 검사를 진행한다.

① 설계

검사를 설계하기 위해서는 먼저 검사의 목적을 명확하게 파악하고, 그에 따른 가설을 올바르게 설정해야 한다. 그 다음 허용 가능한 1종 및 2종 오류 수준(α, β) 그리고 검사 민감도(P_d)를 설정할 필요가 있다. 앞서 언급하였듯이 이들의 수준에 따라 필요한 검사원 수가 달라지고, 이에 따른 시간과 비용이 달라지게 된다. **부록 7**은 요구되는 α, β 및 P_d 수준을 달성하기 위한 검사원의 수를 나타낸 표이다. **부록 7**을 참고하여 필요한 검사원 수를 설정하고 이에 따른 구체적인 검사 계획을 수립한다. 일반적으로 차이검사는 20~40명 수준,

유사성검사는 50~100명 정도의 인원을 대상으로 검사를 수행한다.

② 수행 절차 및 주의사항

전반적인 수행원칙은 앞에서 설명한 종합적 차이검사의 일반적 수행원칙을 따른다. 4장에서 언급된 심리적 오류를 막기 위하여 모든 가능한 시료 조합을 동수로 제시하며, 각 조합을 검사원에게 배정할 때에는 무작위적으로 배정한다. A와 B 두 시료 간의 차이 유무를 파악하기 위해 A가 2개, B가 1개로 구성된 3개의 조합에서 B를 찾게 하거나(AAB, ABA, BAA), A가 1개, B가 2개로 구성된 3개의 조합에서 A를 찾게 할 수 있다(ABB, BAB, BBA). 일반적으로 모든 가능한 조합의 갯수는 n!(n : 제시되는 시료의 개수)로 구한다. 시료 조합을 같은 수로 제공하기 위해서는 검사원 수는 6의 배수로 설정하는 것이 바람직하다.

검사원에게 특별한 훈련이 요구되지는 않으나, 검사 목적이나 수행방법을 잘 인지하고 평가할 수 있도록 검사 전에 이에 대하여 간단히 설명할 필요가 있다. 삼점검사는 검사하고자 하는 시료의 특징을 잘 기억하여 다음 맛보는 시료와 마지막으로 맛보는 시료가 그와 유사한지 아닌지를 판단해야 하므로, 시료에 대한 기억력이 매우 중요하다. 따라서 검사원이 시료에 친숙한 경우 시료의 특성을 기억하는 데 큰 도움이 되므로 식별력이 증가할 수 있다.

필요한 경우 한 조합으로 구성된 시료 세트를 한 개 이상 제공하여 응답수를 늘리기도 한다. 이 경우 시료 세트를 먼저 제공된 시료 세트와 완전히 다른 3자리 난수로 표시하여 앞선 평가에서 오는 선입견을 최소화한다. 또한 앞선 시료 평가에 의해 학습 효과 또는 둔화 현상이 일어나서 그 다음 시료 평가에 영향을 줄 수 있으므로 같은 시료 세트를 여러 개 평가하게 하는 것에 대해 신중할 필요가 있다. 특히 자극이 강한 시료의 경우 여러 시료 세트를 평가하면 감각이 둔화되기 때문에 오히려 평가를 방해할 수 있다. 이로 인해 시료수 증가에 따른 장점을 상쇄할 수 있으므로 주의가 필요하다. 따라서 한 검사원이 하나 이상의 시료 세트를 평가할 경우 평가가 세트별로 독립적으로 일어나는지 파악하고, 만약 시료 평가 결과 간에 관련성이 발견되면 결과 분석 시 이를 보정하여 분석해야 한다. 독립성 판정 및 그에 따른 결과 보정 절차들은 많은 연구자에 의해 개발되어 왔으며, 이에 대해서는 Castura와 Franczak(2017), Lawless와 Heymann(2010b)의 저술을 참고하기 바란다.

③ 결과 분석

다음과 같은 특징을 가지는 실험에서 얻어진 데이터는 이항 분포를 따른다고 볼 수 있다(Bi, 2006).

ㄱ. 검사가 n개의 시행(trial)으로 이루어진다 : 종합적 차이검사에서는 n명의 검사원이 각각 실험을 시행하므로 n개의 시행으로 이루어진다고 할 수 있다.

ㄴ. 각 반응값은 이항변수(binary variable)로 나타난다 : 종합적 차이검사에서는 각 검사원이 다르다고 선택한 시료가 맞는지/틀리는지 둘 중 하나로 나타난다.

ㄷ. 각 시행은 상호 독립적이다 : 일반적으로 통계에서는 두 개 이상의 반응값이 동일한 관찰 대상으로부터 얻어질 경우 독립이 아닌 것으로 간주한다. 그러나 차이식별검사에서는 각각의 반응값이 각각의 검사원으로부터 관측되므로 이 경우 각 시행은 독립된다고 볼 수 있다.

ㄹ. 선택한 시료가 맞는지/틀리는지의 확률 P는 시행마다 일정하게 나타난다.

따라서 차이식별검사에서 정답수는 이항분포를 따르는 이항변수라고 추정된다. 앞서 살펴보았듯이 차이식별검사 수행 시에는 강제 선택의 원칙이 적용되어 '그렇다' 또는 '아니다'의 두 가지 답변만이 산출된다. 이 때 만약 '모른다'라는 응답을 허용한다면, 각 반응값은 이항변수라 할 수 없으며, 이 경우 전혀 다른 통계 분석법을 적용하여야 하거나 결과 분석에 많은 가정이 도입되어 오류를 증가시키게 된다. 이항분포 및 누적분포에 대해서는 일반 통계학 교재에서 자세히 설명되므로 그를 참고하기 바란다. 이항분포를 기반으로 다음 공식을 이용하여 임계치(critical value), 즉 유의적 차이를 표명할 수 있는 최소 응답수를 계산한다.

$$\sum_{k=0}^{c}\binom{n}{i}p_0^{\,k}(1-p_0)^{n-k} \geq 1-\alpha$$

P_0는 우연히 맞출 확률(P_{chance}), n는 시행의 개수(검사원 수), α는 유의수준, c는 임계치이다.

위 공식은 대립가설이 단측검정을 따를 때 사용된다. 삼점검사의 경우 대립 가설이 $P_t > 1/3$이므로 단측검정이라 볼 수 있다. 검증 통계량은 관측된 정답수(X)를 사용하며, 관측된 정답수를 임계치와 비교하였을 때 임계치보다 큰 경우 귀무가설을 기각한다.

시행의 개수 n(검사원 수)이 충분히 큰 경우, 이항분포는 표준정규분포에 근사하므로 검증 통계량은 다음과 같이 계산될 수 있다.

$$Z = \frac{X - np_0}{\sqrt{np_0(1-p_0)}}$$

P_0는 우연히 맞출 확률(P_{chance}), n는 시행의 개수(검사원 수), X는 관측된 정답수이다. 표준정규분포의 $Z = \frac{X-\mu}{\sigma}$ 에서 $\mu = np_0$, $\sigma = \sqrt{np_0(1-p_0)}$이다. 히스토그램 형태인 이항분포가 곡선 형태인 표준정규분포에 근사할 때 부드러운 곡선 형태에 가깝도록 보정하는 것을 '연속성의 수정'이라고 하며 이때의 z값은 다음과 같다.

$$Z = \frac{X - np_0 - 0.5}{\sqrt{np_0(1-p_0)}}$$

학자에 따라 연속성이 수정된 값을 쓰거나 수정되지 않은 값을 쓰는데, 통계적 결론에 있어서는 동일한 결과가 도출된다. 계산된 검증 통계량은 표준정규분포(**부록 1**)에서 도출된 임계치인 2.33(α = 0.01)이나 1.65(α = 0.05)와 비교하여 검증 통계량이 임계치와 같거나 그보다 클 경우 귀무가설을 기각한다.

위와 같은 방법으로 계산하여 결과를 분석할 수도 있으나, 통계학자들이 각 n 및 α에 따른 유의차를 표명할 수 있는 최소 응답수를 구하여 표로 정리한 자료가 여러 감각검사 교재에 제공되고 있으므로 결과 분석을 편리하게 할 수 있다. 이 책 역시 부록에 검사별 유의차를 표명할 수 있는 최소 응답수를 수록하고 있다. 다만 이 책에서는 연속성을 수정하지 않은 z값으로 작성된 표에 기반하여 설명하고 있음을 고려하기 바란다.

④ 사례

ㄱ. 삼점검사: 차이검사(difference test)

한 음료 회사의 연구팀은 생체 이용률이 더 높다고 알려진 새로운 칼슘 원료를 기존의 칼슘 강화 과즙음료 제품에 적용하고자 한다. 원료를 교체할 경우 과즙음료 제품의 감각적 특성이 달라질지 조사하여 교체 여부를 결정하고자 한다.

- 검사의 목적 및 가설 : 원료를 교체한 시제품과 기존 원료를 사용한 시판 제품을 구분할 수 있는지 검증한다. 가설은 106쪽에서 설명된 것과 동일하다.
- 검사 설계 : 감각검사 담당자, 통계 담당자, 개발 담당자가 의논하여 제1종 오류와 제2종 오류 수준을 각각 α = 0.05, β = 0.10로 설정하고, 검사의 민감도를 중간 수준인 p_d = 30%로 설정하였다. **부록 7**로부터 해당되는 조건의 검사 인원수를 구하면 총 66명의 검사원이 필요하다.
- 수행 절차 : 기존 원료를 사용한 시판 제품을 A, 원료를 교체한 시제품을 B라고 명명하였다. 가능한 모든 시료 조합 6개(AAB, ABA, BAA, BBA, BAB, ABB)를 66명에게 동일한 개수로 배분되도록 한다. 즉 1개의 조합이 11명에게 주어지며, 이때 제공되는 순서는 랜덤하게 정한다. 시료는 3장에서 설명된 것과 같이 검사하고자 하는 요인에

의한 차이 외에 다른 차이가 발생하지 않도록 준비하며, 3자리의 난수로 표시하여 제공한다.

- 정확한 검사를 위해서는 실험 설계에 따라 시료가 정확한 순서로 제공되어야 한다. 이를 위해 그림 6-2와 같은 워크시트를 준비하는 것이 도움이 된다. 일반적인 시료 제시 방법의 예 및 삼점검사 평가지는 각각 그림 6-3, 그림 6-4와 같다.

일시: 검사번호: 587FF03

감각검사 준비 워크시트

- 본 워크시트를 시료 준비장소에 게시하시오.
- 평가지 번호 및 시료 용기 3자리 난수 표기는 사전에 준비하시오.

시료 종류 : 과즙음료 (칼슘 강화) 실시 검사 : 삼점검사

시료 정보	코드
PKG 4763 (기존 칼슘)	O
PKG 3987 (신규 칼슘)	N

시료 제공 순서

검사원 번호	시료 번호	시료 제공 순서
8, 13, 14, 15, 26, 32	587-246-894	O-N-N
6, 9, 27, 29, 31, 33	246-587-894	N-O-N
3, 4, 11, 21, 22, 30	894-246-587	N-N-O
1, 2, 18, 23, 25, 36	413-356-751	N-O-O
5, 7, 12, 19, 34, 35	751-413-356	O-N-O
10, 16, 17, 20, 24, 28	356-751-413	O-O-N

준비사항

① 검사원 ID 번호를 시료를 제공하는 쟁반에 표시하시오.
② 해당 검사원에게 제공될 순서로 시료를 나열하시오.
③ 해당 검사원 번호가 표시된 평가지와 함께 시료를 제공하시오.
④ 검사가 끝나면 시료와 평가지를 회수하고 정답을 맞춘 경우 ○, 맞추지 못한 경우 × 표시를 한 후 정답자의 수를 세시오.

그림 6-2 삼점검사 준비를 위한 워크시트

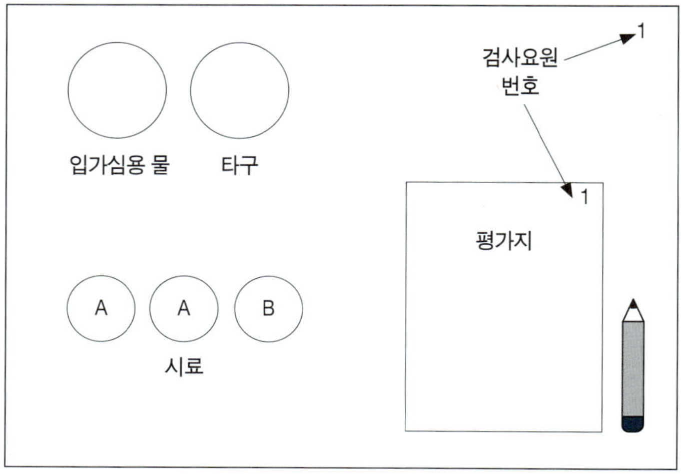

그림 6–3 삼점검사 시 시료 제시의 예

시료 A, B의 조합 및 제시 순서는 그림 6–2에 나타난 워크시트와 같이 검사원들 간에 무작위 맞균형 방식으로 정해진다.

감사원 ID#: 일시:

(시료명) 삼점검사

다음 제시된 시료를 왼쪽부터 맛보십시오. 두 시료는 같고 나머지 한 시료는 다릅니다. 다르다고 느껴진 시료 번호를 골라 ○표 해 주십시오. 만약 차이가 없다면 추측해서 골라 주십시오.

시료 번호 ______ ______ ______
( ) ( ) ( )

시료에 대한 의견이 있다면 적어 주십시오.

그림 6–4 삼점검사 평가지의 예

- 결과 분석 : 검사 결과 검사원 66명 중 24명이 정답을 맞추었다. 유의적인 차이가 있다고 결론을 내리기 위해 필요한 최소 정답수를 **부록 8**에서 확인하도록 한다. **부록 8**에서 전체 검사원수 66명, 유의 수준 α = 0.05에 해당하는 값은 29명이다. 관측된 응답수가 유의차를 표명할 수 있는 최소 응답수보다 적으므로 귀무가설을 기각할 수 없다.
- 만약 29명이 정답을 맞춘 경우, α = 0.05에서 유의적인 차이를 표명할 수 있는 최소 응답수인 29와 같으므로 귀무가설을 기각할 수 있다. 반면 검사의 유의 수준을 α=0.01로 설정하였다면 α = 0.01에서 유의적인 차이를 표명할 수 있는 최소 응답수는 32명이므로 귀무가설을 기각할 수 없다.
- 보고서 작성 : 검사 목적, 검사 설계, 시료 정보, 결과(총 인원수 및 정답수, 유의수준 등)가 포함되어야 하며, 필요한 경우 워크시트와 평가지를 포함시킨다. 유의적인 차이가 존재할 경우 평가지에 자유 기입하도록 한 의견을 요약하여 첨부하면 결과를 이해하거나 추가 실험을 계획할 때 도움이 될 수 있다. 검사의 결론은 반드시 검사 목적과 연결되어야 한다. 결론은 다음과 같이 정리한다.
  - α = 0.05에서 관측된 정답수가 24인 경우 : 유의수준 α = 0.05에서 두 시료 간에는 감각적 차이가 유의적으로 존재하지 않는다. 즉, 두 시료는 교체되어 사용할 수 있을 정도로 유사하다.
  - α = 0.05에서 관측된 정답수가 29인 경우 : 유의수준 α = 0.05에서 두 시료 간에는 감각적 차이가 유의적으로 존재한다. 즉, 두 시료 간의 감각적 차이는 감지될 수 있다. 10명의 검사원이 생체이용률이 높은 새로운 칼슘 원료에서 쓴 뒷맛이 더 약하게 감지된다고 기술한 점을 보아 후속 실험에서 새로운 칼슘 원료의 쓴맛에 대한 추가 조사가 필요하다고 판단된다.

ㄴ. 삼점검사: 유사성 검사(similarity test)

앞의 사례에서, 생체이용률이 더 높다고 알려진 새로운 칼슘 원료를 적용한 음료의 감각 특성이 기존 칼슘 원료를 적용한 음료와 유의적인 차이를 나타내지 않는 것으로 검증되어 새로운 칼슘 원료로 기존 칼슘 원료를 대체하였다. 이 원료를 공급하는 업체의 경쟁 업체에서 최근 가공 공정을 개선하여 가격을 낮추었으나 생체이용률은 동일한 칼슘 원료를 생산하고 있다며 이를 구매할 것을 제안해 왔다. 이에 더 저렴한 원료로 교체할 경우 충분히 비슷하게 느껴질 것인지를 조사하고자 한다.

- 검사의 목적 및 가설 : 저렴한 원료와 새로운 원료를 적용한 음료가 감각적으로 유사한지 확인하고자 한다. 가설은 ㄱ. 삼점검사–차이검사에서 설명된 것과 동일하다.
- 검사 설계 : 유사성 검사에서는 제2종 오류 수준 β 를 낮게 설정하고, 제1종 오류 α를 상대적으로 높게 설정하므로 $\beta = 0.01$, $\alpha = 0.20$으로 설정하였다. 검사의 민감도는 중간 수준인 $p_d = 30\%$ 로 설정하였다. **부록 7**로부터 해당되는 조건의 검사 인원수를 구하면 총 66명의 검사원이 필요하다.
- 수행 절차 : ㄱ.에서 설명된 삼점검사의 차이검사를 참고하여 실시한다.
- 결과 분석 및 해석 : 검사원 66명 중 21명이 정답을 맞추었다고 할 경우 **부록 8**에서 전체 검사원수 66명, 유의수준 $\alpha = 0.2$에 해당하는 값은 26명이다. 관측된 응답수가 유의차를 표명할 수 있는 최소 응답수보다 적으므로, 귀무가설을 기각할 수 없다. 즉 두 시료는 서로 교환하여 사용될 수 있을 정도로 유사하다. $\beta = 0.01$, $p_d = 30\%$이므로 결과는 다음과 같이 해석될 수 있다: "66명 중 21명이 차이를 감지할 수 있다는 것은 차이를 감지할 수 있는 식별 가능자가 전체의 30% 보다 적다고 99% 신뢰할 수 있다는 의미이다."

필요한 경우 시료의 차이를 인지할 수 있는 검사원의 비율의 신뢰구간을 계산할 수 있다(Meilgaard et al., 2016).

단측 상위 신뢰 한계(one-sided upper confidence limit) = $p_d + z_\beta s_d$

단측 하위 신뢰 한계(one-sided lower confidence limit) = $p_d - z_\alpha s_d$

P_c (정답률) = c/n, c = 정답수, n = 총 응답수

P_d (식별 가능자의 비율) = $1.5P_c - 0.5$

S_d (P_d의 표준편차) = $1.5\sqrt{\frac{p_c(1-p_c)}{n}}$

z_α, z_β = 표준정규분포에서 유의수준 α, β에 해당하는 값. 예를 들어, α = 0.05인 경우 95%에 해당하는 z 값 1.645를 사용한다.

위의 예에서는

$$\text{상위 신뢰 한계} = p_d + z_\beta s_d = \left[1.5\left(\frac{21}{66}\right) - 0.5\right] + (2.326)(1.5)\sqrt{\frac{\left(\frac{21}{66}\right)\left[1-\left(\frac{21}{66}\right)\right]}{66}}$$
$$= -0.023 + (2.326 \times 1.5 \times 0.05733) = 0.177 \text{ or } 18\%$$

$$\text{하위 신뢰 한계} = p_d - z_\alpha s_d = \left[1.5\left(\frac{21}{66}\right) - 0.5\right] - (0.842)(1.5)\sqrt{\frac{\left(\frac{21}{66}\right)\left[1-\left(\frac{21}{66}\right)\right]}{66}}$$
$$= -0.023 - (0.842 \times 1.5 \times 0.05733) = -0.095$$

이 경우 신뢰 한계는 음수가 될 수 없으므로 0으로 간주한다.

이를 해석하면 "실제 차이를 식별할 수 있는 사람들의 비율은 18% 미만 0% 이상이라고 추정된다."와 같은 결론을 얻을 수 있다. 신뢰구간의 측정은 "유의적 차이가 감지되지 않는다."는 앞선 결과에 부가적인 정보를 제공할 수 있다. 즉, 이항분포에 근거하여 유의적 차이가 있다는 결론을 내리기에는 충분치 않다고 할 수 있으나, 그럼에도 불구하고 차이를 식별해낼 수 있는 사람이 최대 18%까지 존재한다고 추정된다.

(4) 일-이점검사

일-이점검사(duo-trio test)는 삼점검사와 같이 2개는 서로 같고 1개는 다른 3개의 시료 조합을 제공하나, 이때 서로 같은 두 개 시료 중 하나를 기준 시료(reference, R)로 표시하여 제공하고, 나머지 2개 시료 중 R과 같은 시료를 선택하게 한다는 점에서 삼점검사와 차이를 보인다. 세 개 중 다른 하나를 고르게 하는 방법보다는 R을 제공하여 그와 같은 것을 고르게 하는 방법이 검사원들에게는 더 쉬운 편이나, 우연히 맞출 확률이 1/2로 삼점검사에서 우연히 맞출 확률인 1/3보다 크므로 신뢰성 있는 결과를 얻기 위해서는 삼점검사보다 더 많은 검사원이 필요하다는 단점이 있다. 만약 삼점검사와 일-이점검사를 각각 $\alpha = 0.05$, $\beta = 0.1$ 및 $P_d = 30\%$ 기준으로 설계할 경우, **부록 7**과 **9**에서 보면 삼점검사는 66명, 일-이점검사는 93명의 검사 인원수가 필요하므로 일-이점검사에서 훨씬 더 많은 인원수가 필요하다는 것을 확인할 수 있다. 연구 가설은 다음과 같다.

$$H_0: P_{dt} = 1/2$$

$$H_1: P_{dt} > 1/2$$

P_{dt} : 제공된 2개 시료 중 R과 같은 시료를 선택할 확률

① 검사 설계

삼점검사와 마찬가지로 검사 목적에 맞는 α, β, 및 P_d 수준을 설정하고, **부록 9**를 참고하여 설정된 수준에 부합하는 검사원 수를 파악한다. 일반적으로 30명 이상이 권장되며, 그 미만의 인원수를 사용하는 경우 β 오류 확률이 높아지므로 주의한다.

② 수행 절차 및 주의사항

일-이점검사는 앞에서 설명한 종합적 차이검사의 일반적 수행원칙을 따른다. 기준 시료 R로 두 개 시료 중 하나만을 사용할 수도 있고, 두 개 시료를 모두 사용할 수도 있다. 모든 검사원에게 시료 중 하나만을 R로 제공하는 경우를 동일 기준 시료(constant reference), 두 가지 시료를 모두 R로 사용하는 경우를 균형 기준 시료(balanced reference)라고 한다. 각각의 활용방법은 다음과 같다.

동일 기준 시료

검사 대상 시료 A와 B 중 A만을 기준 시료로 사용한다. 일반적으로 검사원들이 더 잘 알거나 친숙하게 느끼는 시료, 즉 기존 제품이나 변경 전 제품 등을 기준 시료로 사용하므로 균형 기준 시료를 사용했을 때보다 검사원들이 시료 간의 차이를 더 잘 판별할 수 있다.

시료는 R_A – A – B 순서로 제공되거나 R_A – B – A 순서로 제공되며, 랜덤화 맞균형 방법(randomized, counterbalanced)으로 제공된다.

균형 기준 시료

검사 대상 시료 A와 B가 각각 기준 시료로 제공되며, 검사원들은 R_A – B – A, R_A – A – B, R_B – B – A, R_B – A – B의 4개 시료 조합 중 하나의 조합을 평가하게 된다. 4개 시료 조합은 검사원에게 동일한 개수로 제공되어야 한다. 두 시료 모두 검사원들에게 친숙도가 낮은 신제품이거나 변경 제품인 경우 흔히 균형 기준 시료방법을 적용한다. 또한 현장에서 감각검사를 수행하다 보면 한 시료가 동일 기준 시료로 제공되기에 양이 부족한 경우가 발생할 수도 있는데, 이때 균형 기준 시료방법을 적용하기도 한다.

③ 결과 분석

기준 시료와 동일한 시료를 맞게 골라낸 응답수를 세어서 부록 10에 제시된 유의성을 표명할 수 있는 최소 응답수와 비교하여 그보다 더 크거나 같으면 시료 간 유의적인 차이가 있는 것으로 결론을 내린다.

④ 사례

ㄱ. 차이검사 – 동일 기준 시료

최근 환경 및 지속 가능한 식생활에 대한 관심이 높아짐에 따라, 한 유제품 회사에서는 요구르트 제품을 생분해성 플라스틱 용기에 담아 판매하고자 하였다. 생분해성 플라스틱 용기는 기존 용기보다 제품의 향미에 영향을 미칠 가능성이 약간 더 높은 것으로 추측되었다. 담당 연구원은 생분해성 플라스틱 용기를 사용할 때 제품의 향미에 영향을 미친다면 생분해성 플라스틱 용기를 선택하지 않을 것이다.

- 검사의 목적 및 가설 : 기존 용기(A)와 생분해성 플라스틱 용기(B)를 사용한 요구르트 제품의 감각 특성의 차이를 감지할 수 있는지 검증하였다. 가설은 앞에서 설명된 것과 동일하다.

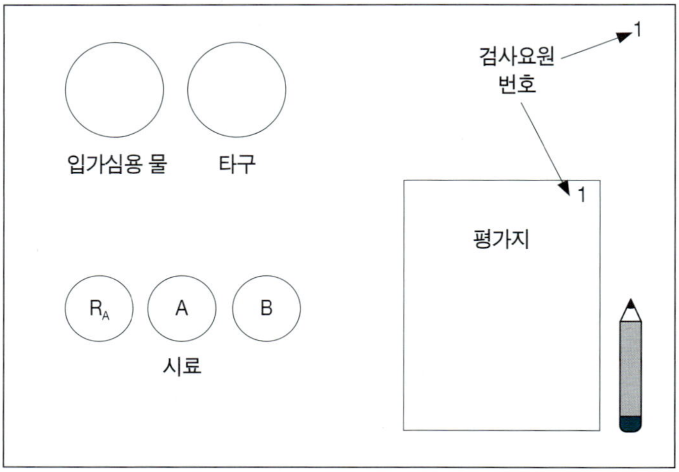

그림 6-5 일-이점검사 시 시료 제시의 예

- 검사 설계 : 앞선 삼점검사의 예와 같이 제1종 오류와 제2종 오류 수준, 검사 민감도를 설정하여 **부록 9**에서 해당되는 조건의 검사 인원수를 구할 수 있으나, 여기에서는 회사 내에서 요구르트를 평가한 경험이 있는 검사원 40명을 선발하여 검사에 참여시켰다.
- 수행 절차 : 검사원들이 기존 용기를 적용한 요구르트를 평가해 본 경험이 더 많기 때문에 기존 용기를 적용한 요구르트를 동일 기준 시료로 사용하였다. 가능한 모든 시료 조합 2가지를 (R_AAB, R_ABA) 40명에게 동일한 비율로 배분되도록 하였다. 즉 1개의 조합이 20명에게 주어지며, 이때 제공되는 순서는 랜덤하게 정하였다. 시료는 3장에서 설명한 것과 같이 검사하고자 하는 요인에 의한 차이 외에 다른 차이가 발생하지 않도록 준비하였으며, 3자리의 난수로 표시하여 제공하였다. 일반적인 시료 제시 방법의 예 및 일-이점검사 평가지는 각각 그림 6-5 및 6-6과 같다.

감사원 ID#: 일시:

(시료명) 일-이점검사

다음 제시된 시료 중 R을 먼저 맛보신 후 시료를 왼쪽부터 맛보십시오. R과 같다고 느껴진 시료 번호를 골라 ○표 해 주십시오. 만약 차이가 없다면 추측해서 골라 주십시오.

시료 번호 ______ ( ) ______ ( )

시료에 대한 의견이 있다면 적어 주십시오.

그림 6–6 일–이점검사 평가지의 예

- 결과 분석 : 귀무가설을 기각하기 위하여 요구되는 최소 응답수를 **부록 10**에서 확인하고, 관측된 응답수가 이 값보다 높으면 귀무가설을 기각한다. 검사 결과 검사원 40명 중 21명이 정답을 맞추었다면, 유의적인 차이를 표명할 수 있는 최소 응답수인 26보다 적으므로 귀무가설을 기각할 수 없다.
- 보고서 작성 : 삼점검사와 동일한 원칙을 이용하여 작성하며, 결론은 개발자나 경영진이 이해하기 쉽도록 다음과 같이 문장으로 설명한다. "새로운 용기를 적용한 요구르트는 기존 용기를 적용한 요구르트와 유의수준 $\alpha = 0.05$에서 감각적인 차이를 나타내지 않았다."

ㄴ. 차이검사 – 균형 기준 시료

- 한 초콜릿 회사에서 기존 제품보다 더 가격과 품질이 높은 프리미엄 제품을 개발하기 위하여 새로운 카카오버터를 제품에 적용하고자 하였다. 검토 최종 단계에서 최종 후보였던 A사의 카카오버터의 수급이 불투명해짐에 따라 같은 품질 등급을 가지는 B사

의 카카오버터를 검토하여 두 제품 간의 차이가 있는지 파악하고자 하였다.

- 검사의 목적 : 두 종류의 카카오버터를 적용한 초콜릿 제품의 감각적 특성이 다르게 느껴지는지 규명하기 위하여 실시하였다. 가설은 앞에서 설명된 것과 동일하다.
- 검사 설계 및 실시 : 초콜릿 제품 평가 경험이 있는 40명의 검사원을 선발하였다. 검사원들이 새로운 카카오버터를 적용한 제품에 익숙하지 않기 때문에 A사의 카카오버터를 적용한 초콜릿과 B사의 카카오버터를 적용한 초콜릿을 모두 균형 기준 시료로 사용하였다. 가능한 모든 시료 조합 4가지(R_AAB, R_ABA, R_BAB, R_BBA)를 40명에게 동일한 비율로 배분되도록 하였다. 즉 1개의 조합이 10명에게 주어지며, 이때 제공되는 순서는 랜덤하게 정하였다.
- 결과 분석 : 40명의 검사원 중 26명이 기준 시료와 동일한 시료를 선택하였다. **부록 10**에서 확인한 결과 유의적인 차이를 표명할 수 있는 최소 응답수는 26명이었으므로, 귀무가설을 기각할 수 있다. 이에 다음과 같은 결론을 내릴 수 있다. "유의 수준 α = 0.05에서 두 종류의 카카오버터를 적용한 초콜릿 시료의 감각적 특성은 유의적으로 다르다."
- 추가적으로, 어떤 시료를 기준 시료로 사용하는지가 검사에 미치는 영향을 확인해 볼 수 있다. A 카카오버터를 적용한 제품을 기준 시료로 사용했을 때와 B 카카오버터를 적용한 제품을 기준 시료로 사용했을 때 정답수가 각각 13으로 나타나는 것과 같이 정답수가 균등하거나 유사하게 배분되었다면 기준 시료가 검사에 미치는 영향은 없다고 볼 수 있으나, 그 중 한 시료를 기준 시료로 사용했을 때 정답수가 월등히 더 많았다면 기준 시료 선택에 따라 검사 결과가 달라질 수 있다고 할 수 있다.

ㄷ. 유사성 검사 – 식물성 유화제의 기존 유화제 대체 가능성 여부 평가

한 식품 소재 제조회사에서는 돼지 유래 원료 섭취를 금하는 종교적 식품 섭취 규율을 가진 해외 시장에 수출하기 위하여 식물 단백질 유래 유화제를 개발하였다. 새로운 유화제가 기존 유화제와 충분히 유사한 감각 품질을 구현할 수 있다면, 유화제를 적용하는 자사 제품, 특히 샐러드 드레싱에 새로운 유화제를 적용하여 수출하기로 하였다.

소비자 검사의 경우 샐러드 드레싱과 같은 식품은 샐러드 믹스나 샐러드로 먹을 수 있는 채소를 동반 식품으로 준비하여 같이 제공하기도 하나, 차이식별검사의 경우 동반 식품에 의해 미묘한 차이가 가려질 수 있으므로 동반 식품의 제공에 대해 고민이 필요하다. 일반적으로 예비 실험을 통해 동반 식품의 제공이 특성 차이를 가리지 않는지 사전에 검증을 한 후 결정한다.

- 검사의 목적 및 가설 : 식물 단백질 유래 유화제가 기존 유화제를 대체하기에 충분히 유사한지 검증하고자 하였다.
- 검사 설계 : 통계 담당자에게 설계를 의뢰하면서 감지 가능한 차이를 감지하지 못하는 오류(β)를 줄이는 동시에 현실적으로 수행 가능한 검사 규모를 고려해 달라고 요청하였다. 이에 통계 담당자는 이항분포로부터 계산하여 $P_d = 25\%$, $\alpha = 0.20$, $\beta = 0.10$, 검정력 0.90을 가지는 검사원의 수로 69명을 제안하였다. 기존 시료를 검사원들이 더 많이 접하였으므로 기존 시료를 동일 표준 시료로 하여 검사를 진행하였다.
- 결과 분석 : 69명의 검사원 중 41명이 기준 시료와 동일한 시료를 선택하였다. 이 검사 인원에 대해 유의차를 표명할 수 있는 최소 응답수는 **부록 10**에 나타나 있지 않으므로, 앞에서 설명된 표준정규분포의 계산값을 이용하여 구하였다. 이 경우, $P_0 = 0.5$ 이므로 $Z = \dfrac{X - np_0}{\sqrt{np_0(1-p_0)}} = \dfrac{X - 0.5n}{0.5\sqrt{n}} = \dfrac{41 - (69 \times 0.5)}{0.5\sqrt{69}} = 1.56$이며, **부록 1**의 표준정규분포에서 $Z = 1.56$에 해당하는 확률을 찾으면 약 0.0594로 $\alpha = 0.20$보다 낮아 귀무가설을 기각할 수 있다. 즉, 두 시료는 유의적인 차이가 있다고 할 수 있으며, 서로 교환하여 사용할 수 없다.
- 식별 가능자가 최대 몇 명인지 추정할 수 있다. 삼점검사의 유사성 검사 사례에서 사용한 식별 가능자 비율의 신뢰구간 계산 공식 중 상위 신뢰한계를 구하는 공식인 $P_d + Z_\beta S_d$을 사용한다. $\beta = 0.10$이므로 90%에 해당하는 값 1.282를 사용한다. 이때

$$P_d = 2(P_c - 1)$$

P_c : 정답자의 비율

$$S_d\ (P_d\text{의 표준편차}) : 2\sqrt{\frac{p_c(1-p_c)}{n}}$$

$$\therefore \text{상위 신뢰 한계} = p_d + z_\beta s_d = \left[2\left(\tfrac{41}{69}\right) - 1\right] + (1.282)(2)\sqrt{\frac{\left(\tfrac{41}{69}\right)\left[1-\left(\tfrac{41}{69}\right)\right]}{69}}$$

$$= 0.188 + (2.282 \times 2 \times 0.05912) = 0.339 \text{ or } 34\%$$

이 결과는 "90%의 신뢰 확률에서 식별 가능자는 전체 검사원의 최대 34%이며, 이는 사전에 설정된 기준값인 P_d = 25%를 9% 초과한다."로 정리할 수 있다. 즉, 전체 검사원 중 시료 간의 차이를 정확히 아는 사람이 25% 정도일 것으로 가정하였으나, 실제로 검사 결과 많게는 34% 정도가 차이를 식별할 수 있을 것으로 추정되며, 이러한 추정이 틀릴 확률은 100번 중 10번 정도라고 할 수 있다.

(5) 단순차이검사

단순차이검사(simple-difference test)는 2개 이상의 시료를 제공하기 어려운 경우, 즉 삼점검사나 일-이점검사 등을 적용하기 어려운 경우에 주로 사용된다. 뒷맛이 오래 남거나 향미가 강한 시료를 평가해야 하는 경우, 자극이 복잡하여 검사원들을 혼동시킬 수 있는 경우가 그 예이다. 단순차이검사가 적용될 수 있는 또 다른 대표적인 경우는 화장품 등을 얼굴에 바르면서 평가할 때 두 종류의 시료를 얼굴의 양쪽에 각각 적용하여 비교하는 하프 페이스(half face) 검사이다.

단순차이검사에서 "두 시료 간 차이가 있는가?"를 물었을 때 이 질문에 의해 검사원들이 두 시료 간의 차이가 있을 것이라고 선입견을 가지게 되어 차이가 있다고 대답하는 것은 의학에서의 위약효과(placebo effect), 즉 가짜 약을 먹었음에도 불구하고 심리적 효과에 의해 약효가 나타나는 것에 견줄 수 있다. 따라서 검사에서의 위약효과의 크기를 추정하여 제거하기 위해서 다른 검사 시료쌍(AB, BA)뿐 아니라 동일 검사 시료쌍(AA, BB) 역시 평가한다. 이와 같이 여러 시료쌍을 평가해야 하므로 단순차이검사는 다소 시간이 많이 소요된다.

① 검사 설계

일반적으로 시료 간의 차이를 규명하기 위하여 모든 시료 조합(AA, BB, AB, BA)에 대해 시료 조합별로 20~50개의 응답수를 확보한다. 시료 조합마다 다른 검사원이 평가할 경우 200명의 검사원이 필요하지만, 100명의 검사원이 2개 시료쌍을 평가할 수도 있다. 만약 자극이 복잡하거나 향미가 강한 시료를 평가하는 경우라면 각 검사원이 단 하나의 시료쌍을 평가하여야 한다. 검사원은 훈련된 검사원과 훈련되지 않은 검사원 모두를 사용할 수 있으나 두 집단을 섞어 사용하지는 않는다.

② 수행 절차

각 검사원에게 시료쌍을 제공하고 시료가 같은지 또는 다른지를 물어본다. 제공되는 시료쌍의 총 개수의 절반은 동일 시료쌍으로, 나머지 절반은 다른 시료쌍을 제공한다. 검사는 종합적 차이검사의 일반적 수행원칙을 따라 시행한다. 각 검사원이 하나의 시료 쌍을 평가하는 경우 가능한 모든 4개의 조합을 맞균형 방식으로 각 검사원에게 제공한다. 각 검사원이 하나 이상의 시료쌍을 평가하는 경우, 즉 한 명의 검사원이 1개의 동일 시료쌍과 1개의 다른 시료쌍을 평가하는 경우라면 한 검사원이 동일 시료쌍과 다른 시료쌍을 어떻게 평가했는지 추적할 수 있도록 결과를 정리해야 한다.

③ 결과 분석

결과는 오답(다른 시료쌍을 동일하다고 평가한 경우), 위약효과(동일 시료쌍을 다르다고 평가한 경우), 정답(다른 시료쌍을 다르게, 동일 시료쌍을 동일하다고 평가한 경우)의 빈도수를 각각 구한 후 카이제곱검정(χ^2–analysis)을 적용하여 위약효과와 처리효과를 비교한 다음 처리효과가 위약효과보다 유의적으로 크다면 시료 간의 유의적인 차이가 있다고 결론을 내린다. 각 검사원이 하나의 시료쌍을 평가하는 경우 데이터가 상호 독립적이므로 카이제곱검정을 사용하지만, 각 검사원이 1개의 동일 시료쌍과 1개의 다른 시료쌍을 평가하는 경우에는 데이터가 상호 독립적이 아니므로 짝지어진 데이터의 분석에 적용할 수 있는 맥네마 검정(McNemar test)으로 분석한다.

다음 실제 사례에서 결과 분석방법에 대해 좀 더 자세히 알아보도록 하겠다.

④ 사례

한 생활 용품 회사에서 핸드크림에 들어가는 성분 중 알레르기를 유발할 수 있어 사용이 제한된 일부 성분을 제거하고 이를 알레르기를 유발하지 않는다고 보고된 천연 성분으로 바꾸기 위해 성분 교체에 따른 핸드크림의 조직감이 전반적으로 차이가 있는지 확인하고자 하였다.

- 검사의 목적 : 기존 핸드크림과 성분이 교체된 핸드크림의 조직감이 유의적으로 차이가 있는지 검증하여 성분 교체가 핸드크림의 조직감 특성에 영향을 미치는지를 확인하고자 한다.

일시:	검사번호: 2020-73A19

감각검사 준비 워크시트

- 본 워크시트를 시료 준비 장소에 게시하시오.
- 평가지 번호 및 시료 용기 3자리 난수 표기는 사전에 준비하시오.

시료 종류 : 핸드크림	실시 검사 : 단순차이검사

시료 정보	코드
FA#372 (기존 배합비)	C01
Mat#012 (변경 배합비)	A12

시료 용기에 세 자리 난수를 표시하고, C01번 시료를 담을 용기와 A12번 시료를 담을 용기로 구분하시오.
아래 제시된 시료 제공 순서대로 검사원의 쟁반에 왼쪽에서 오른쪽 순으로 나열하시오.

검사원 번호	시료 제공 순서
1, 16, 17, 23, 24, 27, 38, 40, 42, 43, 48, 50, 51, 55, 56	C01 - C01
4, 6, 8, 18, 25, 28, 29, 30, 31, 32, 41, 44, 49, 52, 58	C01 - A12
2, 9, 11, 13, 19, 21, 26, 33, 34, 36, 46, 53, 57, 59, 60	A12 - C01
3, 5, 7, 10, 12, 14, 15, 20, 22, 35, 37, 39, 45, 47, 54	A12 - A12

그림 6-7 단순차이검사 준비를 위한 워크시트

검사번호: 2020-73A19

단순차이검사

검사원 ID#: 일시:

사료 종류 : 핸드크림

지시사항

1. 왼쪽에 놓인 시료부터 평가해 주십시오.
2. 오른손 검지와 중지를 이용하여 제공된 시료를 모두 떠 내어 왼쪽 손등 위 마커로 표시된 부분 안에 부드럽게 펴 바르며 조직감을 평가합니다.
3. 쟁반에 놓인 천으로 로션이 묻은 손가락 끝을 닦으십시오.
4. 왼손 검지와 중지를 이용하여 제공된 시료를 모두 떠 내어 오른쪽 손등 위 마커로 표시된 부분 안에 부드럽게 펴 바르며 조직감을 평가합니다.
5. 두 시료가 같은지 다른지 아래 평가란에 ∨표로 표시해 주십시오.

◎ 일부 세트는 두 개의 동일한 시료로 구성됩니다.

__________ 두 개의 시료가 같다.

__________ 두 개의 시료가 다르다.

의견:

그림 6–8 단순차이검사 평가지의 예

- 검사 설계 : 한 번에 두 개의 시료를 양손에 각각 적용 가능하기 때문에 단순차이검사를 실시하였다. 60명의 검사원으로부터 동일한 시료쌍과 다른 시료쌍 각각 30개씩의 응답을 얻도록 하였다. 4종류의 시료쌍(AA, BB, AB, BA)는 랜덤하게 각각 15명의 검사원에게 제공되었다 그림 6–7. 검사에 사용된 평가지는 그림 6–8과 같다.
- 수행 절차 : 검사 실시 15분 전 이내에 10 cm^2 정도의 피부 면적에 바를 수 있는 양을 3자리 난수로 표시한 워치글래스 위에 제시하였다. 각 검사원의 손등에 잘 지워지는 마커로 10 cm^2 정도의 면적을 표시하고 그림 6–8의 평가지에 설명된 방법에 의해 평가하였다.

• 결과 분석 및 해석 : 각각의 시료쌍에 대한 응답수를 세어 다음과 같이 정리하였다.

		제공된 시료쌍		총계
		AA/BB	AB/BA	
제공된 시료에 대한 응답	같다	(a) 17	(b) 9	26
	다르다	(c) 13	(d) 21	34
총계		30	30	60

제공된 시료쌍(처리)에 따라 응답이 달라지는지를 카이제곱검정으로 파악하였다. 만약 원료 교체에 따라 조직감이 달라진다면 검사원들은 차이를 뚜렷이 구분할 수 있고, 이 경우 정답, 즉 같은 시료를 같다고 하는 응답수(셀 a의 응답수)와 다른 시료를 다르다고 하는 응답수(셀 d의 응답수)가 셀 b, c의 응답수보다 클 것이다. 카이제곱검정에서는 각 셀(a, b, c, d)의 빈도수에 유의적 차이가 없을 때 기대되는 값(기대값, Expected; "E")로부터 실제 관측된 빈도수(관측값, Observed, "O")의 차이의 총합을 구하여 그 값이 유의적 차이가 없을 때 기대되는 값보다 훨씬 크다면 각 케이스의 빈도수에 차이가 있다, 즉 시료 간 유의적 차이가 있다고 판단한다.

먼저 각 셀에 대한 기대값(E)을 구한다. 예를 들어 셀 a의 기대값은 셀 a가 속한 행과 열의 총계를 곱하여 전체 응답수로 나눈 값으로, 다음과 같이 나타난다.

$$E = \frac{26 \times 30}{60} = 13$$

이와 같이 셀 b, c, d의 기대값을 구하면 각각 13, 17, 17이 된다. 카이제곱은 각 셀의 기대값과 관측값의 차이의 총합을 나타내는 지표로 볼 수 있다. 카이제곱은 다음과 같이 계산한다.

$$x^2 = \sum \frac{(O - E)^2}{E}$$

본 실험의 데이터는 다음과 같이 분석할 수 있다.

$$x^2 = \frac{(17-13)^2}{13} + \frac{(9-13)^2}{13} + \frac{(13-17)^2}{17} + \frac{(21-13)^2}{17} = 4.34$$

시료 간에 유의적인 차이가 없을 때 기대되는 값은 **부록 2**의 카이제곱확률분포표에서 구한다. 자유도(ν)는 (행의 개수 − 1)(열의 개수 − 1)로 여기에서는 (2−1)(2−1) = 1이다. 자유도 1, 유의수준 .05에서의 카이제곱값은 3.84이다. 분석 결과 계산된 카이제곱값이 유의적 차이가 없을 때 기대되는 값보다 크므로, 시료간의 유의적 차이가 있다고 결론 내릴 수 있다.

- 보고서 작성 : 결과는 다음과 같이 표현될 수 있다. "유의 수준 $\alpha = 0.05$에서 원료를 교체한 핸드크림의 조직감은 기존 핸드크림의 조직감과 유의적 차이를 나타낸다". 즉 원료를 교체할 경우 기존 핸드크림과 구별될 수 있을 정도로 조직감이 달라지므로, 원료를 교체할 때 제품의 감각 특성의 변화를 신중히 검토해 보아야 한다고 제안할 수 있다. 소비자 기호도검사를 통해 원료를 교체한 핸드 크림의 조직감에 대한 기호도가 기존 시료와 유의적 차이가 없거나 또는 기존 시료보다 더 선호되는 경우에는 원료를 교체할 것을 권고한다.
- 한 검사원이 2개 시료쌍을 평가하는 경우 : 앞의 예에서, 60명 검사원이 각각 1개의 시료쌍을 평가하는 대신, 30명 검사원이 동일한 시료쌍 1개, 다른 시료쌍 1개의 총 2개 시료쌍을 평가하는 경우 각 결과값이 독립이라고 볼 수 없으므로 맥네마 검정을 사용한다. 이 경우 각 검사원의 결과는 다음과 같이 정리된다.

		A/B나 B/A를 받은 검사원의 응답		총계
		다르다	같다	
A/A나 B/B를 받은 검사원의 응답	같다	(a) 2	(b) 15	17
	다르다	(c) 7	(d) 6	13
총계		9	21	30

한 검사원이 AA를 받았을 때는 같다고 응답하고, AB를 받았을 때도 같다고 응답했으면, 이 검사원의 응답은 셀 a에 표시될 수 있다. 또한, 셀 b는 A/B나 B/A를 받았을 때 다르다고 응답하고 A/A나 B/B를 받았을 때 같다고 응답한 사람이 15명임을 보여준다. 맥네마 검정에서는 맥네마의 T값을 다음과 같이 구하며, 이 값의 분포는 카이제곱분포에 근사하므로 유의성 판정을 위하여 유의적 차이가 없을 때 기대되는 카이제곱 값과 비교한다.

$$\text{맥네마의 } T = \frac{(b-c)^2}{b+c}$$

이 실험의 데이터는 다음과 같이 분석할 수 있다.

$$\text{맥네마의 } T = \frac{(15-7)^2}{15+7} = 2.91$$

자유도 1, 유의수준 0.05에서의 카이제곱값은 3.84이다(**부록 2**). 분석 결과 계산된 카이제곱값이 유의적 차이가 없을 때 기대되는 값보다 작으므로 시료 간의 유의적 차이가 있다고 결론 내릴 수 없다.

여기서 한 가지 주의할 점은 b + c의 값이다. b + c가 충분히 크지 않은 경우 카이제곱분포에 근사하지 않으므로 맥네마 검정을 수행하여 카이제곱분포의 값과 비교할 때 부정확한 결과를 산출할 수 있다. 통계학자마다 충분히 크지 않은 b + c의 값으로 20 또는 10 등 다른 값을 제시하고 있으나, 대략 20 미만의 값으로 파악될 수 있다. 이 경우 정확이항검정

(exact binomial test), 연속성이 수정된 맥네마 검정, 또는 mid-P 맥네마 검정을 사용하여 분석하는 방법들이 제안되고 있다. 정확이항검정에 대한 자세한 내용은 비모수 검정에 대한 통계 교재들을 참고하기 바라며, 연속성이 수정된 맥네마검정과 mid-P 맥네마 검정은 각각 Edwards(1948)와 Fagerland et al.(2013)의 연구를 각각 참고할 것을 권한다.

(6) A-부A검사

A-부A검사(A-not A test)는 단순차이검사와 같은 상황에서 사용되나, 한 시료가 표준시료이거나 검사원에게 더 친숙한 시료인 경우, 또는 처리의 효과를 보기 위해서 대조군이 필요할 때 주로 사용된다. 대표적 사례로써 설탕 대비 대체 감미료의 차이를 파악하거나, 신호탐지방법(signal detection method)에 의해 감각 특성의 절대 역치값을 찾는 데 활용되어 왔다.

검사원들에게 A시료와 부A시료를 제공하여 그 감각 특성을 익히게 한 후, 각 검사원에게 A시료와 부A시료들을 순차적으로 제공한다. 검사원들은 시료를 맛보고 A시료인지 부A시료인지를 판정한다.

① 검사 설계

10~50명의 검사원들을 A와 부A시료를 인식할 수 있도록 먼저 훈련시킨다. 각 시료당 20~50개의 응답수를 얻도록 한다. 각 검사원은 A와 부A시료 중 1개만을 평가하거나, 하나의 A시료와 하나의 부A시료로 구성된 2개 시료를 평가할 수도 있다. 또한 각 검사원은 10개까지의 시료를 순차적으로 평가할 수도 있다. 제공되는 시료의 개수는 시료가 얼마만큼의 감각적 또는 정신적 피로도를 초래할 수 있는지 고려하여 결정한다.

② 수행 절차

시료는 평가지와 함께 한 번에 하나씩 제공하며, 검사원이 A시료와 부A시료가 일정한 패턴으로 제공되어 다음에 나오는 시료를 예측하지 못하도록 시료의 순서는 랜덤화하여 제공한다. 검사 시에 제공되는 A시료의 개수와 부A시료의 개수는 동수로 제공한다. 모든 검사원이 검사를 종료할 때까지 시료가 어떤 시료인지 밝혀서는 안 된다.

표준적인 A－부A검사에서는 A시료와 부A시료는 검사 전에 검사원에게 제공하여 그 특성을 익히게 하며, 검사가 일단 시작되면 다시 특성을 익히게 하지 않도록 한다. 또한 A시료에 대한 부A시료는 한 종류만을 제공한다. 만약 표준절차를 변형하여 부A시료를 2개 이상 제공하고자 한다면, 각 부A시료가 검사 전에 평가원에게 제공되어 그 특성에 익숙해지는 절차를 밟아야 한다.

③ 결과 분석

결과는 오답과 정답의 빈도수를 각각 구하여 단순차이검사와 같이 카이제곱검정으로 분석한다. 결과 분석에 대해서는 아래의 실제 사례를 통하여 좀 더 상세히 알아보도록 하겠다.

④ 사례: 신규 대체 감미료의 개발

한 감미료 회사에서 음료에 5% 수준으로 적용되는 설탕을 대체하기 위하여 신규 대체 감미료를 개발하였다. 예비 실험에서 신규 감미료를 0.1% 수준으로 적용하면 5% 수준의 설탕과 동일한 단맛을 내지만, 단맛 후미가 강하고 단맛 외 다른 향미나 입촉감이 느껴진다는 보고가 있었다. 이에 신규 감미료를 첨가한 음료가 설탕을 첨가한 음료와 감각적 특성에서 유의적으로 다른지 규명하고자 하였다.

- 검사의 목적 : 0.1% 수준으로 신규 감미료를 첨가한 음료와 5% 수준으로 설탕을 첨가한 음료가 감각적으로 차이가 있는지 규명하여 신규 감미료가 감각적 특성의 변화 없이 설탕을 대체할 수 있는지 파악하고자 하였다.
- 검사 설계 : 검사원들이 설탕을 첨가한 시료에 익숙하여 그에 대한 뚜렷한 평가기준을 가지고 있으며, 신규 감미료가 뒷맛이나 다른 향미로 인하여 피로감 및 둔화를 일으킬 수 있으므로 A－부A검사를 실시하였다. 설탕 5%를 함유한 음료를 A로, 0.1% 대

체 감미료를 함유한 음료를 부A로 제공하였고, 20명의 검사원들이 20분 검사 시간 동안 각각 10개의 시료를 평가하였다.

- 수행 절차 : 검사원들은 각각의 시료들을 한 번씩 맛본 후 A인지 부A인지 평가하였다. 감각의 피로도를 줄이기 위하여 다음 시료를 평가하기 전 물로 입을 헹군 후 1분간 휴식하였다. 검사 워크시트와 평가지는 그림 6-9, 그림 6-10과 같다.

일시: 검사번호: 2018-FFA83

감각검사 준비 워크시트

- 본 워크시트를 시료 준비 장소에 게시하시오.
- 평가지 번호 및 시료 용기 3자리 난수 표기는 사전에 준비하시오.

시료 종류: 가당음료 실시 검사: A-부A검사

시료 정보	코드
5% 설탕 첨가 음료 ("A")	A
0.1% 감미료 첨가 음료 ("부A")	B

200개의 200 mL 컵에 세 자리 난수를 표기하고 100개씩 두 그룹으로 나눈다.
처음 100개의 컵에 시료 "A"를, 다음 100개의 컵에 시료 "부 A"를 담는다.
검사원에게 제공할 때 다음과 같은 순서로 왼쪽에서 오른쪽으로 시료를 배치하여 제공한다.

검사원 번호	시료 제공 순서
1, 8, 9, 11, 19	A A B B A B A B B A
8, 10, 14, 1, 17	B A B A A B A A B B
2, 7, 13, 15, 18	A B A B B A B B A A
4, 5, 6, 12, 20	B B A A B A B A A B

그림 6-9 A-부A검사를 위한 워크시트

검사번호: 2018-FFA83

A–부A검사

평가자 번호: ________ 이름: ________ 일시: ________

시료 종류: 가당음료

지시사항

1. 검사에 임하기 전에, 시료 "A"와 "부A"의 맛에 익숙해지도록 검사 담당자에게 각각의 시료를 요청하여 맛보십시오.
2. 시료는 왼쪽에서 오른쪽 방향으로 맛보십시오. 각 시료를 맛본 후, 해당되는 칸에 ∨표시를 해 주십시오.
3. 물론 입을 헹군 다음 1분간 휴식을 취하고 다음 시료를 평가하십시오.

주의: "A"시료와 "부A"시료는 대략 같은 수로 제시됩니다.

평가순서	시료번호	"A"	"부A"	평가순서	시료번호	"A"	"부A"
1	______	☐	☐	6	______	☐	☐
2	______	☐	☐	7	______	☐	☐
3	______	☐	☐	8	______	☐	☐
4	______	☐	☐	9	______	☐	☐
5	______	☐	☐	10	______	☐	☐

의견:

그림 6–10 A–부A검사 평가지의 예

• 결과 분석 및 해석 : 각각의 시료쌍에 대한 응답수를 세어 다음과 같이 정리하였다.

		제공된 시료쌍		총계
		A	부A	
제공된 시료에 대한 응답	A	60	35	95
	부A	40	65	105
총계		100	100	200

여기 제시된 사례에서는 한 검사원이 여러 시료를 순차적으로 검사하기 때문에 카이제곱검정과 같이 독립된 데이터에 대한 분석방법을 쓰는 것이 적절하지는 않다. 그러나 현재까지 이를 대체할 만한 통계적 분석방법이 개발되지 않았으므로 그 대안으로 카이제곱검정을 적용한다. 따라서 카이제곱검정을 통해 나온 값은 정확한 값이라기보다는 추정 근사치로 해석하는 것이 바람직하다. 카이제곱검정 분석 결과는 다음과 같다.

$$x^2 = \frac{(60-47.5)^2}{47.5} + \frac{(35-47.5)^2}{47.5} + \frac{(40-52.5)^2}{52.5} + \frac{(65-52.5)^2}{52.5} = 12.53$$

부록 2의 카이제곱확률분포표에서 자유도 1, 유의수준 0.05에서의 카이제곱값은 3.84이다. 분석 결과 계산된 카이제곱값이 유의적 차이가 없을 때 기대되는 값보다 크므로, 0.1% 신규 대체 감미료를 적용한 음료는 5% 설탕을 적용한 음료와 감각 특성에 있어 유의적인 차이를 보였다. 따라서 해당 신규 대체 감미료는 감지 가능한 향미 차이를 유발하므로 설탕을 대체할 수 없다.

(7) 기타

감각과학자들은 삼점검사, 일–이점검사 등의 기존 검사보다 더 효율적인 검사, 즉 적은 검사원 수로 더 큰 검정력을 가지는 검사방법을 개발하고자 노력해 왔다. 여기에서는 기존에 제안되었던 방법인 오–중–이검사(two–out–of–five test)와 최근 주목을 받고 있는 사점검사(tetrad test)에 대해 간략히 소개하도록 한다. 각각의 검사에 대한 보다 자세한 설명은 Meilgaard et al.(2016)과 Rogers(2017)를 참고하기 바란다

① 오–중–이검사

오–중–이검사(two–out–of–five test)의 원리는 삼점검사와 유사하다. 삼점검사에서 두 개는 같고 하나는 다른 3개의 시료 중 1개의 다른 시료를 고르는 것과 마찬가지로, 오–중–이검사에서는 2개의 동일 시료(AA)와 이와 다른 시료 3개(BBB)의 총 5개가 제공되며,

검사원은 2개의 같은 시료를 나머지 3개의 다른 시료로부터 구분한다. 삼점검사와 비교하였을 때 추측하여 다른 시료를 고를 확률이 $\frac{2}{5}\times\frac{1}{4}=\frac{1}{10}$로 삼점검사에서 우연히 추측하여 맞출 확률인 1/3보다 훨씬 낮기 때문에 더 적은 수의 검사원을 이용하여 더 높은 통계적 검정력을 얻을 수 있다. 반면 삼점검사보다 더 많은 시료를 맛보고 평가해야 하기 때문에 감각적 피로(sensory fatigue)가 더 많이 발생하고, 또한 앞서 맛본 시료의 감각 특성을 기억하기 어려운 '기억효과(memory effect)'에 의해 검사의 정확성이나 민감도가 영향을 받을 수 있다. 이상의 이유로 오-중-이검사는 식품의 향미 차이를 식별하기 위해서보다 외관, 색깔, 광택 등의 시각적 차이, 바삭거리는 소리 등의 청각적 차이, 옷감이나 종이 등의 부드러움이나 매끄러움 등의 촉각적 차이를 식별하는 데 주로 사용되어 왔다.

삼점검사와 마찬가지로 검사 목적에 맞는 α, β, P_d 수준을 설정하고, **부록 11**을 참고하여 설정된 수준에 부합하는 검사원 수를 파악한다. 일반적으로 10~20명의 검사원을 활용한다. 시료 간 차이가 커서 식별하기 쉬울 경우, 즉 p_d가 높게 설정된 경우에는 적게는 5~6명까지 사용될 수 있다. 맛보아야 하는 시료 개수가 많고 기억효과에 의해 특정 시료의 감각적 특성에 대한 기억이 왜곡될 수 있으므로 훈련된 검사원을 사용하는 것이 바람직하다.

검사 수행은 종합적 차이검사의 일반적 수행원칙을 따라 실시한다. 시료를 맞균형 방식으로 제공하기 위해 총 20개의 가능한 조합 중 무작위적으로 선택하되, 아래와 같이 3개의 A시료와 2개의 B로 구성된 조합과 2개의 A와 3개의 B로 구성된 조합을 같은 수로 제공한다.

AAABB	ABABA	BBBAA	BABAB
AABAB	BAABA	BBABA	ABBAB
ABAAB	ABBAA	BABBA	BAABB
BAAAB	BABAA	ABBBA	ABABB
AABBA	BBAAA	BBAAB	AABBB

오-중-이검사에서 사용하는 검사지의 예는 **그림 6-11**과 같다.

검사번호:

오–중–이검사

평가자 ID: ________ 일시: ________
시료 종류: ______________________________

지시사항
1. 제시된 시료를 왼쪽부터 오른쪽 순서로 맛보십시오. 두 개의 시료가 동일한 시료이며, 나머지 세 개는 다른 시료입니다.
2. 동일한 두 개의 시료를 찾아 해당 칸에 × 표시 하십시오.

시료 번호 _____ _____ _____ _____ _____
( ) ( ) ( ) ( ) ( )

• 시료에 대한 의견이 있다면 적어 주십시오.

그림 6–11 오–중–이검사 평가지의 예

삼점검사와 같이 기준 시료와 동일한 시료를 맞게 골라낸 응답수를 세어서 **부록 12**에서 제시된 유의성을 표명할 수 있는 최소 응답수와 비교, 그보다 더 크거나 같으면 시료 간 유의적인 차이가 있는 것으로 결론을 내린다.

② 사점검사

사점검사(tetrad test)의 원칙 역시 삼점검사나 오–중–이검사와 유사하다. 사점검사에서는 2개의 동일 시료(AA)와 이와 다른 시료 2개(BB)의 총 4개로 구성된 시료 세트가 제공된다. 검사원은 유사한 시료 2개씩 묶어 2개의 그룹으로 나눈다. 사점검사는 특성차이검사에도 활용될 수 있다. 이 경우 "쓴맛이 더 강한 시료 2개와 덜 강한 시료 2개가 제시되었다. 쓴맛 강도에 따라 두 그룹으로 분류하시오."와 같은 지시사항이 주어질 수 있다.

우연히 추측하여 올바르게 2개를 묶을 확률은 $\frac{3}{4}\times\frac{2}{3}=\frac{1}{3}$로 삼점검사에서 우연히 추측하여 맞출 확률인 1/3과 같으나, 훨씬 적은 수의 검사원을 이용하여 더 높은 통계적 검정력을 얻을 수 있으며, 정답률 역시 삼점검사보다 높은 것으로 보고되었다(Ennis, 2012). 동일한 수준의 검정력을 얻기 위해서 사점검사는 삼점검사에서 필요한 검사원의 약 1/3정도의 검사원을 필요로 한다(Ennis and Rousseau, 2012).

다른 시료 하나를 골라 내는 대신 같은 시료끼리 두 그룹으로 나누는 방식 때문에 사점검사는 삼점검사보다 자연적으로 편차가 있는 시료들을 검사하는 데 더 적합하다. 양념이 뿌려진 과자나 견과류 또는 과일 조각이 들어간 제과 제품처럼 시료 조각마다 양념이나 부재료가 묻혀진 양이 다른 경우, 삼점검사를 사용하게 되면 자연적 편차를 차이로 인식할 수 있다. 이와 같이 처리에 의한 차이가 자연적 편차보다 더 크게 나타나는지 여부를 검사하는 데는 사점검사가 활용될 수 있다.

반면 오–중–이검사와 마찬가지로 삼점검사보다 더 많은 시료를 맛보고 평가해야 하기 때문에 감각적 피로나 기억효과에 영향을 더 많이 받을 수 있다. 따라서 강한 향미나 삼차감각을 가진 시료들, 예를 들어 매운 음식, 박하, 향이 강한 생활용품이나 화장품 등에 적용할 경우 검사의 정확도가 떨어질 수 있다. 또한 과량 섭취 시 문제가 생길 수 있는 시료들, 예를 들어 아직 안전성이 검증되지 않은 원료나 최대 섭취량이 정해져 있는 원료 등에는 적합하지 않을 수 있다.

검사를 설계할 때 검사목적에 맞는 α, β 및 민감도 수준을 설정하는 것은 삼점검사와 동일하나, 민감도 기준으로 P_d대신 δ를 사용한다. δ는 최대허용차이(maximum allowable difference)라고도 하는데, 신호감지이론으로부터 유래하는 지표이다. 일반적으로 0.5 미만의 δ값은 작은 차이를 예민하게 찾아내고자 할때, 0.5~1.0은 중간 정도의 차이, 1.0 이상의 값은 큰 차이만을 차이가 있는 것으로 검증하고자 할 때 사용한다. **부록 13**을 참고하여 설정된 수준에 부합하는 검사원 수를 결정한다. 검사 수행은 종합적 차이검사의 일반적 수행원칙을 따라 실시한다. 시료 제공 시 총 6개의 가능한 조합(AABB, BBAA, ABAB BABA, ABBA, BAAB)을 맞균형 방식으로 제공한다. 사점검사에서 사용하는 검사지의 예는 **그림 6-12**와 같다. 검사 결과는 바르게 짝지은 검사원

검사번호:

사점검사

평가자 ID: ________ 일시: ________

시료 종류: ______________________________

지시사항

1. 총 4개의 시료가 제시될 것입니다. 시료는 서로 다른 두 그룹으로 나눌 수 있으며, 한 그룹은 두 개의 동일한 시료로 구성됩니다.
2. 시료를 왼쪽부터 오른쪽으로 맛을 보시고, 같은 그룹에 해당하는 시료 번호를 찾아 아래에 적어 주십시오.

그룹 1 시료 번호	그룹 2 시료 번호
______ ______	______ ______

• 시료에 대한 의견이 있다면 적어 주십시오.

그룹 1	그룹 2

그림 6-12 사점검사 평가지의 예

수를 세어서 **부록 14**의 유의성을 표명할 수 있는 최소 응답수와 비교, 그보다 더 크거나 같으면 시료 간 유의적인 차이가 있다고 결론을 내린다.

2) 특성차이검사

특성차이검사(attribute difference test)는 특정한 감각 특성이 두 개 또는 그 이상의 시료 간에 어떻게 다른지 규명하기 위해 사용된다. 검사의 목적이 특정한 감각 특성이 두 개 시료 간에 어떻게 다른지, 즉 "특성 X가 어떤 시료에서 더 강한가"를 민감하게 알아보기 위한 것이라면 이점비교검사를, 여러 개 시료 중 특정한 감각 특성의 강도가 어느 시료에서 가장 약하고 어느 시료에서 가장 강한지 그 순위를 알아보려면 순위법을 사용한다.

(1) 이점비교검사

이점비교검사(directional difference test)는 2개 시료 중 특정한 특성이 더 강한 시료를 선택하도록 하는 검사이다. 삼점검사와 마찬가지로 어느 시료가 더 강한지 확신이 없더라도 반드시 선택하도록 강제하기 때문에 이점택일강제선택검사(2−alternative forced choice test, 2−AFC)라고 하기도 한다. 일반적으로는 두 개 시료 중 더 강한 것을 선택하게 하지만, 때로는 3개나 4개 또는 그 이상의 시료 중 가장 강한 것을 선택하게 할 수 있으며, 이를 통칭하여 n−AFC검사라고 하기도 한다. 이 책에서는 이점비교검사에 초점을 맞추어 설명할 것이다. n−AFC검사에 대한 상세한 내용은 Bi(2006), Rogers(2017)의 차이식별검사 교재를 참고하기 바란다.

이점비교검사는 종합적 차이검사와 마찬가지로 검사원에게 하나의 시료를 선택하게 한 후 선택된 비율, 즉 확률에 기반하여 결과를 분석한다. 종합적 차이검사와의 가장 핵심적인 차이점이라면 '다른 시료(odd sample)'가 아닌 '특성 X가 더 강한/약한 시료'를 고르게 하는 것이다. 검정력(power), 제1종 및 제2종 오류 등 이점비교검사의 이론적 배경은 종합적 차이검사를 공부했다면 쉽게 확장하여 이해할 수 있다.

① 검사 설계

이점비교검사를 설계할 때 결과 분석을 양측(two−sided, bilateral) 검정과 단측(one−sided, unilateral) 검정 중 어느 것으로 수행할지 사전에 고려하여야 한다. 대립가설은 양측검정일 경우와 단측검정일 경우 다르게 정해지며, 이에 따라 결과 분석방법도 달라지게 된다. 시료 A와 B 중 단맛 강도의 차이를 검사하고자 하는 경우, 귀무가설과 양측 및 단측 검정일 때의 대립가설은 다음과 같다.

귀무가설 H_0: A의 단맛 강도 = B의 단맛 강도

양측 검정일 때의 대립 가설 H_A: A의 단맛 강도 $\neq$ B의 단맛 강도

단측 검정일 때의 대립 가설 H_A: A의 단맛 강도 $>$ B의 단맛 강도

또는

H_A: A의 단맛 강도 $<$ B의 단맛 강도

이점비교검사의 실험 설계는 삼점검사나 일-이점검사와 같이 제1종 오류 α, 제2종 오류 β, 그리고 검사의 민감도 지표를 고려한다. 이점비교검사에서의 검사의 민감도 지표는 P_{max}로, 각각의 시료가 선택될 비율이다. 검사하고자 하는 특성이 두 시료에서 동일한 정도로 강하게 나타난다면, 더 강한 시료를 선택할 때 각각의 시료는 같은 비율, 즉 50 : 50의 비율로 선택될 것이다. 만약 두 시료 중 하나의 특성 강도가 다른 시료보다 조금이라도 더 크다면 그 시료는 50%보다 높은 확률로 선택될 것이며, 차이가 크면 클수록 더 높은 확률, 예를 들어 90%의 확률로 선택될 것이다. 한 시료를 선택한 비율이 60%이면 $P_{max} = 0.60$으로 표시한다. P_{max}의 값이 작으면 작을수록 작은 차이를 찾을 수 있는 민감한 검사를 수행할 수 있다. 일반적으로 $P_{max} < 0.55$일 경우는 작은 차이를 찾을 수 있는 민감한 검사, $P_{max} > 0.65$일 경우는 큰 차이만을 찾을 수 있는 덜 민감한 검사로 구분한다.

추측하여 맞출 확률이 50%이므로, 비교적 많은 수의 검사원이 필요하다. 단측검정일 경우 **부록 9**, 양측검정일 경우 **부록 15**에서 α, β, P_{max}를 고려하여 적정한 수의 검사원을 선택한다. 검사방법이 비교적 간단하므로, 최소의 훈련을 받아 평가하고자 하는 특성에 대해 친숙한 검사원을 사용할 수 있다. 만약 시판되고 있는 제품의 이취 평가와 같이 중요한 검사인 경우 이취에 대해 민감한 검사원이나 훈련된 검사원을 활용하는 것이 좋다.

② 수행 절차 및 결과 분석

검사 절차는 단순차이검사와 유사하다. 각 검사원에게 3자리 난수로 표시된 두 개의 시료를 제시한다. AB와 BA를 맞균형, 무작위 방식으로 제공되도록 한다. 검사원에게 시료를 왼쪽부터 맛본 후 평가하도록 한다. 일반적으로 강제선택원칙에 따라 “차이 없음”을 답변

이점비교검사

감사원 ID#: 일시:

시료 종류: 쇠고기 육수

각 시료쌍을 왼쪽부터 맛보고 짠맛이 더 강한 시료를 골라 주십시오.
만약 차이가 없다면 추측해서 골라 주십시오.

시료 번호 ______ ( ) ______ ( )

시료 번호 ______ ( ) ______ ( )

시료 번호 ______ ( ) ______ ( )

시료에 대한 의견이 있다면 적어 주십시오.

그림 6-13 이점비교검사 평가지의 예

으로 허용하지 않는 것을 원칙으로 한다.

전형적인 평가지는 **그림 6-13**과 같다. 한 검사원에게 여러 쌍의 검사 시료를 제공할 수 있으나, 평가하려고 하는 특성 외 다른 특성을 물어볼 경우 평가에 영향을 줄 수 있으므로 여러 특성을 한번에 평가하는 것을 피하도록 한다.

양측검정일 경우 더 많이 선택된 시료의 응답 수를 **부록 16**과 비교하여 결과를 분석하며, 단측검정일 경우 대립가설과 일치하는 선택의 수를 세어 **부록 10**과 비교하여 결과를 분석한다.

③ 사례: 식초의 짠맛 증진효과

- 검사의 목적 : 식초의 짠맛 증가효과를 규명하기 위하여 0.5% 소금 농도를 가진 소고기 육수에 식초를 0.03%, 0.09%, 0.15%를 첨가한 후 식초를 첨가하지 않은 대조군과

짠맛의 강도를 비교하였다.

- 검사 설계 : 일반적으로 산이 낮은 농도로 첨가될 경우 짠맛을 증진시키는 효과가 있다고 알려져 있으므로, 단측검정방법을 적용하여 귀무가설은 "대조군의 짠맛 = 식초 첨가군의 짠맛", 대립가설을 "대조군의 짠맛 < 식초 첨가군의 짠맛"으로 설정하였다. 제1종 및 제2종 오류 수준을 각각 $\alpha = 0.05$, $\beta = 0.2$(power = 0.8), $P_{max} = 0.65$로 설정하고 **부록 9**로부터 이를 만족하는 검사원 수 69명을 선정하였다.
- 수행 절차 : 쇠고기 육수는 60°C에서 평가되었다. 온도를 유지하기 위해 검사 직전 바로 보온병에서 25 mL씩 사전에 3자리 난수를 붙인 용기에 따라 제공되었으며, 한 시료의 평가가 끝나면 바로 그 다음 시료를 따라서 제공하였다. 실온의 정수로 입가심을 할 경우 입 안의 온도가 급격히 떨어져 다음 시료의 맛을 평가하는 데 영향을 줄 수 있으므로 40°C의 정수를 입가심 물로 제공하였다.

  검사원들은 식초를 첨가하지 않은 대조군과 식초 0.03% 첨가군, 0.09% 첨가군, 0.15% 첨가군으로 구성된 3종류의 시료쌍을 랜덤화된 순서대로 제공받았으며, 대조군과 식초 첨가군의 제공 순서는 랜덤화된 맞균형 방법으로 정해졌다. 검사원들에게 시료와 시료 사이에 입을 헹구고, 한 시료쌍 평가 후 1분간 휴식하도록 요청하였다.
- 결과 분석 및 해석 : 짠맛이 더 강한 시료로 식초 첨가군을 선택한 응답수를 계산하여 **부록 10**의 유의적 차이를 표명할 수 있는 최소 응답수와 비교하였다. 0.03% 식초 첨가군의 경우 39명, 0.09% 식초 첨가군의 경우 42명, 0.15% 식초 첨가군의 경우 44명이 식초 첨가군을 선택하였다. **부록 10**에서 69명에 대한 최소 응답수가 나타나 있지 않으므로 삼점검사 결과분석에서 표준정규분포를 이용한 단측검정의 계산값을 이용하여 구하였다. 이 경우,

  $P_0 = 0.5$이므로 $\alpha = 0.05$에서

$$Z_\alpha = \frac{X - np_0}{\sqrt{np_0(1-p_0)}} = \frac{X - 0.5n}{0.5\sqrt{n}} = \frac{X - (69 \times 0.5)}{0.5\sqrt{69}} = 1.645$$

  이며, X = 41.33명으로 42명 이상이 정답을 맞출 경우 귀무가설을 기각하고 대립가

설을 채택할 수 있다. 따라서 0.03% 식초 첨가군의 짠맛은 대조군과 유의적 차이가 없으며, 0.09% 식초 첨가군과 0.15% 식초 첨가군의 짠맛은 대조군보다 유의적으로 강하다고 할 수 있다. 결론적으로 0.5% 소금 농도를 가진 소고기 육수의 짠맛은 식초를 0.03% 수준으로 첨가하였을 때는 증진효과를 보이지 않지만, 0.09% 이상 첨가했을 때에는 유의적으로 강해졌다.

- 양측검정의 경우 : 만약 식초 첨가가 짠맛에 미치는 영향을 모르는 경우 양측검정으로 검사를 진행할 수 있다. 이 경우 **부록 15**로부터 $\alpha = 0.05$, $\beta = 0.2$(power = 0.8), $P_{max} = 0.65$에 해당하는 검사 인원수를 확인하면 90명으로 단측검정일 때 요구되는 인원수보다 많다. **부록 16**에서 90명일 때 요구되는 유의차를 표명할 수 있는 최소 인원수는 나타나 있지 않으므로 전반적 차이검사에서 언급된 표준정규분포를 활용한 계산값을 이용하여 구하였다. 이 경우, $P_0 = 0.5$이고 양측 검정이므로 $\alpha = 0.05$에서 $Z_{\alpha/2} = \dfrac{X - 0.5n}{0.5\sqrt{n}} = \dfrac{X - (90 \times 0.5)}{0.5\sqrt{90}} = 1.960$이며, $X = 54.3$명으로 55명 이상이 정답을 맞출 경우 귀무가설을 기각하고 대립가설을 채택할 수 있다. 검사 결과 90명 중 0.03% 식초 첨가군의 경우 39명이 식초 첨가군을 선택하였다면, 대조군을 선택한 인원수가 식초 첨가군을 선택한 인원수보다 많은 51명이므로 이 값을 유의차를 표명할 수 있는 최소 응답수와 비교한다. 분석 결과 0.03% 식초 첨가군과 대조군 간에는 유의차가 없는 것으로 나타났다.

(2) 짝지어진 비교검사

짝지어진 비교검사(pairwise comparison)는 기본적으로 한 종류의 감각 특성에 대해 여러 시료를 비교하는 다시료 검사이다. 그러나 여러 시료를 동시에 비교하는 것이 아니고 2개씩 짝을 지어 비교한다. 검사원의 입장에서 보면 여러 시료의 순위를 매기는 것보다 수행하기 용이하므로 훈련되지 않은 검사원을 사용할 때 유용하다. 다만, 모든 가능한 시료의 쌍을 평가해야 하므로 평가해야 할 시료가 기하급수적으로 증가하기 때문에 일반적으로 3~6개 정도의 시료를 평가하는 데 적합하다. 비교검사나 순위법은 차이의 방향에 대한 정보만을 제공하지만, 짝지어진 비교검사는 차이의 정도를 추정할 수 있는 수치를 제공한다는 장점이 있다.

① 검사 설계 및 수행 절차

n개의 시료를 짝을 지어 비교할 경우 검사해야 할 모든 쌍의 갯수는 $n(n-1)/2$로 계산된다. 예를 들면 4개 시료를 평가하는 경우 $4 \times (4-1)/2 = 6$개의 쌍을 평가해야 하며, 6개 시료를 평가하는 경우 $6 \times (6-1)/2 = 15$쌍을 평가해야 한다. 시료쌍은 랜덤으로 제공하여 검사원들이 시료가 특정한 패턴을 따라 제공된다는 인상을 받지 못하도록 해야 한다. 시료쌍 내, 시료쌍 간, 검사원 간 모두 랜덤화를 진행한다. 랜덤화된 시료 제시의 예는 아래 소개된 실제 사례에서 좀 더 자세하 알아보기로 하겠다.

검사의 일반적 원칙은 종합적 차이검사 및 짝지어진 비교검사의 수행원칙과 동일하다. 각 검사원에게 한 번에 하나의 시료쌍을 제공하고 두 개 중 어떤 시료가 특정한 특성에 있어 더 강한지를 선택하도록 한다. 여러 종류의 특성을 평가하게 할 경우 검사 결과에 부정적인 영향을 미칠 수 있으므로 한 검사당 하나의 특성만을 평가하도록 한다. “차이 없음” 답변은 허용하지 않는다.

검사원은 최소 10명 이상을 사용할 것을 권고하며, 20명 이상 사용할 경우 식별력이 증가한다. 검사원은 검사할 특성을 감지할 수 있어야 하며, 이를 위해 특성 강도가 다른 여러 쌍의 시료를 준비하여 훈련시킨다. 검사 목적에 따라 작은 차이까지 감지할 수 있는 민감한 검사원을 선발하여 사용하기도 한다.

② 결과 분석

결과는 프리드만 검정(Friedman test)을 사용하여 분석한다. 프리드만 검정은 세 개 이상의 짝지어진 데이터를 분석하는 방법으로 순서 자료에 적용되는 비모수적 분석방법이다. 프리드만 검정을 이용한 구체적인 분석 사례는 다음의 사례에서 좀 더 자세히 알아보기로 하겠다.

③ 사례

한 감미료 회사에서는 열량이 없는 대체 감미료가 쓴맛이 강하여 기호도가 떨어진다는 소비자 의견이 있어 쓴맛을 개선한 대체 감미료 A와 B를 개발하였다.

- 검사 목적 : 쓴맛을 개선한 대체 감미료 A와 B의 쓴맛을 현재 사용되는 대체 감미료(C) 및 설탕(S)과 비교하여 쓴맛의 강도가 감소되었는지, 그리고 기존 감미료 및 설탕과 비교하여 얼마나 감소되었는지 파악하고자 하였다.

일시: 검사번호: 78

감각검사 준비 워크시트

시료 종류: 감미료 실시 검사: 짝지어진 비교검사

코드	시료	코드	시료
A B	Blend 4238 Blend 133.88	C S	CCSA Blend Ⅲ 설탕

- 각 검사원에게 균형잡힌 무작위 순서로 제시되는 6쌍의 검사물 제공한다.
- 각 시료에는 세 자리 난수를 표기한다.

검사원 번호	시료 제공 순서와 시료 번호											
	1st		2nd		3rd		4th		5th		6th	
1	A 119	S 634	S 128	B 824	B 316	C 967	S 242	C 659	C 978	A 643	B 224	A 681
2	B 293	C 718	A 637	S 945	A 661	B 153	A 837	C 131	S 442	C 839	S 659	B 718
3	A 926	C 563	C 873	B 611	C 194	S 228	A 798	B 478	S 184	A 278	S 478	B 924
4	C 455	B 857	C 764	S 452	A 975	C 815	B 523	S 824	B 556	A 982	A 737	S 539
5	S 834	C 245	A 285	B 299	B 782	S 679	A 114	S 966	B 713	C 561	C 393	A 495
6	B 662	A 196	C 516	A 777	A 843	S 581	C 375	B 313	B 327	S 415	C 881	S 242
7	S 341	A 918	S 949	B 188	C 428	B 742	S 486	C 585	C 635	A 154	B 545	A 363
8	B 787	A 479	A 491	C 563	A 259	S 396	B 569	C 797	B 899	S 727	S 112	C 157
9	S 578	C 322	A 352	B 336	B 537	S 434	S 961	A 242	B 261	C 396	C 966	A 876
10	A 814	C 952	C 378	B 381	C 148	S 297	B 848	A 383	S 679	A 165	S 448	B 781
…	…	…	…	…	…	…	…	…	…	…	…	…
20	B 675	C 536	C 495	S 778	A 622	C 159	B 263	S 751	A 953	B 779	S 296	A 956

그림 6-14 짝지어진 비교검사 준비를 위한 워크시트

• 실험 설계 : 4개 시료를 동시에 비교하는 것보다 2개씩 짝을 지어 평가하는 것이 피로도가 적고 평가가 용이하며, 또한 대략적인 차이의 정도를 평가할 수 있어 짝지어진 비교 검사를 활용하여 평가하였다. 감미료의 쓴맛을 평가한 경험이 있는 20명의 검사원들이 CA, CB, CS, SA, SB, AB의 6쌍의 시료를 맛보고 각 쌍의 시료 중 쓴맛이 더 강한 시료를 선택하도록 하였다. 랜덤화된 시료 제시 순서는 그림 6–14와, 평가에 사용된 평가지는 그림 6–15와 같다.

검사번호:

짝지어진 비교검사

감사원 ID#: 일시:

시료 종류: 감미료 수용액 검사하려는 특성: 쓴맛

1. 시료를 받으면 각각의 시료 번호를 놓여진 순서에 맞추어 아래에 기입하시오.
2. 첫 번째 시료 쌍을 왼쪽 것부터 맛보고 어느 시료가 쓴맛이 더 강한지 해당 시료의 번호에 × 표시 하십시오. 만약 차이가 없다고 느껴진다면, 최대한 추측을 하여 기입하시오.
3. 6쌍의 시료를 모두 이와 같이 평가하십시오. 필요에 따라 물로 입을 헹구십시오.

쌍의 번호	시료번호		쌍의 번호	시료번호	
1	______ ( )	______ ( )	4	______ ( )	______ ( )
2	______ ( )	______ ( )	5	______ ( )	______ ( )
3	______ ( )	______ ( )	6	______ ( )	______ ( )

시료에 대한 의견을 적어 주십시오.

그림 6–15 짝지어진 비교검사 평가지의 예

- 결과 분석 및 해석 : 각 시료쌍에서 특정 시료가 더 쓰다고 선택된 빈도수를 구하여 아래와 같이 정리한다. A와 C를 비교했을 때 A가 더 쓰다고 응답한 검사원은 3명, C가 더 쓰다고 응답한 검사원은 17명이다. 시료별 순위합은 행 합계 + (2 × 열 합계)로부터 구한다.

쓴맛이 더 강하게 평가된 시료 (행)	쓴맛이 더 약하게 평가된 시료(열)			
	C	A	B	S
C	–	17	14	20
A	3	–	7	17
B	6	13	–	18
S	0	3	2	–

예를 들어 C 시료의 순위합은 (17 + 14 + 20) + 2(3 + 6 + 0) = 69이다. 이와 같이 구한 각 순위합은 A = 93, B = 83, S = 115이다. 프리드만 검정은 프리드만의 T라는 통계량을 구하고 이를 자유도 t − 1(t : 시료 개수)과 해당 유의수준에서의 카이제곱값과 비교하여 귀무가설 기각 여부를 결정하는 방식으로 행해진다. 이때 귀무가설과 대립가설은 다음과 같다.

$H_{0:}$ C의 순위합 = A의 순위합 = B의 순위합 = S의 순위합

H_A: C, A, B, S의 순위합 중 적어도 하나는 다르다.

프리드만의 T는 다음과 같이 계산한다.

$$\text{프리드만의 T} = \left(\frac{4}{pt}\right)\sum_{i=1}^{t} R_i^2 - 9p(t-1)^2$$

p : 검사원 수, t : 시료 수, R_i^2: 순위합 제곱

사례의 데이터를 적용하면

프리드만의 $T = \left[\frac{4}{(20 \times 4)}\right](69^2 + 93^2 + 83^2 + 115^2) - 9 \times 20 \times (4-1)^2 = 56.2$이다. **부록 2**에서 $\chi^2_{3,\,0.05} = 7.81$, $\chi^2_{3,\,0.01} = 11.3$이므로 검사 결과로부터 계산된 T값은 $\alpha = 0.05$와 $\alpha = 0.01$에서 유의적 차이가 없을 때 나타나는 카이제곱의 최대값보다 크다. 이 결과는 다음과 같이 해석된다. "적어도 하나의 시료의 순위합과 다른 시료의 순위합 간에는 $\alpha = 0.05$ 및 $\alpha = 0.01$에서 유의적 차이가 존재한다".

시료 간 차이의 정도는 순위합을 수직선 위에 나타냄으로써 표현할 수 있다. 다만, 이때의 차이는 절대적인 차이가 아닌 차이 정도의 지표로 참고하는 것이 바람직하다.

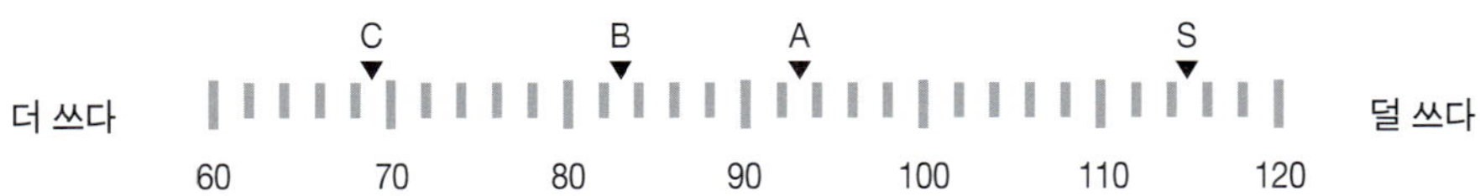

프리드만의 T검정으로 시료 간의 유의적인 차이가 존재하는지의 여부를 규명할 수 있으나, 어떤 시료와 어떤 시료 간에 유의적 차이가 존재하는지는 추가적으로 사후 검정을 적용하여 규명하여야 한다. 여기에서는 사후 검정으로 튜키의 정직 유의차(Tukey's honestly significant difference, HSD) 값을 구하여 두 순위합의 차이가 HSD보다 큰 경우 두 시료 간에 유의적 차이가 있다고 결론 내릴 수 있다.

$$\alpha = 0.05\text{에서} \quad HSD = q_{\alpha,\,t,\,\infty}\sqrt{\frac{pt}{4}} = 3.63\sqrt{\frac{(20 \times 4)}{4}} = 16.2\text{이다.}$$

q값은 **부록 3**에서 설정된 자유도와 유의수준에 해당되는 값을 찾을 수 있다. C와 B를 비교하면 그 차이는 14로 HSD보다 작다. 따라서 C와 B 간에는 유의적 차이가 없으며, B는 C보다 유의적으로 쓴맛이 더 약하다고 할 수 없다. 사후 검정 결과를 반영하여 결과를 해석하면 A와 B의 쓴맛에는 유의적 차이가 없으나, A는 현재 사용하는 대체 감미료보다는 쓴맛이 유의적으로 약하다. 반면 설탕보다는 쓴맛이 유의적으로 강하였다.

한편 $\alpha = 0.01$에서 $HSD = q_{\alpha,\,t,\,\infty}\sqrt{\frac{pt}{4}} = 4.40\sqrt{\frac{(20 \times 4)}{4}} = 19.7$이므로 C와 B는 유의

적으로 차이가 있다고 할 수 없다. 사후 검정 결과 $\alpha = 0.01$에서의 유의적 차이를 알파벳 윗첨자로 표시하면 다음과 같다. 같은 알파벳으로 표시된 순위합 간에는 유의적 차이가 없다.

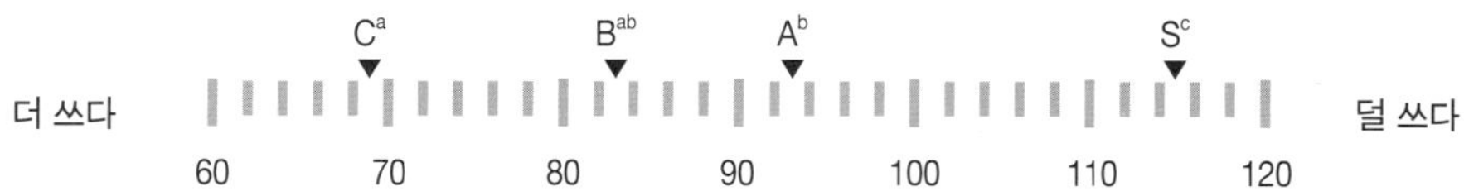

A, B 간에는 쓴맛의 유의적 차이가 없으나, A는 기존 감미료 C보다 쓴맛이 유의적으로 약한 반면, B는 C와 쓴맛의 유의적 차이가 없었다. A, B 모두 설탕보다는 쓴맛이 유의적으로 강하였다.

(3) 순위법

순위법은 하나의 특정한 특성에 대해 여러 개의 시료를 동시에 비교하여 가장 약한 것에서 가장 강한 것으로 순서를 정하는 방법이다. 순위법으로 구분된 시료들의 경우 순위 간 차이가 식별 가능한 수준의 작은 차이인지, 아니면 큰 차이인지를 알 수 없는 단점이 있으나, 평점법에 비해 수행이 비교적 쉬우므로 훈련되지 않은 검사원을 대상으로 하는 검사에 유용하게 활용될 수 있다. 또한 시료 수가 많아 다 검사하기 어려운 경우 특징적인 시료만을 골라 검사해야 할 수 있는데 이때 시료를 선별하는 목적으로도 활용될 수 있다.

① 검사 설계 및 수행 절차

순위를 매겨야 할 시료들은 각 검사원에게 균형 무작위(balanced randomized) 순서로 제공한다. 시료는 가급적 동시에 제공한다. 검사원은 먼저 시료를 왼쪽에서 오른쪽으로 맛보고 검사에서 요구하는 특성을 강도 순서에 따라 나열한다. 일반적으로 가장 약한 것을 1순위, 가장 강한 것을 4순위로 한다. 처음 맛보고 대략적인 순서대로 나열한 후 몇 번 더 맛을 보면서 처음 정한 순위가 맞는지 확인하거나 필요한 경우 순서를 세부적으로 조정한다. 검사원에게 유사한 시료들의 경우 최대한 더 강한 시료를 골라 보거나 추측해서라도 고를 것을 요청하는 것이 좋지만, 만약 검사원이 이를 꺼린다면 같은 순위를 주는 것을 허락한다. 한 번 검사를 수행할 때 한 가지 특성만 평가한다. 다른 특성을 평가해야 한다면 별도의 검사로 실시하며, 이전 검사에 의해 영향을 받지 않도록 다른 세 자리 난수를 붙여 검사를 진행한다.

검사원은 최소 8명 이상, 가급적이면 16명 이상을 사용하여야 식별력이 높아진다. 검사원은 평가하고자 하는 특성을 감지할 수 있도록 훈련이 필요할 수 있으며, 검사 목적에 따라 작은 차이까지 감지할 수 있는 민감한 검사원을 선발검사를 통해 선발하여 활용하기도 한다.

② 결과 분석

결과는 프리드만 검정(Friedman test)을 사용하여 분석한다. 시료별 순위합을 구하여 프리드만의 T를 계산한 후 카이제곱분포표에서 사전에 설정된 유의수준 α와 자유도 t－1(t: 시료 개수)에 해당하는 카이제곱검정값과 비교, 프리드만의 T가 카이제곱검정값보다 크면 시료 간의 유의적인 차이가 있다고 결론을 내린다. 만약 두 개 이상 시료에 같은 순위를 주었다면 평균 순위를 주도록 한다. 예를 들어, 4개 시료 중 가장 약한 시료(1)와 가장 강한 시료(4)를 제외한 두 시료가 같다고 평가하였다면, 둘 중 하나는 2위, 나머지 하나는 3위이므로 두 순위의 평균인 2.5를 각각의 시료의 순위로 하여 분석한다. 결과에 같은 순위가 있을 때의 분석법은 같은 순위가 없을 때와 다르므로 주의한다. 각각의 분석법은 다음의 사례에서 보다 구체적으로 다루어질 것이다.

③ 사례 1: 같은 순위를 주는 것을 허용하지 않을 때

한 음료회사에서 여러 과일과 채소류의 착즙액을 혼합한 유기농 과채류 혼합음료를 개발하고자 한다. 혼합음료의 주요 성분인 당근 착즙액을 선택할 때 기호도를 고려하여 단맛이 강한 것을 선택하고자 하였다. 여러 품종과 산지의 당근 착즙액 중 유기농 인증을 받은 착즙액 A, B, C, D를 확보하였으며 이들 중 가장 단 착즙액을 골라 음료에 적용하고자 하였다.

- 검사 목적 : 4종의 당근 착즙액의 단맛을 비교하여 가장 단맛이 강한 원료가 어떤 것인지 규명하고자 하였다.
- 검사 설계 및 수행 절차 : 당근 주스를 섭취한 경험이 많아 당근 주스의 감각 특성에 익숙한 검사원 44명을 대상으로 평가를 수행하였다. 시료는 균형된 랜덤화 순서에 따라 검사원들에게 제공되었다. 검사원은 시료를 맛본 후 가장 약한 것을 "1", 가장 강한 것을 "4"로 하여 순위를 매겼다. 이때 같은 순위를 주는 것은 허용되지 않았다.
- 결과 분석 및 해석 : 시료를 열, 그리고 각각의 검사원의 순위 평가 결과를 행으로 하여 아래와 같이 결과를 정리한 후 순위합을 구한다.

검사원 번호	시료			
	A	B	C	D
1	1	2	4	3
2	2	1	4	3
3	1	4	2	3
...	...	...	...	...
42	4	4	2	1
43	1	2	4	3
44	1	2	4	3
순위합	102	102	133	114

순위법에서의 프리드만의 T는 다음과 같이 계산된다.

$$\text{프리드만의 T} = \left[\frac{12}{pt(t+1)}\right] \sum_{i=1}^{t} R_i^2 - 3p(t+1)$$

P: 검사원 수, t: 시료 수, R_i^2: i번째 시료의 순위합

사례의 데이터를 적용하면

$$\text{프리드만의 T} = \left[\frac{12}{pt(t+1)}\right] \sum_{i=1}^{t} R_i^2 - 3p(t+1)$$

$$= \left[\frac{12}{(44 \times 4 \times 5)}\right] (102^2 + 102^2 + 133^2 + 114^2) - (3 \times 44 \times 5) = 56.2$$

$X^2_{3,0.01} = 7.81$보다 크므로(**부록 2**) 시료의 순위합 간에는 유의적 차이가 있다.

사후 검정으로 최소유의차(least significant difference, LSD)를 계산하였다. 다양한 사후 검정법에 대해서는 이 책의 9장 또는 다른 통계학 교재들을 참고하기 바란다. α = 0.05에서 시료 간의 유의적 차이를 구하면

$$LSD_{\text{rank}} = Z_{\alpha/2}\sqrt{pt(t+1)/6} = 1.96\sqrt{(44 \times 4 \times 5)/6} = 23.7$$

시료 간의 유의적 차이를 시료합에 표시하면 다음과 같다.

A	B	C	D
102^a	102^a	133^b	114^{ab}

4종류의 유기농 당근 착즙액의 단맛을 비교 평가한 결과 착즙액 C의 단맛이 A, B의 단맛보다 유의적으로 강하였다. 착즙액 D의 단맛은 C와 유의적 차이가 없었으나, A, B의 단맛과도 유의적인 차이가 나지 않으므로 선택에서 배제되었다. 따라서 착즙액 C를 과채음료 원료로 활용할 것을 결정하였다.

④ 사례 2: 같은 순위를 주는 것을 허용하였을 때

한 향료 회사에서는 소시지, 햄, 바비큐 소스 등에 첨가하는 훈연향을 개발하고 있다. 기존 향료(CON)보다 소량으로도 강한 향을 낼 수 있도록 개선하고자 3종의 새로운 후보 향 물질(A, B, C)을 개발하여 향의 강도를 순위법으로 평가하였다.

- 검사 목적 : 새로운 훈연향 물질이 기존 향료보다 향이 강한지를 규명하여 기존 훈연향 제품을 대체할 수 있는지 규명하고자 하였다.
- 검사 설계 및 수행 절차 : 훈연향 평가를 지속적으로 수행해 온 내부 검사원 16명을 대상으로 평가를 수행하였다. 향료는 수용성이므로 식품에 사용되는 수준으로 물에 희석하여 5 mL를 갈색병에 담고 밀봉한 후 3자리 숫자로 표시하여 제공하였다. 검사는 환기시설이 완비된 검사실에서 실시되었으며, 요원들은 뚜껑을 열고 2초간 빠르게 두 번 숨을 들이마셔 향을 느낀 후 다시 바로 뚜껑을 닫도록 하였다. 핸드로션이나 화장품 등의 향으로 인해 다음 시료 평가에 영향을 주는 것을 막기 위하여 검사 전 향이 없는 비누로 손을 깨끗이 씻고 수건으로 잘 말리도록 하였으며, 검사원은 향수나 향이 강한 화장품을 사용하지 않도록 하였다. 시료는 균형된 랜덤화 순서에 따라 검사원들에게 제공되었다. 검사원은 시료를 맛본 후 가장 약한 것을 "1", 가장 강한 것을 "4"로 하여 순위를 매겼다. 시료의 향의 강도가 같다고 느낄 경우 같은 순위를 주는 것을 허용하였다.
- 결과 분석 및 해석 : 시료를 열, 각각의 검사원의 순위 평가 결과를 행으로 하여 다음과 같이 결과를 정리한 후 순위합을 구한다. 대립가설과 귀무가설은 다음과 같다.

H_0: CON의 순위합 = A의 순위합 = B의 순위합 = C의 순위합

H_A: CON, A, B, C의 순위합 중 적어도 하나는 다르다.

검사원 번호(i)	시료 (j)			
	CON	A	B	C
1	1	2.5	2.5	4
2	2	1	4	3
3	1	3	3	3
4	2	1	3	4
5	2	3	1	4
6	2	1	3	4
7	3	1	2	4
8	3.5	3.5	1	2
9	2	1	4	3
10	1.5	1.5	3	4
11	2	1	3.5	3.5
12	2	3	4	1
13	2	1	3	4
14	1	1	1	4
15	1	2	3	4
16	1	3	2	4
순위합	29	29.5	43	55.5

프리드만의 T 계산에는 각 검사원별(i)로 몇 개의 순위(g_i)가 있는지, 그리고 몇 개의 시료($t_{i,j}$)가 같은 순위인지 고려되어야 한다. 검사 결과에서 시료들에 같은 순위를 준 검사원은 1, 3, 8, 10, 11, 14번 검사원이다. 첫 번째 검사원은 CON에 1, C에 4, 그리고 A와 B에 같은 순위를 주어 각각 2.5의 평균 순위를 가지게 되었다. CON과 C는 1개의 같은 순위를 가지는 그룹으로 간주되므로 $g_1 = 3$이다 ('CON', 'A와 B', 'C'). 첫 번째 검사원의 첫번째 그룹 'CON'이 에 속하는 같은 순위의 시료는 CON 하나이므로 $t_{1,1} = 1$이지만, 두 번째 그룹인 'A와 B'는 A와 B 2개의 시료를 가지므로 $t_{1,2} = 2$이다. 이와 같은 방식으로 같은 순위를 준 검사원들의 g와 t는 다음과 같다.

i	g_i	$t_{i,j}$
1	$g_1 = 3$	$t_{1,1} = 1$, $t_{1,2} = 2$, $t_{1,3} = 1$
3	$g_3 = 2$	$t_{3,1} = 1$, $t_{3,2} = 3$
8	$g_8 = 3$	$T_{8,1} = 2$, $t_{8,2} = 1$, $t_{8,3} = 1$
10	$g_{10} = 3$	$T_{10,1} = 2$, $t_{10,2} = 1$, $t_{10,3} = 1$
11	$g_{11} = 3$	$t_{11,1} = 1$, $t_{11,2} = 1$, $t_{11,3} = 2$
14	$g_{14} = 2$	$t_{14,1} = 3$, $t_{14,2} = 1$

프리드만의 T값은 같은 순위를 가진 데이터에 대해 다음과 같이 보정된다.

$$T' = \frac{[12/pt(t+1)]\sum_{i=1}^{t} R_i^2 - 3p(t+1)}{\left[1 - \frac{S}{pt(t^2-1)}\right]}$$

p : 검사원 수, t : 시료 갯수, R_i^2 : i 번째 처리의 순위합의 제곱

이때 $S = \sum_{j=1}^{n}\sum_{i=1}^{gi}\left(t_{i,j}^{3} - t_{i,j}\right)$이다. $t_{i,j}$가 1일 경우$\left(t_{i,j}^{3} - t_{i,j}\right) = (1^3 - 1) = 0$ 이므로 $t_{i,j} > 1$ 인 경우만 계산한다. 이 실험의 결과는 다음과 같이 계산된다.

$$S = (2^3 - 2) + (3^3 - 3) + (2^3 - 2) + (2^3 - 2) + (2^3 - 2) + (3^3 - 3) = 72$$

$$T' = \frac{[12/pt(t+1)]\sum_{i=1}^{t} R_i^2 - 3p(t+1)}{\left[1 - \frac{S}{pt(t^2-1)}\right]}$$

$$= \frac{[12/(16 \times 4 \times 5)]\,(29^2 + 29.5^2 + 43^2 + 55.5^2) - 3(16 \times 5)}{\left[1 - \frac{72}{16 \times 4\,(4^2 - 1)}\right]} = 9.75$$

프리드만의 T 값이 $X^2_{3,0.01} = 7.81$보다 크므로(**부록 2**) 시료의 순위합 간에는 유의적 차이가 있다. 사후 검정으로 LSD를 계산하여 $\alpha = 0.05$에서 시료 간의 유의적 차이를 구하면 다음과 같다.

$$LSD_{\text{rank}} = Z_{\alpha/2}\sqrt{pt(t+1)/6} = 1.96\sqrt{(16 \times 4 \times 5)/6} = 14.3$$

시료 간의 유의적 차이를 시료합에 표시하면 다음과 같다.

CON	A	B	C
29[a]	29.5[a]	43[ab]	55.5[b]

세 종류의 새로운 향료 물질 중 훈연향이 기존 향료인 CON보다 유의적으로 강한 것은 C였다. 따라서 향후 C의 대체 가능성을 확인하기 위하여 묘사 분석과 소비자 기호도 검사가 수행되어야 한다.

3. 차이식별 측정

차이식별 측정의 중요한 측정도구는 척도이다. 제공된 척도를 사용하여 특성의 강도를 수치화하여 특정한 감각 특성이 정량적으로 어느 만큼 변화하는지 파악하기 위한 목적으로 사용된다. 이러한 방법을 평점법(rating)이라고 하며, 어떤 척도를 사용했는지에 따라 산출된 데이터의 의미가 달라질 수 있다. 예를 들어, 9점 척도에서의 9점과 15점 척도에서의 9점은 같은 숫자이지만 다른 강도를 의미할 수 있다. 따라서 결과를 설명할 때 어떤 척도를 사용했는지 명시하여야 한다.

차이식별 측정은 대조군으로부터의 차이검사와 같이 품질관리에서 표준 시료와의 차이를 종합적으로 판단하는 종합적 차이 측정방법에도 활용되지만, 대부분 여러 시료에서 특성 X가 어떻게 다르게 감지되고, 그 차이는 어떠한지에 대해 규명하는 데 사용된다. 특히 체계적이고 정교한 훈련방법 및 검사 절차와 결합되어 감각검사의 여러 방법 중 가장 정교한 묘사 분석방법으로 활용되고 있다.

특정한 특성에 대한 차이식별 측정을 수행하는 경우 여러 감각 특성이 서로 연관되는 경우가 종종 관찰된다. 예를 들어, 시료가 미생물적으로 그리고 산화적으로 변패된다면 신맛과 산패취가 날 수 있다. 만약 시료에 산패취가 실제로 존재하지 않더라도 검사원들이 신맛을 강하게 느꼈다면 산패취가 난다고 평가할 수 있다. 따라서 원칙적으로는 하나 이상의 특성을 평가할 경우 시료 번호를 바꾸어 다른 검사처럼 진행하는 것이 옳지만, 묘사분석처럼 다수의 특성을 평가해야 하는 경우 현실적으로 이러한 방법이 불가능하다. 따라서 묘사분석에서는 검사원을 고도로 훈련시켜 각 특성을 독립적으로 평가하게 함으로써 여러 특성을 한 번에 분석할 수 있도록 한다.

검사원은 최소 8명 이상, 가급적 충분한 통계적 검정력을 확보하기 위해서 16명 이상을 이용하는 것이 바람직하다. 검사원들은 평가하고자 하는 특성을 감지할 수 있고 재현성 있게 평가할 수 있도록 훈련되기도 하며, 검사 목적에 따라 선발 검사를 통해 검사하고자 하는 특성을 민감하게 평가할 수 있는 요원을 선발하여 사용하기도 한다.

1) 검사 설계

시료는 동시에 또는 순차적으로 제시되나, 동시에 제공하는 경우, 즉 제공된 시료들 간 특성을 비교하여 가장 강한 시료를 척도의 가장 강한 쪽에, 가장 약한 시료를 척도의 가장 약한 쪽에 위치시켜 상대적 평가가 이루어질 수 있으며, 이로 인하여 심리적 오류 중 하나인 범위효과(range effect)가 발생할 수 있다는 점이 제기되어 최근에는 1개씩 순차적으로 제공하는 방법이 일반적으로 사용되고 있다. 이 경우 상대적 비교의 영향을 덜 받을 수 있다고 주장된다. 시료 제공순서는 통계적 실험 설계에 기반하여 결정된다. 여러 가지 설계 방법이 가능하나, 감각검사에서 대표적으로 많이 사용되는 방법은 다음과 같다.

- 무작위 완전 블록 설계(randomized complete block design, RCBD) : 검사원을 블록으로 설정하여, 한 블록 내에서 시료 제시 순서가 무작위적으로 결정된다그림 6–16. 일반적으로 모든 시료를 한 번에 다 평가하는 경우에 사용된다. 무작위 완전 블록화에 대해 보다 상세한 내용은 9장을 참고할 것을 권한다.

검사원(블록)	시료 평가순서		
A	시료 3	시료 1	시료 2
B	시료 2	시료 1	시료 3
C	시료 1	시료 2	시료 3

그림 6-16 무작위 완전 블록 설계의 예

- 윌리엄스 라틴정방설계(Williams Latin square design) : 윌리엄스(Williams)에 의해 1949년에 제안된 방법으로 첫 번째 시료를 지나치게 약하거나 강하게 평가하는 첫시료효과(first sample effect) 및 대조오류(contrast bias) 등 시료 제시순서에서 유래할 수 있는 여러 오류를 줄일 수 있는 방식이다. 1989년 맥피(MacFie)가 감각검사에 도입한 이후 감각과학 연구에서 가장 많이 사용되고 있는 방법이다. 4개 시료에 대한 윌리엄스 라틴정방설계의 예는 그림 6-17과 같다. 모든 시료가 첫 번째, 두 번째, 세 번째, 네 번째 출현하는 횟수가 동일하며, 특정한 두 시료들이 연이어 제시되는 경우도 동일한 횟수로 등장하는 것이 특징이다. 일반적으로 모든 시료를 한 번에 다 평가하는 경우에 사용된다.

A	B	D	C
B	C	A	D
C	D	B	A
D	A	C	B

그림 6-17 윌리엄스 라틴 정방 설계의 예

- 균형 불완전 블록 설계(balanced incomplete block design, BIBD) : 시료 개수가 한 번에 평가되기에는 너무 많은 경우 또는 현실적으로 모든 시료를 한번에 평가하기 어려운 경우, 시료를 여러 개의 세트로 나누어 각 세트를 따로 검사할 때 사용된다. BIBD를 위해서 다음과 같은 변수를 고려해야 한다.

t : 처리(시료)의 수

k : 블록당 실험 단위의 개수. 한 검사원이 한 번에 평가하는 시료의 수를 뜻한다.

r : 각 처리의 반복수. 한 시료가 총 몇 명의 검사원에 의해 평가되는지를 뜻한다.

b : 블록(검사원)의 수

λ : 한 쌍의 처리가 같이 나타나는 블록의 수. 특정한 두 시료가 같이 평가되는 경우가 몇 번인지를 뜻한다.

N : 총 관측 수. 총 데이터의 개수를 뜻한다.

BIBD는 다음과 같은 조건을 만족하여야 한다. $\lambda(t-1) = r(k-1)$, $tr = kb = N$이며, t, k, r, b, λ는 정수이다. 만약 t와 k가 주어질 경우 가능한 b, r, λ의 경우는 다음과 같다.

$$b = \frac{t!}{k!\,(t-k)!}$$

$$r = \frac{(t-1)!}{(k-1)!\,(t-k)!}$$

$$\lambda = \frac{(t-2)!}{(k-2)!\,(t-k)!} = \frac{r(k-1)!}{t-1}$$

만약 t = 5, k = 3이라면

$$b = \frac{t!}{k!\,(t-k)!} = \frac{5!}{3!(5-3)!} = \frac{5 \times 4 \times 3 \times 2 \times 1}{(3 \times 2 \times 1)(2 \times 1)} = 10$$

$$r = \frac{(t-1)!}{(k-1)!\,(t-k)!} = \frac{(5-1)!}{(3-1)!\,(5-3)!} = \frac{4 \times 3 \times 2 \times 1}{(2 \times 1)(2 \times 1)} = 6$$

$$\lambda = \frac{(t-2)!}{(k-2)!\,(t-k)!} = \frac{r(k-1)!}{t-1} = \frac{6(3-1)}{5-1} = 3$$

이를 만족하는 BIBD는 그림 6-18과 같다. 한 검사원(b)당 3개의 시료(t)를 평가하며, 각 시료는 6명의 검사원에게 평가되므로 총 6번 반복 평가된다(r). 시료 1과 2가 같이 평가되는 경우(λ)는 검사원 1, 2, 6이고, 시료 3과 5가 같이 평가되는 경우 역시 검사원 5, 8, 9로 각각 3씩이다.

블록 (패널)	처리(시료)				
	1	2	3	4	5
1	○	○	○		
2	○	○			○
3	○			○	○
4		○	○	○	
5			○	○	○
6	○	○		○	
7	○		○	○	
8	○		○		○
9		○	○		○
10		○		○	○

그림 6-18 균형 불완전 블록 설계의 예

위와 같은 조건을 만족시키는 BIBD를 설계하는 것은 쉬운 일이 아니다. Cochran과 Cox(1957)는 각 변수의 거의 모든 조건을 만족시키는 BIBD를 표로 정리하여 발표하였으므로 실험 설계 시 이를 참고하거나 실험 설계를 지원하는 통계 프로그램을 활용할 수 있다. BIBD의 적용은 통계적으로 바른 결과를 내는 데는 도움이 될 수 있으나, 감각검사 측면에서 모든 시료 중 일부 시료만을 한번에 평가하게 함으로써 검사원마다 다른 평가 기준을 가질 수 있게 하여 결과에 영향을 줄 수 있다는 점을 주의해야 한다. 특히 이러한 영향은 모든 시료를 한번에 제공할 때 더욱 강해질 수 있으며, 시료를 순차적으로 제공하는 경우에도 완전히 자유로울 수 없다. 예를 들어, 위의 예에서 특성 X가 시료 1 < 2 < 3 < 4 < 5의

순서로 크다고 하고, 검사원들은 9점 척도(1점 : 지극히 약하다, 2점 : 매우 약하다, 3점 : 약하다, 4점 : 약한 편이다, 5점 : 약하지도 강하지도 않다, 6점 : 강한 편이다, 7점 : 강하다, 8점 : 매우 강하다, 9점 : 지극히 강하다)를 이용하여 평가한다고 가정할 때, 검사원 1번의 경우 시료 1, 2, 3을 한 번에 제공받고 평가하게 되면 시료 1에 1~3점을, 시료 3에 7~9점을 줄 수 있다. 반면, 검사원 5번의 경우 시료 3, 4, 5를 평가할 경우 시료 3에 1~3점을, 시료 5에 7~9점을 줄 수 있다. 이 경우, 시료 3은 같이 제공되는 시료에 따라 "약하다"로 평가되기도 하며, "강하다"로 평가되기도 한다. 따라서 한 번에 검사를 수행하지 못할 정도로 많은 시료를 평가할 때에는 이러한 점을 고려하여 신중히 접근할 것을 권한다.

이와 같은 설계는 통계적 지식이 없이는 그 이해 및 결과 해석이 어려우므로, 올바른 설계를 위해서는 통계 전문가의 도움을 받거나 통계적 실험 설계법에 대한 충분한 지식을 쌓은 후 통계 분석 프로그램 등의 소프트웨어를 활용하여야 한다.

또한, 3개 이상의 시료를 평가하는 실험에서 각각의 설계는 다른 분산분석방법을 사용해야 함을 명심하도록 한다. 특히, BIBD의 경우 이에 특화된 분산분석방법이 적용된다. SPSS, SAS, minitab의 상용 통계 소프트웨어, R언어 기반의 공유 통계 소프트웨어 패키지 등을 사용하여 분산분석을 빠르고 손쉽게 수행할 수 있으나, 각각의 분산분석에 알맞은 변수를 연구자가 입력해야 하므로 올바른 분석 및 해석을 위해서는 분산분석 전반에 대한 이해가 중요하다는 것은 아무리 강조해도 지나치지 않다.

2) 척도

척도는 평점법에서 가장 중요한 측정도구이다. 따라서 검사의 목적과 성격에 맞는 척도를 사용하고, 척도를 이용하여 측정된 결과를 척도의 특성에 맞게 해석하는 것이 매우 중요하다. 현재까지 여러 종류의 척도가 개발되어 왔으나, 여기에서는 감각검사에서 주로 사용하는 척도인 항목척도, 선척도, 그리고 비율 자료를 산출하는 크기 추정과 표지된 크기 추정 척도에 대해 주로 소개하였다.

(1) 항목척도

항목척도(category scales)를 이용할 경우 검사원들은 특정한 감각 특성의 강도에 대해 척도 위의 수치(항목)를 부여함으로써 표현한다. 항목은 숫자로 표시되거나, 특성 강도를 문자로 표시하기도 하며, 숫자와 문자 모두를 표시하기도 한다그림 6-19. 문자로 표시된 척도의 경우 결과 분석을 위해서 숫자로 바꾸어 처리한다. 강도의 연속선상 위의 모든 항목

(A)		☐	☐	☐	☐	☐	☐	☐	☐	☐
		1	2	3	4	5	6	7	8	9
(B)		☐	☐	☐	☐	☐	☐	☐	☐	☐
		지극히 약하다	매우 약하다	약하다	약한 편이다	약하지도 강하지도 않다	강한 편이다	강하다	매우 강하다	지극히 강하다
(C)		1	2	3	4	5	6	7	8	9
		☐	☐	☐	☐	☐	☐	☐	☐	☐
		지극히 약하다	매우 약하다	약하다	약한 편이다	약하지도 강하지도 않다	강한 편이다	강하다	매우 강하다	지극히 강하다
(D)	☐	☐	☐	☐	☐	☐	☐	☐	☐	☐
	느껴지지 않는다	지극히 약하다	매우 약하다	약하다	약한 편이다	약하지도 강하지도 않다	강한 편이다	강하다	매우 강하다	지극히 강하다

그림 6-19 구조화된 항목척도

(A)		☐	☐	☐	☐	☐	☐	☐	☐	☐
		지극히 약하다				약하지도 강하지도 않다				지극히 강하다
(B)		☐	☐	☐	☐	☐	☐	☐	☐	☐
		매우 약하다								매우 강하다
(C)	☐	☐	☐	☐	☐	☐	☐	☐	☐	☐
	느껴지지 않는다									지극히 강하다

그림 6-20 기타 항목척도의 예

이 숫자 또는 문자로 표시되는 이러한 형태를 구조화된 척도(structured scale)라고 한다. 경우에 따라 척도의 양 끝점과 중간점만을 표시하기도 한다그림 6-20.

항목척도는 이산자료(discrete data)를 산출하며, 항목과 항목 사이의 심리적 간격이 동일하여 등간자료를 산출하는 것으로 알려져 있으나, 항목 사이의 간격이 동일하지 않을 수 있다는 결과가 보고되었다(Jones et al., 1955). 대표적인 예로 검사원들은 척도의 양 극단, 즉 9점 척도를 사용한다면 1점과 9점을 잘 사용하지 않으려는 경향을 보인다. 즉 강도가 증가할 때 4점에서 5점으로 올리는 데는 큰 저항감이 없으나, 아주 큰 강도 증가가 아니고서는 7점 또는 8점에서 9점으로 잘 올리려 하지 않는다. 즉 4~5점 간의 간격보다 8~9점 간의 간격이 실제 더 넓게 사용된다. 따라서 항목척도에서 산출된 데이터는 등간자료가 아닌 순서 자료이며, 비모수적 통계방법인 카이제곱검정으로 분석되어야 한다고 주장되기도 한다. 그러나 산업계나 학계에서는 이를 등간자료로 취급, t-검정이나 ANOVA로 결과를 분석하였을 때 그 결과가 현상을 비교적 잘 설명하므로 모수적 결과 분석 방법을 사용하고 있다(Lawless and Heymann, 2010).

항목척도는 일반적으로 '약하지도 강하지도 않다'를 중간점으로 해서 "약함" 쪽의 항목 개수와 "강함" 쪽의 항목 개수를 동일하게 하는 균형된 척도(balanced scale)이다. 따라서 3점, 5점, 7점, 9점, 11점, 15점, 17점, 19점, 21점 등 홀수 항목을 가진다(그림 6-19C). 여기에 "느껴지지 않음"의 0점을 추가할 경우 짝수 개의 항목을 가지게 된다(그림 6-19D). 몇 개의 항목을 가진 척도를 선택하는지는 검사의 목적과 시료의 종류에 따라 달라진다. 5~7점의 항목척도를 사용할 경우, 검사원들이 항목의 양 끝점은 사용하지 않으려 하기 때문에 실질적으로는 중간의 3점이나 5점만을 사용하게 되는 일이 흔하다. 이 경우 시료 간의 작은 차이는 잘 측정되지 않는 단점이 있다. 최근 학계와 산업계에서는 적어도 9점 이상의 척도를 주로 사용하며, 시료 간의 작은 차이가 결과에 잘 나타나게 하기 위해서 15점 또는 15점 척도에 0점을 추가한 16점 척도를 사용한다.

(2) 선척도

선척도(line scales)를 사용하여 평가하는 경우에는 일정한 길이의 수평선을 강도의 연속선상으로 인지하고, 선 위에 검사원이 느끼는 정도에 해당하는 강도를 표시한다. 표시된 강도는 선의 왼쪽으로부터의 거리를 재어 수치로 전환된 후 분석에 사용된다. 일반적으로 선의 길이는 15 cm를 주로 사용한다. 선척도 위에는 강도의 범위를 표시하기 위하여 짧은 수직선을 그어 어느 정도의 강도를 나타내는지 단어로 표시한다. 왼쪽은 약한 강도, 오른쪽은 매우 강한 강도를 나타내는 단어로 표시한다(그림 6-21a). 왼쪽 끝의 극단은 "느껴지지 않음"으로 인식되기도 한다. 강도를 나타내는 표식(label)은 선척도의 양 끝에 위치시키기도 하지만, 양 끝을 사용하는 것을 피하는 경향을 줄이기 위하여 양 극단으로부터 1.25 cm 안

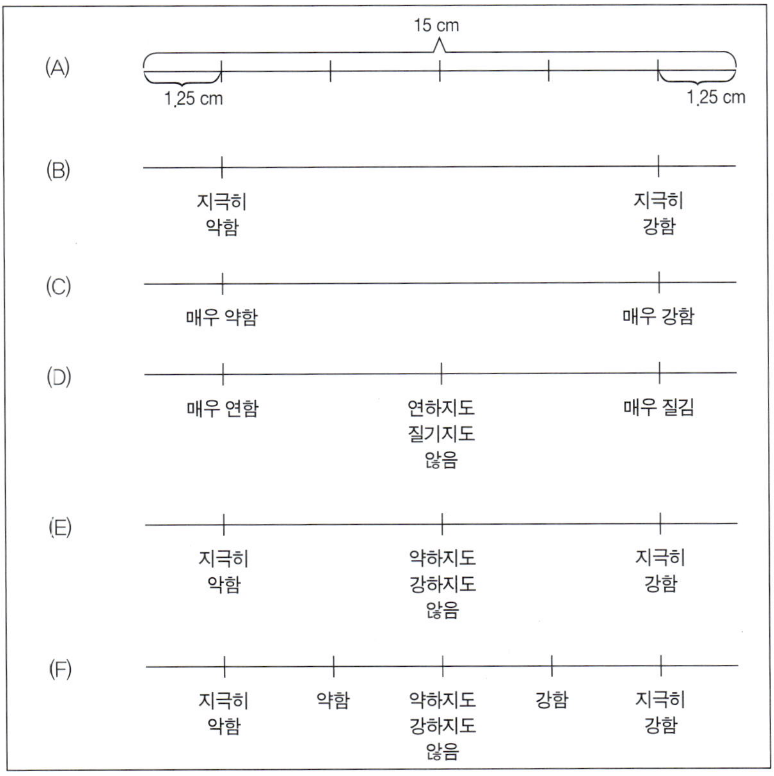

그림 6-21 선척도

쪽으로 들여 위치시키는 것이 일반적이다. 이 경우 양 끝으로부터 1.25 cm의 공간이 심리적 완충지역으로 작용하여, "지극히 약함"이나 "지극히 강함"과 같은 강도를 사용하는 데 있어서의 심리적 부담감을 줄일 수 있다. "없음"에서 "강함"의 한 방향으로 증가하는 단극성(unipolar) 척도(그림 6-21b, c) 외에 중앙점으로부터 양 방향으로 반대되는 특성이 증가하는 양극성(bipolar) 척도가 사용되기도 한다(그림 6-21d).

선척도는 연속선상 위의 모든 부분이 단어나 숫자로 표시되어 있지 않기 때문에 비구조화된 척도(unstructured scale)이라고 한다. 이러한 척도들은 정규분포를 하는 연속 자료(continuous data)를 산출하는 것으로 알려져 있어 선척도를 이용해 얻은 결과에 대해 t-검정이나 분산분석과 같은 모수적 통계분석을 수행할 수 있다.

강도 표식은 선척도의 양 끝과 필요한 경우 정 중앙에 "작지도 크지도 않음"을 표현하기 위해 표시되기도 한다(그림 6-21e). 그러나 여러 개의 강도 표식을 사용할 경우 검사원들이 표식 위에만 강도를 표시하는 일종의 구조화된 척도가 되어 선척도가 아닌 항목척도처럼 활용할 수 있으므로 주의가 필요하다(그림 6-21f).

선척도는 척도에서 주어진 항목만을 선택해야 하는 항목척도와 달리 선 위의 어느 부분이라도 사용 가능하기 때문에 시료 간의 작은 차이를 표현하는 데 훨씬 자유롭다는 장점이 있다. 그러나 종이 평가지를 사용할 경우 일일이 길이를 재어 수치화해야 하므로 결과 분석에 시간과 노력이 많이 필요하다는 단점이 있다.

(3) 크기 추정와 표지된 크기 추정 척도

감각검사에서 비율 자료는 크기추정(magnitude estimation, ME)방법에 의해 산출된다. 이 방법은 스티븐스(Stevens)에 의해 정신물리학(psychophysics)에서 반응을 정량적으로 측정하여 자극(stimuli)과 반응 간의 관계를 수학적으로 모델링하기 위하여 개발되었다.

ME에서는 하나의 자극을 검사원에게 제시한 후, 임의의 값을 부여하게 하거나 사전에 정해진 값(5, 10, 25, 100 등)을 부여한 modulus라고 하는 표준 시료(reference)를 제공하고, 처음에 평가한 자극 또는 modulus에서 감지되는 자극에 부여한 수치에 비례하여 다른

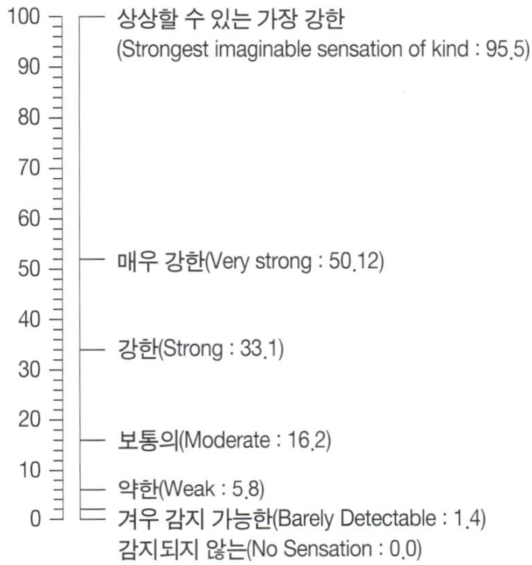

그림 6-22 표지된 크기추정척도

자극의 강도에 점수를 부여한다. 즉, 5% 설탕 수용액의 단맛을 10이라고 평가하였을 때 평가할 시료의 단맛이 그의 절반 강도였다면 5, 두 배의 강도라면 20을 부여한다. 그러나 5% 설탕 수용액에 부여된 단맛 10이라는 값은 정해진 척도에서 나온 것이 아니라 임의로 부여된 숫자이므로 강한 단맛을 의미하는 것인지 약한 단맛을 의미하는 것인지 직관적으로 알 수 없다는 단점이 있다.

이후 여러 특성 강도 표현용어에서 인지되는 강도를 ME 방법으로 추정하도록 한 후, 산출된 값과 그에 해당하는 용어를 수직선 위에 표시한 표지된 크기추정척도(labeled magnitude scale, LMS)가 개발되었다그림 6-22. 등간척도와 달리, LMS에서는 약한(weak), 보통의(moderate), 강한(strong), 매우 강한(very strong) 간의 간격이 로그(log) 간격과 유사하게 배치되어 있다. 따라서 시료의 특성 강도가 약한지 강한지 보다 직관적으로 파악할 수 있다. 일반적으로 LMS를 사용할 경우 "상상할 수 있는 가장 강한 입안 감각(strongest imaginable oral sensation)"으로 척도의 가장 높은 부분을 표시하는데, 이는 매운 감각과 같은 통각까지 아우르게 하여 보다 넓은 척도 범위를 사용하게 하기 위함이다(Green et al., 1993; Green et al., 1996).

ME나 LMS에서 산출된 자료는 비율 자료이므로 로그 값으로 전환하여 분석한다. LMS는 비율 자료를 산출할 수 있으며, 매우 강렬한 감각 경험을 척도의 최상위 부분, 즉 상상할 수 있는 가장 강한 감각의 강도의 기준으로 지정함으로써, 항목척도에서 흔히 발견되는 천정 효과(ceiling effect: 감각의 강도가 척도의 최고점 이상으로 감지되어도 응답자가 주어진 척도를 활용하여 평가해야 하므로 최고점 이상의 점수를 줄 수 없게 되는 현상)를 피할 수 있는 장점이 있다고 주장된다. 또한, "상상할 수 있는 가장 강한"이라는 최고정박점이 나타내는 강도는 일반적인 사람들의 경우 비슷한 수준의 강도를 나타내므로 검사원들이 동일한 기준으로 평가하게 되어 다른 시간대에 측정된 결과나 다른 검사원 집단의 결과를 서로 비교할 수 있다고 하였으나(Bartoshuk et al., 2004; 2005), 실제로 환경이나 평가 기준의 영향에서 완전히 자유롭지 않음이 증명된 바 있다(Diamond and Lawless, 2001).

실제로 ME나 LMS가 비율 자료를 산출하는지에 대해서는 학자들 간에서도 논란이 있다. 길이와 같은 명확한 시각적 · 물리적 자극이 아닌 맛과 향기와 같은 화학적 자극을 감지하고, 이를 비율 자료로 정량화하는 인지적 처리과정은 쉬운 것이 아니다. 특히, 2배나 1/2배와 같은 명료한 비율이 아니고 시료의 단맛이 modulus 또는 처음 맛본 시료의 단맛의 1.8배로 산출되었다면, 이는 검사원들이 단맛의 실제 강도가 1.8배임을 감지하고 산출한 수일 수도 있으나, 단순히 "2배보다는 약간 낮은"의 개념으로 산출한 결과일 수도 있다. 이에 대하여 실험을 통한 완전한 검증 역시 아직 이루어지지 않은 상태이다(Lawless and Heymann, 2010).

(4) 평점법에서 척도의 선택과 사용 시의 고려사항

① 척도 선택 시의 고려사항

정확하고 신뢰성 있는 검사 결과를 얻기 위해 척도 선택 시에는 다음 사항을 고려해야 한다.

- 척도는 평가해야 하는 시료 특성의 강도 범위를 다 포함할 수 있어야 하며, 시료 간 작은 차이를 표현할 수 있는 충분한 개수의 항목이나 공간이 있어야 한다.
- 검사원이 시료에서 감지되는 특성과 척도에서 제시되는 특성 간의 연관성을 잘 파악할 수 있어야 한다. 향미가 복잡한 시료의 경우 검사원이 척도에서 제시되는 특성을 이해하지 못하거나 감지하지 못하는 경우가 있다. 예를 들어, 커피의 "캐러멜 향"을 9점 항목 척도로 평가할 경우, 검사원이 커피의 "캐러멜 향"이 어떤 향인지 이해하지 못하거나 감지하지 못한다면 척도를 이용해 나온 수치가 아무 의미가 없을 수 있다.
- 검사원들이 척도를 모든 평가 시료 및 검사 때마다 동일하게 사용할 수 있도록 훈련하는 것이 바람직하다.

② 척도 사용 시의 고려사항

감각 특성의 측정 결과는 검사원들이 척도를 어떻게 사용하는지에 따라 좌우될 수 있다. 척도를 사용하는 양상은 다음의 세 가지로 요약될 수 있다(Meilgaard et al., 2016; **그림 6-23**).

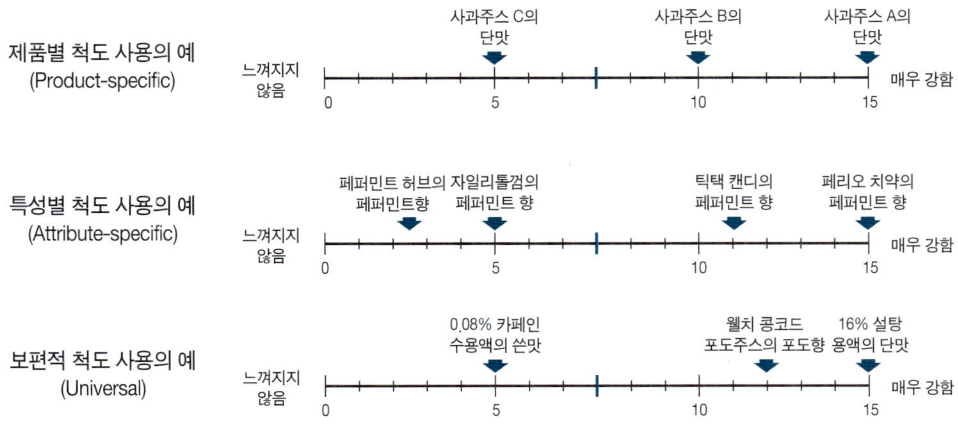

그림 6-23 척도 사용의 양상

- 제품별 척도 사용(product–specific scaling) : 척도의 "매우 강함"은 평가하는 시료가 포함된 제품 범주에서 발견되는 "매우 강함"에 해당한다. 쿠키의 단맛을 평가할 경우 현재까지 경험해 본 모든 쿠키 시료 중 가장 달았던 쿠키의 단맛이 척도의 "매우 강함"에 해당한다.
- 특성별 척도 사용(attribute–specific scaling) : 척도의 "매우 강함"은 평가하고자 하는 특성을 보유한 시료 중 검사원이 경험한 모든 시료들의 강도 범위를 고려했을 때 "매우 강함" 범위에 해당한다. 예를 들어, 쿠키의 단맛을 평가할 경우 현재까지 경험해 본 모든 식품 중 가장 강한 단맛이 척도의 "매우 강함"에 해당하게 된다. 그림 6–22에서 페퍼민트 향의 강도 평가 결과 예시를 보면, 치약의 페퍼민트 향의 강도가 검사원이 경험한 "매우 강함"에 해당하며, 이를 고려하여 평가하면 자일리톨 껌의 페퍼민트 향은 이를 기준으로 했을 때 5점에 해당하는 것으로 평가한다.
- 보편적 척도 사용(universal scaling) : 스펙트럼 묘사분석에서 사용되는 방법으로, 척도의 "매우 강함"은 검사원이 경험한 모든 시료들의 여러 특성의 강도 중 "매우 강함"으로 느낀 특성 강도에 해당한다는 주장에 기반한다. 이에 따르면 16.0% 설탕 용액의 단맛과 0.7% 소금 용액의 짠맛은 모두 15점이고, 웰치 콩코드 포도주스의 포도 향은 같은 척도 위에서 10점, 0.08% 카페인 수용액의 쓴맛은 5점을 나타낸다.

각각의 척도 사용원칙에 따라 결과도 다르게 표현될 수 있다. 예로써 제시한 쿠키의 단맛은 같은 시료라 할지라도 제품별, 특성별, 보편적, 척도 사용 여부에 따라 다른 수치로 표현될 수 있다. 따라서 결과를 다른 사람들이 이해할 수 있게 하기 위해서 "매우 강함"을 대표할 수 있는 표준 시료를 제공하는 것이 도움이 될 것이다.

③ 결과 해석 시의 고려사항

척도는 인간이 감지하는 특성의 강도가 연속선상에서 증감한다는 이론적 모형(unitary psychophysical continuum)에 근거하여 개발되었다. 빛, 공기나 식품 중 향 또는 맛 성분, 음파 등의 자극의 물리적 강도나 농도가 증가할 경우 우리가 감지하는 밝기, 냄새나 맛, 소리 역시 증가하는 것은 당연하다. 따라서 자극의 강도와 감지된 감각의 강도 간의 관계를 구한 여러 수학적 모형이 개발된 바 있으며, 이러한 모형들이 감각 특성을 척도를 이용하여 정량화하는 데 대한 이론적 타당성을 제공하고 있다(Luce and Krumhansl, 1988).

척도를 이용한 평점법은 단순해 보이지만 원리나 수행방법에 대한 깊은 이해가 수반되지 않는다면, 척도를 이용하여 산출된 숫자가 실질적으로 인간이 감지한 특성의 강도를 반영하는 것이 아니라 그저 숫자값을 얻는 것에 지나지 않을 수 있다. 하나의 예로, 항목척도 사용 시 각 항목의 성질을 나타내는 표식(label)을 연구자의 편의에 맞게 변형시킨 유사 항목 척도(pseudo−numerical scale)가 있다. 예를 들어, 제과제빵 제품에서 10점은 “완벽한 조직감(perfect texture)”, 8점은 “약간 퍽퍽한 정도(slight dryness)”, 6점은 “검과 같은 느낌(gumminess)” 등으로 평가하게 할 경우, 검과 같은 느낌, 퍽퍽한 정도라는 엄연히 다른 성질을 평가하게 된다. 앞서 언급하였듯이 척도는 수학적 모형에 그 이론적 근거를 두고 있으므로 이와 같은 제과제빵 평가방식은 엄연히 말해서 척도라고 부르기는 어려우며, 그 결과를 등간자료로 취급해서는 안된다(Lawelss and Heymann, 2010).

자극이 감지되고 언어 또는 수치로 표현되기 위해서는 감각적 처리과정과 인지적 처리과정을 거쳐야 하며, 각 처리과정에서 여러 요인에 의해 영향을 받을 수 있다그림 6−24. 특히, 인지적 처리과정에서 인간은 감각을 통해 수집된 정보 자체, 즉 감각정보(sensory input) 만을 평가하는 데 그치지 않고 감각정보를 처리하는 데 주변 환경, 사전에 형성된 경험이나 지식 등을 적극적으로 활용하게 된다. 예를 들어, 0.5% 소금 농도를 가진 국의 짠맛의 강도를 평가할 때 평소 짜게 먹어온 평가원과 싱겁게 먹어온 평가원의 응답은 다를 수 있다. 이는 각 평가원이 국의 짠맛에 대해 사전에 형성된 경험 범위에 기반하여 짠맛의 강도를 판단하기 때문이다. 또한, 자극 자체뿐 아니라 자극이 전달되는 상황이나 주변 환경을 고려하는 경향에 의해 실험 조건이나 환경이 응답에 영향을 주어 원래의 응답과 다른 편차를 유발하는 여러 종류의 오류(bias)가 발생할 수 있다. 4장에서 언급한 중심경향오류(error of central tendency), 제시순서오류(time−order error), 중앙화 오류(centering bias), 그리고 그 외 범위효과(range effect), 빈도효과(frequency effect) 등이 척도 사용과

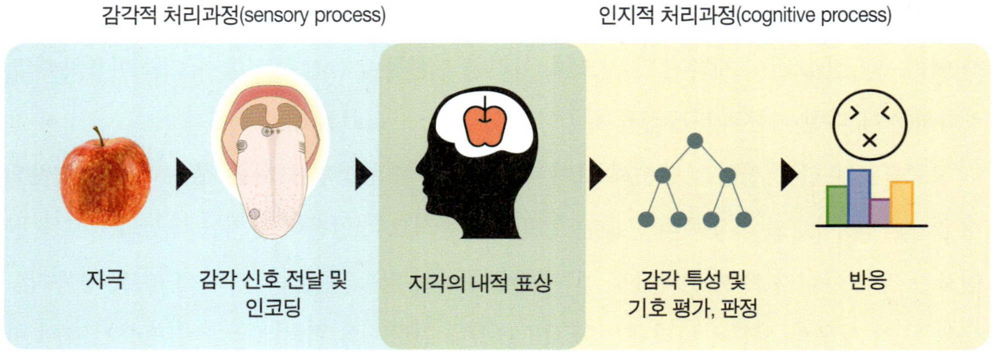

그림 6-24 감각 자극-반응 과정

출처 : Lim, 2011

관련하여 흔히 발생하는 오류들이다(Poulton, 1989; Frank et al., 1993).

학계나 산업계 모두 어떠한 환경에서도 동일 시료에 대해서는 항상 동일한 측정치, 즉 절대값(absolute value)을 산출하는 검사기법을 기대해 왔다. 절대값을 측정할 수 있다면 과거와 현재의 감각 특성 또는 기호도의 변화를 추적하여 품질관리에 활용하거나, 각 개인 간 감각 인지의 차이를 조사하는 데 유용하게 사용될 수 있다. 그러나 절대값을 측정하기 위해서는 인지된 자극만을 환경이나 맥락과 분리하여 단독으로 평가할 수 있어야 하지만, 이는 인간의 감각 감지 메커니즘(sensory perception mechanism)에서는 가능하지 않다. 실제로, 절대값을 산출한다고 주장되어 왔던 스펙트럼 묘사분석 역시 환경이나 상황의 영향이나 심리적 오류로부터 자유롭지 않음이 증명된 바 있다(Olabi and Lawless, 2008).

따라서 척도를 이용하여 감각을 측정할 때에는 이러한 인간 고유의 정보 처리 메커니즘에 대한 이해를 바탕으로 오류를 최소화하는 여러 전략에 대해 고민할 필요가 있다. 또한, 결과 해석에 있어서도 다른 환경이나 실험 조건에서 측정된 자료를 분석할 때에는 검사 수행의 환경이 동일한지 검토하여야 한다. 만약 작년 3월에 미국에서 5개의 비교 시료와 함께 측정한 초콜릿의 단맛 점수가 7점이었다면, 올해 9월에 한국에서 다른 7개의 비교 시료와 함께 측정된 값은 환경의 영향을 받아 7점이 아닌 5점일 수 있다. 그렇다면 이 결과를 단순히 초콜릿의 단맛이 감소했다고 해석하는 것은 결과를 절대값으로 인식하는 오류에 기반하는 것이다.

3) 사례 및 결과 분석

평점법으로 2개 시료를 평가하는 경우 스튜던트의 t-검정을 이용하여 분석하며, 3개 이상의 시료를 평가하는 경우 분산분석을 사용하여 분석한다. 자세한 분석 내용은 다음의 사례에서 알아보도록 한다.

(1) 2개 시료의 평가

① 검사원이 2개의 시료를 평가할 때: 짝지어진 t-검정

한 커피음료 회사에서는 캔커피 제품을 제조해 판매하고 있다. 기존 캔커피 제품(A)에 사용하는 커피 추출 원액의 가격이 오름에 따라, 다른 지역에서 생산되는 보다 저렴한 커피 추출 원액(B)을 사용하고자 한다. 그러나 B를 생산하는 지역의 커피 원두는 A를 생산하는 지역의 커피 원두보다 쓴맛이 약한 추출액을 만든다고 알려져 있어, 다른 커피 추출 원액을 사용했을 때 두 캔커피 제품의 쓴맛에 차이가 있는지 규명하고자 하였다.

- 검사 목적 : 두 종류의 커피 추출 원액을 적용한 캔커피 음료 시료의 쓴맛 강도의 유의적인 차이가 있는지 규명하여 커피 추출 원액의 교체 여부를 결정하고자 하였다.
- 검사 설계 및 수행 절차 : 커피 평가 경험이 많고 커피의 쓴맛에 대해 훈련된 내부 검사원 10명이 200 mL 캔커피 제품 형태로 제조된 2종류의 시료를 평가하였다. 사전 예비 실험 결과 개별 캔에 담긴 커피 간에는 감각 특성의 차이가 없는 것으로 나타났다. 3자리 난수로 표시된 흰색 종이컵에 커피를 30 mL씩 담아 맛균형, 랜덤화된 제공 순서에 따라 제공하였다. 검사원들은 첫 번째 시료를 맛보고 쓴맛을 15 cm 선척도를 이용하여 평가하였다. 첫 번째 시료 평가가 끝난 후 실온의 물로 입을 가신 후 두 번째 시료를 제공받아 평가하였다. 사용한 평가지는 그림 6-25와 같다.

검사원 ID#: 일시:

커피 음료 평가

제시된 시료를 확인하고 시료번호를 적어주십시오.
시료를 제공된 순서대로 맛보고, 짧은 수직선을 그어 쓴맛의 강도를 표기해 주십시오.

Q 커피음료의 쓴맛 강도는 어떻습니까?

시료번호 ________ 지극히 약함 ―――――――― 지극히 강함

시료번호 ________ 지극히 약함 ―――――――― 지극히 강함

그림 6-25 커피음료의 쓴맛 강도 평가지

• 결과 분석 : A, B 커피 원액을 사용한 커피 음료의 쓴맛 평가 결과는 다음과 같다.

검사원	커피 A	커피 B
1	7.3	7.7
2	8.4	7.2
3	8.7	7.9
4	7.6	7.3
5	8.0	8.1
6	7.1	6.3
7	8.0	7.7
8	7.5	5.8
9	6.9	6.5
10	7.4	7.0

한 명의 검사원이 시료 A와 B를 모두 평가했으므로 시료 A와 B의 응답은 연관되었다. 즉 독립이 아니므로 짝지어진 t-검정을 적용한다. 여기에서 검증할 가설은 다음과 같다.

$$H_0: \mu_A = \mu_B, H_A: \mu_A \neq \mu_B$$

μ_A: 커피 A의 쓴맛 평균, μ_B: 커피 B의 쓴맛 평균

일반적으로 μ는 모집단의 평균, $\bar{X}$는 표본집단의 평균을 의미한다. 여기에서 가설은 모집단의 평균에 대한 것으로 나타난다. 일반적으로 우리는 모집단의 값을 알 수 없기 때문에 표본집단으로부터 모집단의 성질을 추정하여 결론을 내리게 된다. 즉 10명의 표본으로부터 얻은 값에 기초하여 모집단의 쓴맛에 대한 통계적 결론을 얻는 것이다.

위와 같은 귀무가설은 다음과 같이 표현할 수 있다.

$$H_0: \mu_A - \mu_B = 0$$

$$H_A: \mu_A - \mu_B \neq 0$$

따라서 짝지어진 t-검정에서는 한 검사원으로부터 도출된 2개의 평가값의 차이(d)가 유의적으로 0과 같은지 다른지를 검정하게 되며, 따라서 다음과 같은 통계량을 계산한다.

$$t = \frac{\bar{d}}{(s_d / \sqrt{n})}$$

$\bar{d}$: 차이의 평균, s_d : 2개 평가값의 차이의 표준편차, n : 검사원의 수

대립가설이 $\mu_A - \mu_B \neq 0$ 이므로 양측검정으로 검정한다. 즉, 계산된 t의 절대값 $|t|$를 t 분포(**부록 4**)에서 주어진 유의수준에서 귀무가설이 참일 때 나타날 수 있는 최댓값, 즉 $t_{n-1, \alpha/2}$과 비교하여 $|t| > t_{n-1, \alpha/2}$ 인 경우 귀무가설을 기각한다.

이 실험에서 $\bar{d} = 0.54$, $s_d = 0.61$, $n = 10$이므로 $t = \dfrac{\bar{d}}{(s_d - \sqrt{n})} = \dfrac{0.54}{(0.61 - \sqrt{10})} = 2.79$이다.

$t_{n-1,\,\alpha/2} = t_{9,\,0.025} = 2.26$이므로 귀무가설을 기각할 수 있다. 즉, 커피 A의 쓴맛과 커피 B의 쓴맛에는 유의적인 차이가 있으며, $\bar{X}_A = 7.69$, $\bar{X}_B = 7.15$이므로 $\alpha = 0.05$에서 커피 B의 쓴맛은 커피 A의 쓴맛보다 유의적으로 약하다고 할 수 있다.

② 2개의 시료를 각각 다른 검사원이 평가할 때: 독립표본 t-검정

앞의 검사에서, 한 검사원이 시료 A와 B를 평가한 것이 아니라, 커피 시료 A와 커피 시료 B를 평가한 검사원이 다른 경우 커피 A에 대한 응답과 커피 B에 대한 응답이 독립되어 있다고 볼 수 있다. 따라서 이 경우 독립표본 t-검정을 활용한다. 아래의 예에서는 7명의 검사원이 커피 A의 쓴맛을, 9명의 검사원이 커피 B의 쓴맛을 각각 평가하였다.

검사원	커피 A	커피 B
1	6.2	6.7
2	7.5	7.6
3	5.9	6.3
4	6.8	7.2
5	6.5	6.7
6	6.0	6.5
7	7.0	7.0
8		6.9
9		6.1

귀무가설과 대립가설, 통계량 t의 계산은 다음과 같다.

$$H_0: \mu_A = \mu_B$$

$$H_A: \mu_A \neq \mu_B$$

$$t = \frac{\bar{X}_A - \bar{X}_B}{s_p\sqrt{\frac{1}{n_A} + \frac{1}{n_B}}}$$

$\bar{X}_A$: 커피 A 쓴맛의 표본평균, $\bar{X}_B$: 커피 B 쓴맛의 표본평균, s_p: 합동표준편차,

n_A: 커피 A 평가인원수, n_B: 커피 B 평가인원수

독립표본 t−검정은 시료별로 분산, 즉 표준편차가 다르므로 합동표준편차를 활용한다. 합동표준편차 S_p의 계산은 다음과 같다. 합동표준편차에서 분모는 자유도인데, 커피 A 평가 집단과 커피 B 평가 집단의 자유도의 합, 즉 $(n_A - 1) + (n_B - 1) = n_A + n_B - 2$이다.

$$S_p = \sqrt{\frac{(n_A - 1)s_A^2 + (n_B - 1)s_B^2}{n_A + n_B - 2}}$$

n_A: 커피 A 평가인원수, n_B: 커피 B 평가인원수, s_A^2 : 커피 A 쓴맛의 분산, s_B^2 : 커피 B 쓴맛의 분산

짝지어진 t−검정과 마찬가지로 $|t| > t_{df,\ \alpha/2}$ (**부록 4**)인 경우 귀무가설을 기각한다. 합동표준편차에서 사용되었던 $n_A + n_B - 2$값을 자유도로 사용한다.

이 실험에서 $\bar{X}_A = 6.56$, $s_A = 0.58$, $n_A = 7$; $\bar{X}_B = 6.78$, $s_B = 0.46$, $n_B = 9$, $s_p = 0.27$, df(자유도) = 14이므로 $t = \frac{\bar{X}_A - \bar{X}_B}{s_p\sqrt{\frac{1}{n_A} + \frac{1}{n_B}}} = \frac{6.56 - 6.78}{0.27\sqrt{\frac{1}{7} + \frac{1}{9}}} = -0.85$이다.

$t_{nA+nB-2,\ \alpha/2} = t_{14,\ 0.025} = 2.145$이므로 귀무가설을 기각할 수 없다. 즉, 커피 A의 쓴맛과 커피 B의 쓴맛에는 유의적인 차이가 없다. $\bar{X}_A = 6.56$, $\bar{X}_B = 6.78$로 커피 B의 평균값이 약간 높아 보이지만, 이 정도의 차이는 실제 시료의 차이보다는 랜덤한 점수 차이에 기인할 수 있다. 따라서 결론적으로 $\alpha = 0.05$에서 두 시료 간 커피의 쓴맛에는 유의적인 차이가 없다.

(2) 3개 이상 시료의 평가

① RCBD 설계를 사용한 실험: 일원분산분석, 특성차이측정

한 대학의 식품영양학과 학생들은 신제품 개발 공모전에 출품하기 위하여 민트초코라테를 개발하고자 하였다. 여러 배합비를 검토하는 중 박하 분말 함량이 증가하면 박하 향미와 함께 쓴맛 역시 증가한다는 소수 팀원들의 의견이 있어 박하 분말 함량에 따른 쓴맛 강도 변화를 확인하고자 하였다.

- 검사 목적 : 민트초코라테의 원료로 사용되는 박하 분말의 첨가량이 변화함에 따라 음료의 쓴맛이 변화하는지 확인하여 바람직한 수준의 쓴맛을 가지는 배합비를 만들기 위한 기초 자료로 사용하고자 하였다.
- 검사 설계 및 수행 절차 : 민트초코라테 섭취 경험이 있는 대학생 20명이 박하 분말을 10%, 20%, 30%, 40% 수준으로 첨가한 민트초코라테 음료 4종을 평가하였다. 시료는 실험 직전 제조되어 섭씨 10도 냉장 온도로 제공되었다. 시료는 무작위 완전 랜덤 블록 설계에서 제시되는 순서에 따라 제시되었으며, 3자리 난수로 표시되었다. 첨가된 코코아 분말이 검사 중 가라앉을 수 있으므로 1회용 플라스틱 커피 막대를 제공하여 분말이 다시 잘 섞일 수 있도록 맛보기 직전 10초간 골고루 저은 후 맛보도록 하였다. 검사원들은 시료를 맛보고 쓴맛을 10점 항목 척도(0점 : 쓴맛이 없다, 1점 : 지극히 약하다, 5점 : 약하지도 강하지도 않다, 9점 : 지극히 강하다)를 이용하여 평가하였다. 이때 사용한 평가지는 그림 6-26와 같다. 시료를 맛본 후 실온의 물로 입가심하고 다음 시료를 맛보도록 하였다.

- 결과 분석 : 민트초코라테의 쓴맛 평가 결과는 다음과 같다.

검사원 ID#: 일시:

민트초코라떼 음료 평가

1. 제시된 시료를 확인하고 시료번호를 빈 칸에 제공된 순서대로 적어 주십시오.
2. 시료를 제공되는 순서대로 맛보고, 본인의 의견을 가장 잘 표시한 곳에 ∨표해 주십시오.
3. 시료를 맛보기 직전 제공된 막대를 이용하여 10초간 골고루 저은 후 맛보십시오.
4. 한 시료를 맛본 후 제공된 물로 입가심을 하고 다시 시료를 맛보십시오.

Q. 민트초코라떼의 쓴맛 강도는 어떻습니까?

시료번호	☐	☐	☐	☐	☐	☐	☐	☐	☐	☐
시료번호 ______	쓴맛이 없음	지극히 약하다	매우 약하다	약하다	약한 편이다	약하지도 강하지도 않다	강한 편이다	강하다	매우 강하다	지극히 강하다
시료번호 ______	쓴맛이 없음	지극히 약하다	매우 약하다	약하다	약한 편이다	약하지도 강하지도 않다	강한 편이다	강하다	매우 강하다	지극히 강하다
시료번호 ______	쓴맛이 없음	지극히 약하다	매우 약하다	약하다	약한 편이다	약하지도 강하지도 않다	강한 편이다	강하다	매우 강하다	지극히 강하다
시료번호 ______	쓴맛이 없음	지극히 약하다	매우 약하다	약하다	약한 편이다	약하지도 강하지도 않다	강한 편이다	강하다	매우 강하다	지극히 강하다

그림 6–26 민트 초코 라떼의 쓴맛 강도 평가지

검사원	박하 분말 함량(%)			
	10	20	30	40
1	3	4	5	7
2	4	3	4	6
3	4	2	3	8
4	5	4	3	6
5	2	4	5	9
6	3	4	5	7
7	3	4	5	6
8	2	2	4	4
9	4	3	2	5
10	2	1	3	9
11	3	3	7	8
12	3	2	3	4
13	1	3	3	5
14	5	5	6	7
15	4	5	6	7
16	2	4	5	6
17	6	6	7	9
18	1	3	5	7
19	5	5	8	8
20	2	4	6	8
평균	3.2	3.6	4.8	6.8

세 개 이상의 처리군 간의 차이를 검정할 때에는 분산분석(analysis of variance, ANOVA)을 수행한다. 분산분석에 대해서는 이 책의 9장에서 자세히 설명하고 있으므로 정확한 검사 수행 및 결과 분석을 위해 반드시 일독할 것을 권한다.

이 실험에서는 검사원을 블록으로 처리하여, 검사원들 간의 개인적 차이를 제거하여 처리 효과를 최대한 명확히 규명하고자 RCBD를 활용하였다. 총 분산을 요인과 오차의 선형

조합으로 나타내면 다음과 같은 수식으로 표현될 수있다.

$$Y_{ij} = \mu_i + \varepsilon_{ij} = \mu + \tau_i + \beta_j + \varepsilon_{ij},\ \ \tau_i = \mu_i - \mu,\ \ i = 1 \cdots t,\ \ j = 1 \cdots b$$

Y_{ij} : 처리군 i의 j번째 측정값, 즉 j번째 검사원(블록)이 평가한 점수

μ_i : 처리군 i의 평균

ε_{ij} : 오차, 즉 μ_i로부터 Y_{ij}의 차이

μ : 총 평균, 즉 μ_i 들의 평균값

τ_i : 처리군 i의 처리 효과

β_j : 검사원(블록) 요인의 j 수준 효과(j번째 검사원이 전체 검사원의 평가 결과로부터 보이는 차이)

이상의 모형으로부터 검증해야 할 가설은 다음과 같이 표현된다.

H_0: $\mu_1 = \mu_2 = \mu_3 = \cdots = \mu_i$
H_A: $\mu_1, \mu_2, \mu_3 \cdots\ \mu_i$ 중 적어도 하나는 같지 않다.
μ_i: i번째 처리군의 평균값

또는, $\mu_i = \mu - \tau_i$ 이므로 다음과 같이 표현할 수도 있다.

H_0: $\tau_i = 0$ for all i
H_A: $\tau_i \neq 0$

귀무가설을 기각할 수 있을 정도로 τ_i가 충분히 크다는 것을 판단하기 위한 지표로써 통계적 검정량 F를 계산한다. F는 아주 간단하게 이야기하면 오차에 대한 처리 효과의 비율, 즉 처리 효과가 오차보다 충분히 큰가의 지표이다. 실험에서 처리군 간의 차이는 처리에 의해서 나타날 수도 있고, 원인을 설명할 수 없는 오차에 의해서 발생할 수도 있다. 따라서 F값이 충분히 크다면 처리군 간의 차이는 오차에 의해서보다 처리에 의해 발생한다고 결론 내릴 수 있다.

F값의 계산 결과는 다음과 같은 분산분석표로 나타난다. F값의 계산 과정과 공식에 대해서는 9장을 확인하기 바란다. F값의 계산은 여기에서 제시된 사례와 같이 간단한 데이터의 경우 손으로도 가능하며, Excel과 같은 범용 소프트웨어를 이용해서 분석이 가능하다. 일반적으로는 통계 전용 소프트웨어를 사용하기도 한다.

분산분석표에서 주의하여 볼 것은 F값과 유의확률이다. F값은 크면 클수록 처리 효과가 유의적이라고 할 수 있다. 귀무가설을 기각할 만큼 F값이 큰지 아닌지의 여부는 F-분포표(**부록 5**)에서 주어진 α와 자유도에 해당하는 F값을 찾아 이와 비교하여 판정할 수 있다. 검사 결과로부터 계산된 F값이 이 값보다 크다면 귀무가설을 기각할 수 있다. 한편, 통계분석 소프트웨어를 사용하면 계산된 F값이 나타날 확률, 즉 유의확률(p)를 계산해 주는데, 이 확률이 주어진 α보다 작은 경우 귀무가설을 기각한다.

여기서 제시된 사례를 분석하면 다음과 같은 분산분석표가 얻어진다. F-분포표(**부록 5**)에서 $\alpha = 0.05$이고, 분자의 자유도는 3, 분모의 자유도는 57일 때의 값을 확인하면 2.77이 나온다. 계산된 F값이 이 값보다 크면 귀무가설을 기각할 수 있다. 계산된 F값이 42.67로 2.77보다 크므로 귀무가설을 기각할 수 있다. 한편, 계산된 유의확률 역시 0.05보다 매우 낮은 값이므로 같은 결론을 내릴 수 있다. 즉, 박하 분말 첨가량에 따라 쓴맛의 강도는 유의적으로 달라진다.

요인	자유도	제곱합	평균제곱	F	유의확률 (p)
블록	20 − 1 = 19	90.55	90.55/19 = 4.77	4.77/1.24 = 3.85	<0.001
처리군	4 − 1 = 3	158.45	158.45/3 = 52.82	52.82/1.24 = 42.67	<0.001
오차	19 × 3 = 57	70.55	70.55/57 = 1.24		
합계	80 − 1 = 79	319.55			

위 결과는 검사원 간 평가 결과의 개별적 편차를 감안하고서라도, 처리군 간의 차이는 랜덤 오차에 의한 것이라고 판정짓기에는 너무나 뚜렷하므로 처리, 즉 박하 분말 함량에 따른 쓴맛의 강도 변화는 유의적인 것으로 결론내릴 수 있다.

이상의 결과는 귀무가설, 즉 $\tau_i = 0$을 기각하고 $\tau_i \neq 0$을 채택한다는 것을 의미한다. 그러나 4개 처리군 중 어떤 처리군과 어떤 처리군 간에 유의적인 차이가 있는지는 알 수 없다. 따라서 이를 확인하기 위해서는 사후 검정, 또는 다중 비교 절차가 필요하다. 여러 종류의 사후 검정 절차가 개발되었고, 각각의 내용은 통계학 교재나 이 책에 9장에 더욱 상세히 설명되어 있으니 이를 참조하기 바란다. 여기에서는 튜키의 HSD 검정법(Tukey's honestly significant difference test)을 활용하였다. HSD 통계량은 다음과 같이 계산한다.

$$q = \frac{\overline{Y}_A - \overline{Y}_B}{\sqrt{\frac{MSE}{n}}}$$

$\overline{Y}_A$: 비교할 두 평균 중 더 큰 값, $\overline{Y}_B$: 비교할 두 평균 중 더 작은 값,

MSE : 분산분석표의 오차 평균제곱, n : 각 처리군 안의 데이터의 개수

계산된 q값을 기각치, 즉 귀무가설을 기각하기 위한 최소값인 $q_{\alpha,\nu,k}$와 비교한다(**부록 3**). 이때 α는 유의수준, ν는 분산분석표에서 오차의 자유도, k는 처리군의 개수이다. 계산된 q값이 기각치보다 크면 귀무가설을 기각한다. 이때의 귀무가설은 $\mu_A = \mu_B$이다.

이 실제 사례에서 10%와 20%를 비교하면 $q = \frac{\overline{Y}_A - \overline{Y}_B}{\sqrt{\frac{MSE}{n}}} = \frac{3.6 - 3.2}{\sqrt{\frac{1.24}{20}}} = 1.67$이고 기각치 $q_{0.05,\,57,\,3} = 3.39$이므로 귀무가설을 기각할 수 없다. 즉 10% 처리군과 20% 처리군 간에는 유의적 차이가 없다. 전체 계산 결과는 다음과 같다.

	q	결론
10% 처리군 – 20% 처리군의 차이	1.67	$\bar{Y}_{10\%} = \bar{Y}_{20\%}$
10% 처리군 – 30% 처리군의 차이	6.43	$\bar{Y}_{10\%} \neq \bar{Y}_{30\%}$
10% 처리군 – 40% 처리군의 차이	14.46	$\bar{Y}_{10\%} \neq \bar{Y}_{40\%}$
20% 처리군 – 30% 처리군의 차이	4.82	$\bar{Y}_{20\%} \neq \bar{Y}_{30\%}$
20% 처리군 – 40% 처리군의 차이	12.85	$\bar{Y}_{20\%} \neq \bar{Y}_{40\%}$
30% 처리군 – 40% 처리군의 차이	8.03	$\bar{Y}_{30\%} \neq \bar{Y}_{40\%}$

보기에도 불편하므로 일반적으로는 다음과 같이 알파벳 위첨자로 시료 간 다중 비교 결과를 표현한다. 서로 다른 알파벳으로 표시된 처리군 간에는 유의적인 차이가 존재한다.

10% 처리군	20% 처리군	30% 처리군	40% 처리군
3.2^{a}	3.6^{a}	4.8^{b}	6.8^{c}

박하 첨가량이 10%에서 20%로 증가했을 때는 쓴맛의 강도에 유의적인 차이가 없었으나, 30% 이상 첨가 시 쓴맛이 유의적으로 강해지는 것으로 나타났다. 향후 기호도 검사를 통해 어느 정도 수준의 쓴맛이 소비자들에게 선호되는지 파악하여야 할 것이다.

② RCBD 설계를 사용한 실험: 일원분산분석, 기준으로부터의 차이검사

기준으로부터의 차이검사(difference-from-control test)는 기준 시료 또는 대조군으로부터 시료의 차이가 있는지, 그리고 그 차이가 얼마 정도인지 추정할 때 사용된다. 이 검사는 시료 간 차이가 있을 가능성이 높으며, 검사 목적과 관련해서 그 차이가 얼마 만큼인지를 아는 것이 관련된 결정을 내리기 위해 중요할 때 활용될 수 있다. 특히 시료 간의 자연적 편차가 큰 육류, 샐러드, 제빵 제품들에 대해 일-이점검사나 삼점검사의 대안으로 사용 가능하다.

각 검사원에게 기준 시료와 하나 또는 그 이상의 시료를 제공하고, 검사원에게 제공된 시료가 기준 시료와 얼마나 다른지 그 차이의 정도를 척도를 이용하여 평가한다. 검사원들에게 일부 시료는 기준 시료와 동일한 시료가 제공될 수도 있다고 공지한다.

- 검사 설계 : 20~50명의 검사원들에게 기준 시료("C")라고 표시된 기준 시료와 함께 하나 또는 여러 개의 시료를 제공한다. 이때 위약효과에 의한 차이를 제거하기 위하여 기준 시료에 3자리 난수를 붙인 것을 블라인드 대조군(blind control)로 하여 기준 시료와 함께 제공한다. 시료의 향미가 강하거나 복잡하여 감각적 피로나 둔화가 우려되는 경우 한 번에 기준 시료와 하나의 시료만을 평가하게 한다. 훈련된 검사원과 훈련되지 않은 검사원 모두 사용 가능하나 둘을 섞어 쓰는 것은 권장하지 않는다. 모든 검사원은 검사방법, 척도 사용법에 대해 익숙하여야 한다.
- 수행 절차 : 시료는 가급적 동시에 제공하되, 기준 시료를 먼저 평가하게 한다. 여러 시료를 제공할 때 한 검사원이 제공된 모든 시료를 평가해야 하지만 한 번에 불가능한 경우 각 검사원들이 어떤 시료를 평가했는지 기록을 남겨서 나머지 시료가 그 다음 검사에 제공될 수 있도록 한다. 검사에 사용되는 대표적인 척도는 그림 6-27와 같다.

문자 범주 척도	숫자 범주 척도
차이 없음	0
매우 작은 차이	1
작은 차이	2
중간 정도의 차이	3
큰 차이	4
매우 큰 차이	5

그림 6-27 기준으로부터 차이검사에 사용되는 척도

- 결과 분석 : 결과는 각 시료와 블라인드 대조군에 대하여 기준 시료와의 평균의 차이를 구한 후 그 결과를 분산분석 또는 짝지어진 t-검정으로 분석한다.
- 실제 사례 : 한 과일잼 회사에서는 기존 사과 원료(CON)를 소진하고, 새로 사과 원료

를 두 군데 산지로부터 입고하였다(A, B). 새로 입고한 사과 원료는 저온 저장창고에서 일정 기간 보관된 것으로, 기기 분석 결과 당도나 유기산 함량에는 큰 차이가 없었으나 사과 고유의 향미가 약하다는 일부 의견이 있었다. A와 B가 기존 사과 원료와 다르게 느껴지는지, 얼마나 다르게 느껴지는지 파악하고자 하였다.

일시: 검사 번호: 13-625

감각검사 준비 워크시트

- 본 워크시트를 시료 준비 장소에 게시하시오.
- 평가지 번호 및 시료 용기 3자리 난수 표기는 사전에 준비하시오.

시료 종류: 사과 실시검사 : 기준으로부터의 차이검사

코드	시료	코드	시료
C	Control (기존 사과 원료)	CON´	블라인드 대조군 (기존 사과 원료)
A	신규 원료, 산지 A	B	신규 원료, 산지 B

검사원 번호	시료 제시 순서	시료 번호	검사원 번호	시료 제시 순서	시료 번호
1	B-A-CON´	338-569-472	…	…	…
2	B-CON´-A	338-472-569	39	CON´-B-A	472-338-569
3	A-CON´-B	569-472-338	40	CON´-A-B	472-569-338
4	B-A-CON´	338-569-472	41	B-CON´-A	338-472-569
…	…	…	42	A-CON´-B	569-472-338

시간	검사원 번호
9:00	1, 8, 15, 22, 29, 36
9:45	2, 9, 16, 23, 30, 37
10:30	3, 10, 17, 24, 31, 38
11:15	4, 11, 18, 25, 32, 39
1:00	5, 12, 19, 26, 33, 40
1:45	6, 13, 20, 27, 34, 41
2:30	7, 14, 21, 28, 35, 42

그림 6–28 기준으로부터의 차이검사 준비를 위한 워크시트

검사번호:

기준으로부터의 차이검사

검사원 ID#: 일시:

시료 종류:

1. 받으신 시료 중 하나는 기준 시료로 CON으로 표기되어 있으며, 다른 시료들은 세 자리 숫자로 표시되어 있습니다.
2. CON을 맛본 후 시료를 제공된 순서대로 맛보고 기준 시료로부터 차이가 나는 정도를 표시해 주십시오.
3. 필요한 경우 CON을 다시 맛볼 수 있습니다.
4. 검사 시료에 기준 시료가 포함되어 있을 수 있습니다.

시료번호: ______________

______________ 0 = 차이가 없음
______________ 2 =
______________ 3 =
______________ 4 =
______________ 5 =
______________ 6 =
______________ 7 =
______________ 8 =
______________ 9 =
______________ 10 = 아주 큰 차이

의견:

그림 6–29 기준으로부터의 차이검사 평가지

– 검사의 목적 : 새로 입고한 사과 원료 A, B가 현재 사과 원료와 얼마나 유사한지 측정하여 사과잼을 만들 때 기존 원료로 만든 사과잼과 차이가 있을지 예측하기 위하여 실시되었다.

– 검사 설계 : 42명의 검사원이 CON, A, B와 블라인드 대조군인 CON′을 평가하였다. 검사에 사용된 워크시트와 평가지는 그림 6–28, 그림 6–29과 같다. 검사는 랜덤화 블록 설계에 따라 진행되었다. 42명의 평가원은 "블록"으로, 3종류의 시료(A, B, CON′)은 "처리"로 설정하였다.

– 수행 절차 : 사과는 갈변을 막기 위해 검사 직전 껍질을 벗겨 0.5 × 4 × 5 cm 크

기로 잘라 제공하였다. 검사원은 CON을 맛본 후 A, B, CON′을 각각 맛보고 평가하였으며, 필요한 경우 CON을 시료 사이사이에 다시 맛보도록 하였다. .

– 결과 분석 : 데이터는 다음과 같이 정리된다.

검사원	CON′	A	B	검사원	CON′	A	B
1	1	4	5	22	3	6	7
2	4	6	6	23	3	5	6
3	1	4	6	24	4	6	6
4	4	8	7	25	0	3	3
5	2	4	3	26	2	5	1
6	1	4	5	27	2	5	5
7	3	3	6	28	2	6	4
8	0	2	4	29	3	5	6
9	6	8	9	30	1	4	7
10	7	7	9	31	4	6	7
11	0	1	2	32	1	4	5
12	1	5	6	33	3	5	5
13	4	5	7	34	1	4	4
14	1	6	5	35	4	6	5
15	4	7	6	36	2	3	6
16	2	2	5	37	3	4	6
17	2	6	7	38	0	4	4
18	4	5	7	39	4	8	7
19	0	3	4	40	0	5	6
20	5	4	5	41	1	5	5
21	2	3	3	42	3	4	4

분산분석 결과는 다음과 같다. 검사원효과와 처리효과에 대해 계산된 p값은 모두 0.001로 0.05보다 낮으므로, 두 처리 효과 모두 유의적인 것으로 나타났다.

요인	자유도	제곱합	평균제곱	F	유의확률 (p)
블록(패널)	42−1 = 41	247.11	247.11/41 = 6.03	6.03/0.89 = 6.80	<0.001
처리군(시료)	3−1=2	225.78	225.78/2 = 112.89	112.89/0.89 = 127	<0.001
오차	41 x 2 = 82	72.85	72.85/82 = 0.89		
합계	125	545.78			

사후 검정으로는 더넷(Dunnett)의 다중비교방법을 사용하였다. 더넷의 다중비교는 가능한 모든 쌍을 비교하기보다는 대조군과 나머지 처리들 간을 비교하는 방법이다. 여기서는 블라인드 대조군인 CON′과 A, CON′과 B의 차이가 유의적인지 확인하기 위하여 사용되었다. 더넷 통계량은 다음과 같이 계산하며, 계산된 q′값을 $q'_{\alpha,\nu,k}$와 비교한다(**부록 6**). 단측 검정(**부록 6−1**)과 양측 검정(**부록 6−2**)이 모두 가능하므로 검사의 목적에 해당하는 검정을 수행하도록 한다.

$$q' = \frac{|\bar{Y}_{control} - \bar{Y}_i|}{\sqrt{\frac{2MSE}{n}}}$$

$\bar{Y}_{control}$: 대조군의 평균값(여기에서는 블라인드 대조군의 평균값)

$\bar{Y}_i$: 대조군과 비교할 평균값

MSE : 분산분석표의 오차 평균 제곱

n : 각 처리군 안의 데이터의 개수

CON′과 A 간 차이의 유의성을 검정하기 위해 검사 결과를 대입하면

$$q' = \frac{|\overline{Y}_{control} - \overline{Y}_i|}{\sqrt{\frac{2MSE}{n}}} = \frac{|2.4 - 5.5|}{\sqrt{\frac{2 \times 0.89}{42}}} = 15.05$$

A가 CON′보다 유의적으로 큰지 규명하기 위하여 단측검정을 진행하였다. $q'_{0.05(1),82,3}$ = 1.93보다 매우 크므로 A가 CON′보다 유의적으로 크다. 마찬가지로 CON′과 B를 비교했을 때에도 q′ = 11.65로 CON′이 B보다 유의적으로 크다는 결론이 나온다. 더넷의 사후검정 결과를 반영하여 표시한 평균값은 다음과 같다. 두 시료 모두 블라인드 대조군의 평균 점수보다 유의적으로 높아 기준 시료와 유의적으로 다르다고 할 수 있다.

A	B	CON′
5.5[b]	4.8[b]	2.4[a]

앞서 언급했듯이, 더넷의 다중비교는 CON′과 A, CON′과 B의 차이의 유의성만 규명할 뿐, A와 B 간의 차이가 유의적인지는 확인할 수 없다. 따라서 A와 B의 차이를 알아보기 위해서 최소유의차(LSD)를 계산한다.

$$LSD = t_{\alpha,\nu}\sqrt{MSE\left(\frac{1}{n_A} + \frac{1}{n_B}\right)}$$

$t_{\alpha,\nu}$: 주어진 α에서의 t−분포표의 t값, ν : MSE의 자유도, MSE : 오차제곱합,

n_A, n_B : 비교하고자 하는 두 평균값을 계산하기 위해 사용된 데이터의 개수

결과값을 이용하여 LSD를 계산하면

$$LSD = t_{\alpha,\nu}\sqrt{MSE\left(\frac{1}{n_A} + \frac{1}{n_B}\right)} = 1.989\sqrt{0.89\left(\frac{1}{42} + \frac{1}{42}\right)} = 0.41$$

A의 평균값과 B의 평균값 차이는 5.5 − 4.8 = 0.7로 계산된 LSD보다 크므로 A가 B보다 유의적으로 점수가 높다고 볼 수 있으며, 따라서 A가 B보다 기준 시료와의 차이가 유의적으로 더 크다고 할 수 있다.

즉, 새로 입고한 사과 원료 A와 B는 기존 시료와 유의적으로 차이를 보이며, 그 차이는 B보다 A가 컸다. 따라서 이러한 차이가 사과를 잼으로 가공했을 때도 나타나는지 입고한 원료로 만든 잼을 비교해 보고, 만약 잼에서도 이러한 차이가 나타난다면 소비자 기호도의 차이가 있는지 등을 확인해 볼 필요가 있다.

③ RCBD 설계를 사용한 실험: 이원분산분석

①에서 제시된 실제 사례에서 예비 실험을 거쳐 박하 분말의 함량을 10%와 20%의 2수준으로(ML, MH), 초콜릿 분말의 함량 역시 10%와 30%의 2수준으로(CL, CH) 정하여 총 4종류의 시료를 제조하였다(MLCL, MLCH, MHCL, MHCH). 박하 분말의 함량과 초콜릿 분말의 함량에 따른 쓴맛의 변화를 평가하고자 하였다. 이 경우 박하 분말과 초콜릿 분말 함량의 각각이 미치는 영향과 이들의 상호작용, 즉 박하 분말과 초콜릿 분말이 함께 사용될 때 쓴맛의 상승 또는 억제 작용이 일어나는지 규명할 수 있다. 앞에서 한 요인의 효과만을 판정하였다면, 이 경우 2개 요인의 효과와 나아가 요인 간 상호작용까지 평가할 수 있다.

20명의 검사원이 박하와 초콜릿 분말 함량에 따른 쓴맛을 평가한 결과는 다음과 같다. 아래 정리한 형식은 일반적으로 통계 프로그램에 사용되는 형태이다. 요인 및 특성은 열에, 각 검사원의 평가 결과는 행에 정리된다.

검사원	박하 분말 함량	초콜릿 분말 함량	쓴맛
1	ML	CL	2
1	ML	CH	3
1	MH	CL	3
1	MH	CH	5
2	ML	CL	3
2	ML	CH	4
2	MH	CL	3
2	MH	CH	6
…	…	…	…
20	ML	CL	5
20	ML	CH	3
20	MH	CL	4
20	MH	CH	8

9장에서 소개할 이원분산분석을 적용하여 결과를 분석한다. 박하 분말 함량을 요인 A, 초콜릿 분말 함량을 요인 B라 하면 분산분석을 위한 모형과 가설은 다음과 같다.

$$Y_{ijk} = \mu + \alpha_i + \beta_j + (\alpha\beta)_{ij} + \varepsilon_{ijk}\ (\mathrm{i} = 1,\cdots,\mathrm{a};\ \mathrm{j} = 1,\ \cdots,\ \mathrm{b};\ \mathrm{k} = 1,\ \cdots,\ \mathrm{n})$$

Y_{ijk} : 요인 A의 i번째 수준과 요인 B의 j번째 수준을 가지는 처리군을 k번째 검사원이 평가한 결과,

μ : 총 평균, α_i : 요인 A의 주효과, β_j : 요인 B의 주효과, $(\alpha\beta)_{ij}$: 요인 A와 요인 B의 상호작용, ε_{ij} : 오차

요인 A에 대한 가설	H_0: $\alpha_i = 0$, H_A: $\alpha_i \neq 0$
요인 B에 대한 가설	H_0: $\beta_j = 0$, H_A: $\beta_j \neq 0$
요인 A, B의 상호작용	H_0: $\alpha\beta_{ij} = 0$, H_A: $\alpha\beta_{ij} \neq 0$

여기에서는 이원분산분석을 보다 명확하게 설명하기 위하여 모형에 검사원(블록) 요인을 포함시키지 않았음을 고려하기 바란다. 감각검사에서 검사원 간 개인적 평가 경향이 매우 다른 경우 검사원을 블록으로 설정, 모형에 포함시켜 각 처리효과 및 상호작용효과를

보다 뚜렷하게 규명할 수 있다.

이 사례에서 얻어진 자료를 적용하여 분석한 결과가 다음과 같다면 $\alpha = 0.05$에서 박하 함량, 초콜릿 함량, 박하 함량과 초콜릿 함량이 모두 쓴맛에 유의적인 영향을 미친다고 해석될 수 있다.

요인	자유도	제곱합	평균제곱	F	p
박하 함량	1	7.55	7.55	4.97	0.029
초콜릿 함량	1	8.30	8.30	5.46	0.022
박하*초콜릿	1	12.34	12.34	8.12	0.006
오차	76	115.52	1.52		
합계	79	131.09			

각 시료의 평균값을 각 요인에 따라 구분하여 그래프로 나타낸 결과는 그림 6-30과 같다. 박하 함량이 10%에서 20%로 증가함에 따라, 그리고 초콜릿 함량이 10%에서 30%로 증가함에 따라 민트초코라테의 쓴맛은 증가하였다. 그러나 박하 함량의 증가가 쓴맛에 미치는

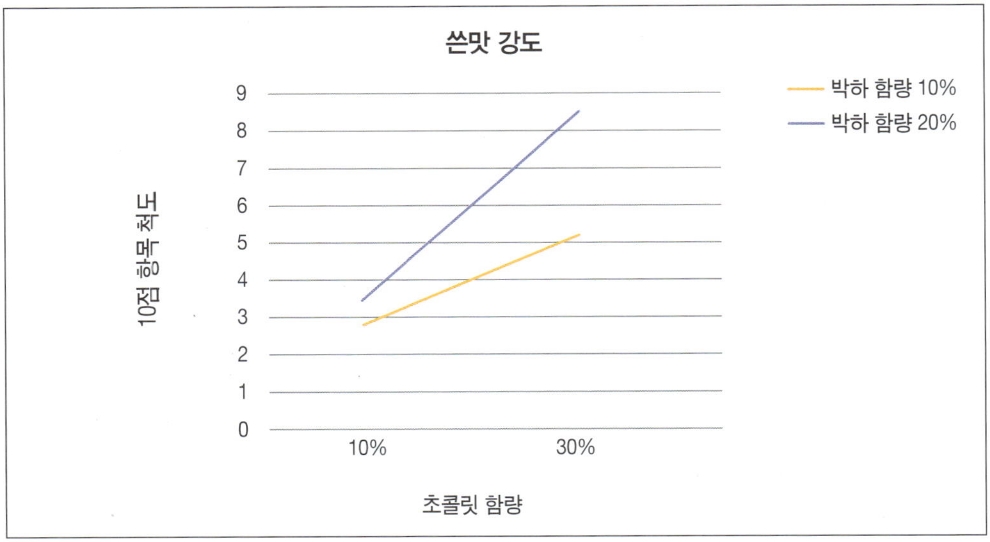

그림 6-30 초콜릿 함량과 박하 함량의 상호작용이 쓴맛 강도에 미치는 영향

영향은 초콜릿 함량에 따라 달라졌다. 즉, 초콜릿이 10% 수준으로 첨가되었을 때 박하 함량을 20%로 증가시키면 쓴맛은 10점 척도에서 약 0.7점 정도 증가하였으나, 초콜릿 함량이 30%일 때에는 박하 함량을 증가시킬 때 쓴맛이 약 3점 정도로 낮은 초콜릿 함량에서보다 더 많이 증가하여 박하 함량과 초콜릿 함량의 상호작용, 즉 높은 농도에서의 쓴맛 증가에 대한 상승효과를 보였다.

④ BIBD 설계를 사용한 실험: 일원분산분석

해외 시장에 출시하기 위하여 고추장의 전분 원료를 달리하여 찹쌀고추장, 보리고추장, 밀가루고추장, 멥쌀고추장 4종을 적용한 고추장 드레싱을 개발하였다. 6명의 검사원이 총 4종의 드레싱의 매운 감각을 평가하여야 하나, 4종류의 시료를 맛볼 때 앞선 시료 평가에 의해 감각이 둔화되어 매운맛 평가가 어려워지므로 한 사람당 한 번에 두 종류의 드레싱을 평가하게 하였다.

- 검사 목적 : 전분 원료를 달리한 고추장을 사용한 드레싱의 매운맛을 평가하여 매운맛의 차이가 있는지 규명하고자 하였다.
- 검사 설계 및 수행 절차 : 고추장 평가 경험이 있는 훈련된 검사원 6명을 선정하였다. 고추장 드레싱은 뚜껑이 있는 일회용 용기에 15 g씩 제공되었다. 검사원들은 시료를 맛본 후 입 안에 남는 매운 감각을 제거하기 위하여 4°C의 생크림으로 입을 헹군 후, 입 안에 남아 있는 생크림을 제거하기 위하여 50°C의 따뜻한 정수로 한 번 더 입을 헹구었다. 매운 감각은 9점 항목 척도(1점 : 지극히 약하다, 9점 : 지극히 강하다)를 이용하여 평가하였다. 검사는 BIBD를 이용하여 설계되었으며, 이때 $t = 4$, $b = 6$, $k = 2$, $r = 3$, $\lambda = 1$이었다.
- 결과 분석 : 고추장 드레싱의 매운맛 평가 결과는 다음과 같다.

검사원	사용된 고추장의 종류			
	멥쌀	찹쌀	보리	밀가루
1	6	4		
2		2		3
3		3	4	
4	6			3
5	8		5	
6			7	1

BIBD의 분석은 RCD와 달리 처리효과에 대해 보정이 필요하다. 이에 대한 자세한 설명은 통계학 교재를 참고하기를 권한다. 아래 분산분석 표를 보면 처리의 제곱합이 보정되었으며, 오차의 자유도 역시 블록을 포함하는 것으로 조정됨을 볼 수 있다.

요인	자유도	제곱합	평균제곱	F
검사원	b − 1	SS_{blk}	$MS_{blk} = SS_{blk}/(b-1)$	MS_{blk}/MSE
보정된 처리군	t − 1	$SST_{rt(adj)}$	$MS_{trt} = SS_{trt}/(t-1)$	MS_{trt}/MSE
오차	n − b − t + 1	SSE	MSE = SSE/(n − b − t + 1)	
합계	n − 1	SS_{total}		

n : 총 관측수

계산된 분산분석표는 다음과 같다. 시료 간에는 매운맛에 유의적인 차이가 없다고 결론내릴수 있다. 따라서 전분 원료를 달리한 고추장을 사용한 경우 드레싱의 매운맛에는 영향을 주지 않는다.

요인	자유도	제곱합	평균제곱	F	p
검사원	6 − 1 = 5	9.33	9.33/5 = 1.87	1.87/6.44 = 0.29	0.89
보정된 처리군	4 − 1 = 3	20.0	20.0/3 = 6.67	6.67/6.44 = 1.03	0.49
오차	12 − 6 − 4 + 1 = 3	19.34	19.34/3 = 6.44		
합계	12 − 1 = 11	48.67			

여기에서 주의해야 할 점은 앞서 언급하였듯이 감각검사 진행 시 각 검사원은 서로 다른 시료들을 평가하므로 시료의 강도에 따른 평가기준이 달라질 수 있어 심리적 오차에 영향을 받을 수 있다. 이러한 부분은 표준 시료의 활용이나 훈련 등을 통하여 어느 정도 감소시킬 수 있으나, 훈련되지 않은 소비자를 활용하는 실험의 경우 BIBD를 적용할 때 매우 신중을 기해야 할 것이다.

부록 1 누적 표준 정규분포표

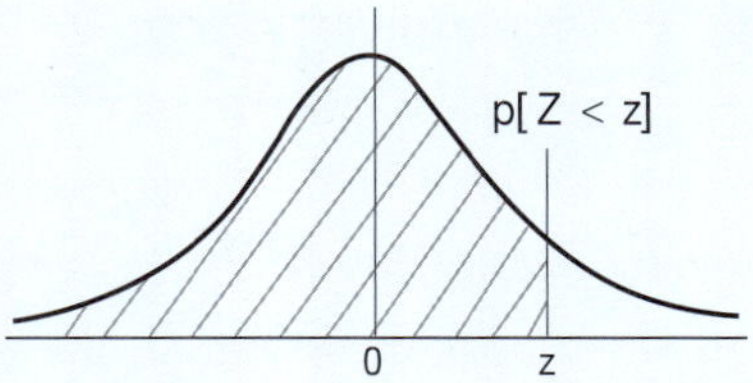

z	0.00	0.01	0.02	0.03	0.04	0.05	0.06	0.07	0.08	0.09
0.0	0.5000	0.5040	0.5080	0.5120	0.5159	0.5199	0.5239	0.5279	0.5319	0.5359
0.1	0.5398	0.5438	0.5478	0.5517	0.5557	0.5596	0.5636	0.5675	0.5714	0.5753
0.2	0.5793	0.5832	0.5871	0.5910	0.5948	0.5987	0.6026	0.6064	0.6103	0.6141
0.3	0.6179	0.6217	0.6255	0.6293	0.6331	0.6368	0.6406	0.6443	0.6480	0.6517
0.4	0.6554	0.6591	0.6628	0.6664	0.6700	0.6736	0.6772	0.6808	0.6844	0.6879
0.5	0.6915	0.6950	0.6985	0.7019	0.7504	0.7088	0.7123	0.7157	0.7190	0.7244
0.6	0.7257	0.7291	0.7324	0.7357	0.7389	0.7422	0.7454	0.7486	0.7517	0.7549
0.7	0.7580	0.7611	0.7642	0.7673	0.7704	0.7734	0.7764	0.7794	0.7823	0.7854
0.8	0.7881	0.7910	0.7939	0.7967	0.7995	0.8023	0.8051	0.8078	0.8106	0.8133
0.9	0.8159	0.8186	0.8212	0.8238	0.8264	0.8289	0.8315	0.8340	0.8365	0.8389
1.0	0.8413	0.8438	0.8461	0.8485	0.8508	0.8531	0.8554	0.8577	0.8599	0.8621
1.1	0.8643	0.8665	0.8686	0.8708	0.8729	0.8749	0.8770	0.8790	0.8804	0.8830
1.2	0.8849	0.8869	0.8888	0.8907	0.8925	0.8944	0.8962	0.8980	0.8997	0.9015
1.3	0.9032	0.9049	0.9066	0.9082	0.9099	0.9115	0.9131	0.9147	0.9162	0.9177
1.4	0.9192	0.9207	0.9222	0.9236	0.9251	0.9265	0.9279	0.9292	0.9306	0.9319
1.5	0.9332	0.9345	0.9357	0.9370	0.9382	0.9394	0.9406	0.9418	0.9429	0.9441
1.6	0.9452	0.9463	0.9474	0.9484	0.9495	0.9505	0.9515	0.9525	0.9535	0.9545
1.7	0.9554	0.9564	0.9573	0.9582	0.9591	0.9599	0.9608	0.9616	0.9625	0.9633
1.8	0.9641	0.9649	0.9656	0.9964	0.9671	0.9678	0.9686	0.9693	0.9699	0.9706
1.9	0.9713	0.9719	0.9726	0.9732	0.9738	0.9744	0.9750	0.9756	0.9761	0.9767
2.0	0.9773	0.9778	0.9783	0.9788	0.9793	0.9798	0.9803	0.9808	0.9812	0.9817
2.1	0.9821	0.9826	0.9830	0.9834	0.9838	0.9842	0.9846	0.9850	0.9854	0.9857
2.2	0.9861	0.9865	0.9868	0.9871	0.9874	0.9878	0.9881	0.9884	0.9887	0.9890
2.3	0.9893	0.9896	0.9898	0.9901	0.9904	0.9906	0.9909	0.9911	0.9913	0.9916
2.4	0.9918	0.9920	0.9922	0.9924	0.9927	0.9929	0.9931	0.9932	0.9934	0.9936
2.5	0.9938	0.9940	0.9941	0.9943	0.9945	0.9946	0.9948	0.9949	0.9951	0.9952
2.6	0.9953	0.9955	0.9956	0.9957	0.9959	0.9960	0.9961	0.9962	0.9963	0.9964
2.7	0.9965	0.9966	0.9967	0.9968	0.9969	0.9970	0.9971	0.9972	0.9973	0.9974
2.8	0.9974	0.9975	0.9976	0.9977	0.9977	0.9978	0.9979	0.9980	0.9980	0.9981
2.9	0.9981	0.9982	0.9982	0.9983	0.9984	0.9984	0.9985	0.9985	0.9986	0.9986
z	3.00	3.10	3.20	3.30	3.40	3.50	3.60	3.70	3.80	3.90
p	0.9986	0.9990	0.9993	0.9995	0.9997	0.9998	0.9998	0.9999	0.9999	1.0000

부록 2 카이제곱분포표

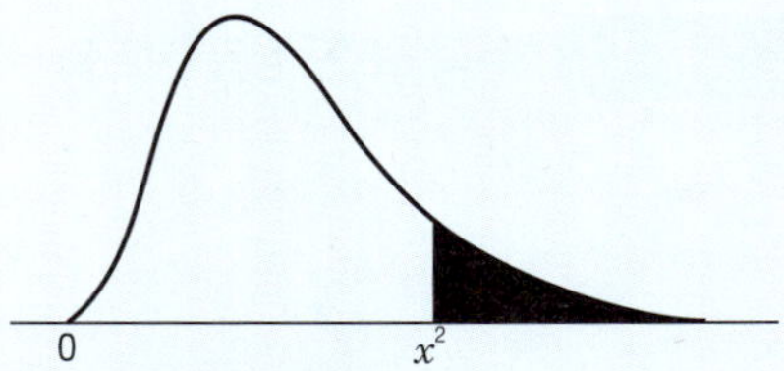

The shaded area is equal to a for $X^2 = X^2_{\alpha}$.

df	$x^2_{.995}$	$x^2_{.990}$	$x^2_{.975}$	$x^2_{.950}$	$x^2_{.900}$	$x^2_{.100}$	$x^2_{.050}$	$x^2_{.025}$	$x^2_{.010}$	$x^2_{.005}$
1	0.000	0.000	0.001	0.004	0.016	2.706	3.841	5.024	6.635	7.879
2	0.010	0.020	0.051	0.103	0.211	4.605	5.991	7.378	9.210	10.597
3	0.072	0.115	0.216	0.352	0.584	6.251	7.815	9.348	11.345	12.838
4	0.207	0.297	0.484	0.711	1.064	7.779	9.488	11.143	13.277	14.860
5	0.412	0.554	0.831	1.145	1.610	9.236	11.070	12.833	15.086	16.750
6	0.676	0.872	1.237	1.635	2.204	10.645	12.592	14.449	16.812	18.548
7	0.989	1.239	1.690	2.167	2.833	12.017	14.067	16.013	18.475	20.278
8	1.344	1.646	2.180	2.733	3.490	13.362	15.507	17.535	20.090	21.955
9	1.735	2.088	2.700	3.325	4.168	14.684	16.919	19.023	21.666	23.589
10	2.156	2.558	3.247	3.940	4.865	15.987	18.307	20.483	23.209	25.188
11	2.603	3.053	3.816	4.575	5.578	17.275	19.675	21.920	24.725	26.757
12	3.074	3.571	4.404	5.226	6.304	18.549	21.026	23.377	26.217	28.300
13	3.565	4.107	5.009	5.892	7.042	19.812	23.362	24.736	27.688	29.819
14	4.075	4.660	5.629	6.571	7.790	21.064	23.685	26.119	29.141	31.319
15	4.601	5.229	6.262	7.261	8.547	22.307	24.996	27.488	30.578	32.801
16	5.142	5.812	6.908	7.962	9.312	23.542	26.296	28.845	32.000	34.267
17	5.697	6.408	7.564	8.672	10.085	24.769	27.587	30.191	33.409	35.718
18	6.265	7.015	8.231	9.390	10.865	25.898	28.869	31.526	34.805	37.156
19	6.844	7.633	8.907	10.117	11.651	27.204	30.144	32.852	36.191	38.582
20	7.434	8.260	9.591	10.851	12.443	28.412	31.410	34.170	37.566	39.997
21	8.034	8.897	10.283	11.591	13.240	29.615	32.671	35.479	38.932	41.401
22	8.643	9.542	10.982	12.338	14.041	30.813	33.924	36.781	40.289	42.796
23	9.260	10.196	11.689	13.091	14.848	32.007	35.172	38.076	41.638	44.181
24	9.886	10.856	12.401	13.848	15.659	33.196	36.415	39.364	42.980	45.559
25	10.520	11.524	13.120	14.611	16.473	34.382	37.652	40.646	43.314	46.928
26	11.160	12.198	13.844	15.379	17.292	35.563	38.885	41.923	45.642	48.290
27	11.808	12.879	14.573	16.151	18.114	36.741	40.113	43.195	46.963	49.645
28	12.461	13.565	15.308	16.928	18.939	37.916	41.337	44.461	48.278	50.993
29	13.121	14.256	16.047	17.708	19.768	39.087	42.557	45.722	49.588	52.336
30	13.787	14.953	16.791	18.493	20.599	40.256	43.773	46.979	50.892	53.672
40	20.707	22.164	24.433	26.509	29.051	51.805	55.758	59.342	63.691	66.766
50	27.991	29.707	32.357	34.764	37.689	63.167	67.505	71.420	76.154	49.490
60	35.534	37.485	40.482	43.188	46.459	74.397	79.082	83.298	88.379	91.952
70	43.275	45.442	48.758	51.739	55.329	85.527	90.531	95.023	100.425	104.215
80	51.172	53.540	57.153	60.391	64.278	96.578	101.879	106.629	112.329	116.321
90	59.196	61.754	65.647	69.126	73.291	107.565	113.145	118.136	124.116	128.299
100	67.328	70.065	74.222	77.929	82.358	118.498	124.342	129.561	135.807	140.169

부록 3 튜키의 다중비교를 위한 상위 기각치 q값

사전에 설정한 α에 해당하는 표를 찾은 후, 분산분석에서 오차의 자유도에 해당하는 행과 비교하고자 하는 처리군의 개수에 해당하는 열이 만나는 곳의 값을 읽는다.

υ	2	3	4	5	6	7	8	9	10	11	12	13	14	15	16	17	18	19	20
The entries are $q_{0.0}$ where $\rho(q < q_{0.01}) = 0.99$																			
1	90.03	135.0	164.3	185.6	202.2	215.8	227.2	237.0	245.6	253.2	260.0	266.2	271.8	277.0	281.8	286.3	290.4	294.3	298.0
2	14.04	19.02	22.29	24.72	26.63	28.29	29.53	30.68	31.69	32.59	33.40	34.13	34.81	35.43	36.00	36.53	37.03	37.50	37.95
3	8.26	10.62	12.17	13.33	14.24	15.00	15.64	16.20	16.69	17.13	17.53	17.89	18.22	18.52	18.81	19.07	19.32	19.55	19.77
4	6.51	8.12	9.17	9.96	10.58	11.10	11.55	11.93	12.27	12.57	12.84	13.09	13.32	13.53	13.73	13.91	14.08	14.24	14.40
5	5.70	6.98	7.80	8.42	8.91	9.32	9.67	9.97	10.24	10.48	10.70	10.89	11.08	11.24	11.40	11.55	11.68	11.81	11.93
6	5.24	6.33	7.03	7.56	7.97	8.32	8.61	8.87	9.10	9.30	9.48	9.65	9.81	9.95	10.08	10.21	10.32	10.43	10.54
7	4.95	5.92	6.54	7.01	7.37	7.68	7.94	8.17	8.37	8.55	8.71	8.86	9.00	9.12	9.24	9.35	9.46	9.55	9.65
8	4.75	5.64	6.20	6.62	6.96	7.24	7.47	7.68	7.86	8.03	8.18	8.31	8.44	8.55	8.66	8.76	8.85	8.94	9.03
9	4.60	5.43	5.96	6.35	6.66	6.91	7.13	7.33	7.49	7.65	7.78	7.91	8.03	8.13	8.23	8.33	8.41	8.49	8.57
10	4.48	5.27	5.77	6.14	6.43	6.67	6.87	7.05	7.21	7.36	7.49	7.60	7.71	7.81	7.91	7.99	8.08	8.15	8.23
11	4.39	5.15	5.62	5.97	6.25	6.48	6.67	6.84	6.99	7.13	7.25	7.36	7.46	7.56	7.65	7.73	7.81	7.88	7.95
12	4.32	5.05	5.50	5.84	6.10	6.32	6.51	6.67	6.81	6.94	7.06	7.17	7.26	7.36	7.44	7.52	7.59	7.66	7.73
13	4.26	4.96	5.40	5.72	5.98	6.19	6.37	6.52	6.67	6.79	6.90	7.01	7.10	7.19	7.27	7.35	7.42	7.48	7.55
14	4.21	4.89	5.32	5.63	5.88	6.08	6.26	6.41	6.54	6.66	6.77	6.87	6.96	7.05	7.13	7.20	7.27	7.33	7.39
15	4.17	4.84	5.25	5.56	5.80	5.99	6.16	5.31	6.44	6.55	6.66	6.76	6.84	6.93	7.00	7.07	7.14	7.20	7.26
16	4.13	4.79	5.19	5.49	5.72	5.92	6.08	6.22	6.35	6.46	6.56	6.66	6.74	6.82	6.90	6.97	7.03	7.09	7.15
17	4.10	4.74	5.14	5.43	5.66	5.85	6.01	6.15	6.27	6.38	6.48	6.57	6.66	6.73	6.81	6.87	6.94	7.00	7.05
18	4.07	4.70	5.09	5.38	5.60	5.79	5.94	6.08	6.20	6.31	6.41	6.50	6.58	6.65	6.73	6.79	6.85	6.91	6.97
19	4.05	4.67	5.05	5.33	5.55	5.73	5.89	6.02	6.14	6.25	6.34	6.43	6.51	6.58	6.65	6.72	6.78	6.84	6.89
20	4.02	4.64	5.02	5.29	5.51	5.69	5.84	5.97	6.09	6.19	6.28	6.37	6.45	6.52	6.59	6.65	6.71	6.77	6.82
24	3.96	4.55	4.91	5.17	5.37	5.54	5.69	5.81	5.92	6.02	6.11	6.19	6.26	6.33	6.39	6.45	6.51	6.56	6.61
30	3.89	4.45	4.80	5.05	5.24	5.40	5.54	5.65	5.76	5.85	5.93	6.01	6.08	6.14	6.20	6.26	6.31	6.36	6.41
40	3.82	4.37	4.70	4.93	5.11	5.26	5.39	5.50	5.60	5.69	5.76	5.83	5.90	5.96	6.02	6.07	6.12	6.16	6.21
60	3.76	4.28	4.59	4.82	4.99	5.13	5.25	5.36	5.45	5.53	5.60	5.67	5.73	5.78	5.84	5.89	5.93	5.97	6.01
120	3.70	4.20	4.50	4.71	4.87	5.01	5.12	5.21	5.30	5.37	5.44	5.50	5.56	5.61	5.66	5.71	5.75	5.79	5.83
∞	3.64	4.12	4.40	4.60	4.76	4.68	4.99	5.08	5.16	5.23	5.29	5.35	5.40	5.45	4.49	5.54	5.57	5.61	5.65

v	2	3	4	5	6	7	8	9	10	11	12	13	14	15	16	17	18	19	20
The entries are $q_{0.05}$ where $\rho(q < q_{0.05}) = 0.95$																			
1	17.97	26.98	35.82	37.08	40.41	43.12	45.40	47.36	49.07	50.59	51.96	53.20	54.33	55.36	56.32	57.22	58.04	58.83	59.56
2	6.08	8.33	9.80	10.88	11.74	12.44	13.03	13.54	13.99	14.39	14.75	15.08	15.38	15.65	15.91	16.14	16.37	16.57	16.77
3	4.50	5.91	6.82	7.50	8.04	8.48	8.85	9.18	9.46	9.72	9.95	10.15	10.35	10.53	10.69	10.84	10.98	11.11	11.24
4	3.93	5.04	5.76	6.29	6.71	7.05	7.35	7.60	7.83	8.03	8.21	8.37	8.82	8.66	8.79	8.91	9.03	9.13	9.23
5	3.64	4.60	5.22	5.67	6.03	6.33	6.58	5.80	6.99	7.17	7.32	7.47	7.60	7.72	7.83	7.93	8.03	8.12	8.21
6	3.46	4.34	4.90	5.30	5.63	5.90	6.12	6.32	6.49	6.65	6.79	6.92	7.03	7.14	7.24	7.34	7.43	7.51	7.59
7	3.34	4.16	4.68	5.06	5.36	5.61	5.82	6.00	6.16	6.30	6.43	6.55	6.66	6.76	6.85	6.94	7.02	7.10	7.17
8	3.26	4.04	4.53	4.89	5.17	5.40	5.60	5.77	5.92	6.05	6.18	6.29	6.39	6.48	6.57	6.65	6.73	6.80	6.87
9	3.20	3.95	4.41	4.76	5.02	5.24	5.43	5.59	5.74	5.87	5.98	6.09	6.19	6.28	6.36	6.44	6.51	6.58	6.64
10	3.15	3.88	4.33	4.65	4.91	5.12	5.30	5.46	5.60	5.72	5.83	5.93	6.03	6.11	6.19	6.27	6.34	6.40	6.47
11	3.11	3.82	4.26	4.57	4.82	5.03	5.20	5.35	5.49	5.61	5.71	5.81	5.90	5.98	6.06	6.13	6.20	6.27	6.33
12	3.08	3.77	4.20	4.51	4.75	4.95	5.12	5.27	5.39	5.51	5.61	5.71	5.80	5.88	5.95	6.02	6.09	6.15	6.21
13	3.06	3.73	4.15	4.45	4.69	4.88	5.05	5.19	5.32	5.43	5.53	5.63	5.71	5.79	5.86	5.93	5.99	6.05	6.11
14	3.03	3.70	4.11	4.41	4.64	4.83	4.99	5.13	5.25	5.36	5.46	5.55	5.64	5.71	5.79	5.85	5.91	5.97	6.03
15	3.01	3.67	4.08	4.37	4.59	4.78	4.94	5.08	5.20	5.31	5.40	5.49	5.57	5.65	5.72	5.78	5.85	5.90	5.96
16	3.00	3.65	4.05	4.33	4.56	4.74	4.90	5.03	5.15	5.26	5.55	5.44	5.52	5.59	5.66	5.73	5.79	5.84	5.90
17	2.98	3.63	4.02	4.30	4.52	4.70	4.86	4.99	5.11	5.21	5.31	5.39	5.47	5.54	5.61	5.67	5.73	5.79	5.84
18	2.97	3.61	4.00	4.28	4.49	4.67	4.82	4.96	5.07	5.17	5.27	5.35	5.43	5.50	5.57	5.63	5.69	5.74	5.79
19	2.96	3.59	3.98	4.25	4.47	4.65	4.79	4.92	5.04	5.14	5.23	5.31	5.39	5.46	5.53	5.59	5.65	5.70	5.75
20	2.95	3.58	3.96	4.23	4.45	4.62	4.77	4.90	5.01	5.11	5.20	5.28	5.36	5.43	5.49	5.55	5.61	5.66	5.71
24	2.92	3.53	3.90	4.17	4.37	4.54	4.68	4.81	4.92	5.01	5.10	5.18	5.25	5.32	5.38	5.44	5.49	5.55	5.59
30	2.89	3.49	3.85	4.10	4.30	4.46	4.60	4.72	4.82	4.92	5.00	5.08	5.15	5.21	5.27	5.33	5.38	5.43	5.47
40	2.86	3.44	3.79	4.04	4.23	4.39	4.52	4.63	4.73	4.82	4.90	4.98	5.04	5.11	5.16	5.22	5.27	5.31	5.36
60	2.83	3.40	3.74	3.98	4.16	4.31	4.44	4.55	4.65	4.73	4.81	4.88	4.94	5.00	5.06	5.11	5.15	5.20	5.24
120	2.80	3.36	3.68	3.92	4.10	4.24	4.36	4.47	4.56	4.64	4.71	4.78	4.84	4.90	4.95	5.00	5.04	5.09	5.13
∞	2.77	3.31	3.63	3.86	4.03	4.17	4.29	4.39	4.47	4.55	4.62	4.68	4.74	4.80	4.85	4.89	4.93	4.97	5.01

v	2	3	4	5	6	7	8	9	10	11	12	13	14	15	16	17	18	19	20
The entries are $q_{0.10}$ where $\rho(q < q_{0.10}) = 0.90$																			
1	8.93	13.44	16.36	18.49	20.15	21.51	22.64	23.62	24.48	25.24	25.92	26.54	27.10	27.62	28.10	28.54	28.96	29.35	29.71
2	4.13	5.73	6.77	7.54	8.14	8.63	9.05	9.41	9.72	10.01	10.26	10.49	10.70	10.89	11.07	11.24	11.39	11.54	11.68
3	3.33	4.47	5.20	5.74	6.16	6.51	6.81	7.06	7.29	7.49	7.67	7.83	7.98	8.12	8.25	8.27	8.48	8.58	8.68
4	3.01	3.98	4.59	5.03	5.39	5.68	5.93	6.14	6.33	6.49	6.65	6.78	6.91	7.02	7.13	7.23	7.33	7.41	7.50
5	2.85	3.72	4.26	4.66	4.98	5.24	5.46	5.65	5.82	5.97	6.10	6.22	6.34	6.44	6.54	6.63	6.71	6.79	6.86
6	2.75	3.56	4.07	4.44	4.73	4.97	5.17	5.34	5.50	5.64	5.76	5.87	5.98	6.07	6.16	5.25	6.32	6.40	6.47
7	2.68	3.45	3.93	4.28	4.55	4.78	4.97	5.14	5.28	5.41	5.53	5.64	5.74	5.83	5.91	5.99	6.06	6.13	6.19
8	2.63	3.37	3.83	4.17	4.43	4.65	4.83	4.99	5.13	5.25	5.36	5.46	5.56	5.64	5.72	5.80	5.87	5.93	6.00
9	2.59	3.32	3.76	4.08	4.34	4.54	4.72	4.87	5.01	5.13	5.23	5.33	5.42	5.51	5.58	5.66	5.72	5.79	5.85
10	2.56	3.27	3.70	4.02	4.26	4.47	4.64	4.78	4.91	5.03	5.13	5.23	5.32	5.40	5.47	5.54	5.61	5.67	5.73
11	2.54	3.23	3.66	3.96	4.20	4.40	4.57	4.71	4.84	4.95	5.05	5.15	5.23	5.31	5.38	5.45	5.51	5.57	5.63
12	2.52	3.20	3.62	3.92	4.16	4.35	4.51	4.65	4.78	4.89	4.99	5.08	5.16	5.24	5.31	5.37	5.44	5.49	5.55
13	2.50	3.18	3.59	3.88	4.12	4.30	4.46	4.60	4.72	4.83	4.93	5.02	5.10	5.18	5.25	5.31	5.37	5.43	5.48
14	2.49	3.16	3.56	3.85	4.08	4.27	4.42	4.56	4.68	4.79	4.88	4.97	5.05	5.12	5.19	5.26	5.32	5.37	5.43
15	2.48	3.14	3.54	3.83	4.05	4.23	4.39	4.52	4.64	4.75	4.84	4.93	5.01	5.08	5.15	5.21	5.27	5.32	5.38
16	2.47	3.12	3.52	3.80	4.03	4.21	4.36	4.49	4.61	4.71	4.81	4.89	4.97	5.04	5.11	5.17	5.23	5.28	5.33
17	2.46	3.11	3.50	3.78	4.00	4.18	4.33	4.46	4.58	4.68	4.77	4.86	4.93	5.01	5.07	5.13	5.19	5.24	5.30
18	2.45	3.10	3.49	3.77	3.98	4.16	4.31	4.44	4.55	4.65	4.75	4.63	4.90	4.98	5.04	5.10	5.16	5.21	5.26
19	2.45	3.09	3.47	3.75	3.97	4.14	4.29	4.42	4.53	4.63	4.72	4.80	4.88	4.95	5.01	5.07	5.13	5.18	5.23
20	2.44	3.08	3.46	3.74	3.95	4.12	4.27	4.40	4.51	4.61	4.70	4.78	4.85	4.92	4.99	5.05	5.10	5.16	5.20
24	2.42	3.05	3.42	3.69	3.90	4.07	4.21	4.34	4.44	4.54	4.63	4.71	4.78	4.85	4.91	4.97	5.02	5.07	5.12
30	2.40	3.02	3.39	3.65	3.85	4.02	4.16	4.28	4.38	4.47	4.56	4.64	4.71	4.77	4.83	4.89	4.94	4.99	5.03
40	2.38	2.99	3.35	3.60	3.80	3.96	4.10	4.21	4.32	4.41	4.49	4.56	4.63	4.69	4.75	4.81	4.86	4.90	4.95
60	2.36	2.96	3.31	3.56	3.75	3.91	4.04	4.16	4.25	4.34	4.42	4.49	4.56	4.62	4.67	4.73	4.78	4.82	4.86
120	2.34	2.93	3.28	3.52	3.71	3.86	3.99	4.10	4.19	4.28	4.35	4.42	4.48	4.54	4.60	4.65	4.69	4.74	4.78
∞	2.33	2.90	3.24	3.48	3.66	3.81	3.93	4.04	4.13	4.21	4.28	4.35	4.41	4.47	4.52	4.57	4.61	4.65	4.69

부록 4 스튜던트의 t-분포표

cum.prob	$t_{.50}$	$t_{.75}$	$t_{.80}$	$t_{.85}$	$t_{.50}$	$t_{.95}$	$t_{.975}$	$t_{.99}$	$t_{.995}$	$t_{.999}$	$t_{.9995}$
one-tail	0.50	0.25	0.20	0.15	0.10	0.05	0.025	0.01	0.005	0.001	0.0005
two-tails	1.00	0.50	0.40	0.30	0.20	0.10	0.05	0.02	0.01	0.002	0.001
df											
1	0.000	1.000	1.376	1.963	3.078	6.314	12.71	31.82	63.66	318.31	636.62
2	0.000	0.816	1.061	1.386	1.886	2.920	4.303	6.965	9.925	22.327	31.599
3	0.000	0.765	0.978	1.250	1.638	2.353	3.182	4.541	5.841	10.215	12.924
4	0.000	0.741	0.941	1.190	1.533	2.132	2.776	3.747	4.604	7.173	8.610
5	0.000	0.727	0.920	1.156	1.476	2.015	2.571	3.365	4.032	5.893	6.869
6	0.000	0.718	0.906	1.134	1.440	1.943	2.447	3.143	3.707	5.208	5.959
7	0.000	0.711	0.896	1.119	1.415	1.895	2.365	2.998	3.499	4.785	5.408
8	0.000	0.706	0.889	1.108	1.397	1.860	2.306	2.896	3.355	4.501	5.041
9	0.000	0.703	0.883	1.100	1.383	1.833	2.262	2.821	3.250	4.297	4.781
10	0.000	0.700	0.879	1.093	1.372	1.812	2.228	2.764	3.169	4.144	4.587
11	0.000	0.697	0.876	1.088	1.363	1.796	2.201	2.718	3.106	4.025	4.437
12	0.000	0.695	0.873	1.083	1.356	1.782	2.179	2.681	3.055	3.930	4.318
13	0.000	0.694	0.870	1.079	1.350	1.771	2.160	2.650	3.012	3.852	4.221
14	0.000	0.692	0.868	1.076	1.345	1.761	2.145	2.624	2.977	3.787	4.140
15	0.000	0.691	0.866	1.074	1.341	1.753	2.131	2.602	2.947	3.733	4.073
16	0.000	0.690	0.865	1.071	1.337	1.746	2.120	2.583	2.921	3.686	4.015
17	0.000	0.689	0.863	1.069	1.333	1.740	2.110	2.567	2.898	3.646	3.965
18	0.000	0.688	0.862	1.067	1.330	1.734	2.101	2.552	2.878	3.610	3.922
19	0.000	0.688	0.861	1.066	1.328	1.729	2.093	2.539	2.861	3.579	3.883
20	0.000	0.687	0.860	1.064	1.325	1.725	2.086	2.528	2.845	3.552	3.850
21	0.000	0.686	0.859	1.063	1.323	1.721	2.080	2.518	2.831	3.527	3.819
22	0.000	0.686	0.858	1.061	1.321	1.717	2.074	2.508	2.819	3.505	3.792
23	0.000	0.685	0.858	1.060	1.319	1.714	2.069	2.500	2.807	3.485	3.768
24	0.000	0.685	0.857	1.059	1.318	1.711	2.064	2.492	2.797	3.467	3.745
25	0.000	0.684	0.856	1.058	1.316	1.708	2.060	2.485	2.787	3.450	3.725
26	0.000	0.684	0.856	1.058	1.315	1.706	2.056	2.479	2.779	3.435	3.707
27	0.000	0.684	0.855	1.057	1.314	1.703	2.052	2.473	2.771	3.421	3.690
28	0.000	0.683	0.855	1.056	1.313	1.701	2.048	2.467	2.763	3.408	3.674
29	0.000	0.683	0.854	1.055	1.311	1.699	2.045	2.462	2.756	3.396	3.659
30	0.000	0.683	0.854	1.055	1.310	1.697	2.042	2.457	2.750	3.385	3.646
40	0.000	0.681	0.851	1.050	1.303	1.684	2.021	2.423	2.704	3.307	3.551
60	0.000	0.679	0.848	1.045	1.296	1.671	2.000	2.390	2.660	3.232	3.460
80	0.000	0.678	0.846	1.043	1.292	1.664	1.990	2.374	2.639	3.195	3.416
100	0.000	0.677	0.845	1.042	1.290	1.660	1.984	2.364	2.626	3.174	3.390
1000	0.000	0.675	0.842	1.037	1.282	1.646	1.962	2.330	2.581	3.098	3.300
z	0.000	0.674	0.842	1.036	1.282	1.645	1.960	2.326	2.576	3.090	3.291
	0%	50%	60%	70%	80%	90%	95%	98%	99%	99.8%	99.9%

Confidence Level

부록 5 F 분포표

사전에 설정한 α에 해당하는 표를 찾은 후, 분산분석에서 오차의 자유도에 해당하는 행과 비교하고자 하는 처리군의 개수에 해당하는 열이 만나는 곳의 값을 읽는다.

	ν_1																		
ν_2	1	2	3	4	5	6	7	8	9	10	12	15	20	24	30	40	60	120	∞
	$\alpha = 0.10$																		
1	39.86	49.50	53.59	55.83	57.24	58.20	58.91	59.44	59.86	60.19	60.71	61.22	61.74	62.00	62.26	62.53	62.79	63.06	63.33
2	8.53	9.00	9.16	9.24	9.29	9.33	9.35	9.37	9.38	9.39	9.41	9.42	9.44	9.45	9.46	9.47	9.47	9.48	9.49
3	5.54	5.46	5.39	5.34	5.31	5.28	5.27	5.25	5.24	5.23	5.22	5.20	5.18	5.18	5.17	5.16	5.15	5.14	5.13
4	4.54	4.32	4.19	4.11	4.05	4.01	3.98	3.95	3.94	3.92	3.90	3.87	3.84	3.83	3.82	3.80	3.79	3.78	3.76
5	4.06	3.78	3.62	3.52	3.45	3.40	3.37	3.34	3.32	3.30	3.27	3.24	3.21	3.19	3.17	3.16	3.14	3.12	3.10
6	3.78	3.46	3.29	3.18	3.11	3.05	3.01	2.98	2.96	2.94	2.90	2.87	2.84	2.82	2.80	2.78	2.76	2.74	2.72
7	3.59	3.26	3.07	2.96	2.88	2.83	2.78	2.75	2.72	2.70	2.67	2.63	2.59	2.58	2.56	2.54	2.51	2.49	2.47
8	3.46	3.11	2.92	2.81	2.73	2.67	2.62	2.59	2.56	2.54	2.50	2.46	2.42	2.40	2.38	2.36	2.34	2.32	2.29
9	3.36	3.01	2.81	2.69	2.61	2.55	2.51	2.47	2.44	2.42	2.38	2.34	2.30	2.28	2.25	2.23	2.21	2.18	2.16
10	3.29	2.92	2.73	2.61	2.52	2.46	2.41	2.38	2.35	2.32	2.28	2.24	2.20	2.18	2.16	2.13	2.11	2.08	2.06
11	3.23	2.86	2.66	2.54	2.45	2.39	2.34	2.30	2.27	2.25	2.21	2.17	2.12	2.10	2.08	2.05	2.03	2.00	1.97
12	3.18	2.81	2.61	2.48	2.39	2.33	2.29	2.24	2.21	2.19	2.15	2.10	2.06	2.04	2.01	1.99	1.96	1.93	1.90
13	3.14	2.76	2.56	2.43	2.35	2.28	2.23	2.20	2.16	2.14	2.10	2.05	2.01	1.98	1.96	1.93	1.90	1.88	1.85
14	3.10	2.73	2.52	2.39	2.31	2.24	2.19	2.15	2.12	2.10	2.05	2.01	1.96	1.94	1.91	1.89	1.86	1.83	1.80
15	3.07	2.70	2.49	2.36	2.27	2.21	2.16	2.12	2.09	2.06	2.02	1.97	1.92	1.90	1.87	1.85	1.82	1.79	1.76
16	3.05	2.67	2.46	2.33	2.24	2.18	2.13	2.09	2.06	2.03	1.99	1.94	1.89	1.87	1.84	1.81	1.76	1.75	1.72
17	3.03	2.64	2.44	2.31	2.22	2.15	2.10	2.06	2.03	2.00	1.96	1.91	1.86	1.84	1.81	1.78	1.75	1.72	1.69
18	3.01	2.62	2.42	2.29	2.20	2.13	2.08	2.04	2.00	1.98	1.93	1.89	1.84	1.81	1.78	1.75	1.72	1.69	1.66
19	2.99	2.61	2.40	2.27	2.18	2.11	2.06	2.02	1.98	1.96	1.91	1.86	1.81	1.79	1.76	1.75	1.70	1.67	1.63
20	2.97	2.59	2.38	2.25	2.16	2.09	2.04	2.00	1.96	1.94	1.89	1.84	1.79	1.77	1.74	1.71	1.68	1.64	1.61
21	2.96	2.57	2.36	2.23	2.14	2.08	2.02	1.95	1.95	1.92	1.87	1.83	1.78	1.75	1.72	1.69	1.66	1.62	1.59
22	2.95	2.56	2.35	2.22	2.13	2.06	2.01	1.97	1.93	1.90	1.86	1.81	1.76	1.73	1.70	1.67	1.64	1.60	1.57
23	2.94	2.55	2.34	2.21	2.11	2.05	1.99	1.95	1.92	1.89	1.84	1.80	1.74	1.72	1.69	1.66	1.62	1.59	1.55
24	2.93	2.54	2.33	2.19	2.10	2.04	1.98	1.94	1.91	1.88	1.83	1.78	1.73	1.70	1.67	1.64	1.61	1.57	1.53
25	2.92	2.53	2.32	2.18	2.09	2.02	1.97	1.93	1.89	1.87	1.82	1.77	1.72	1.69	1.66	1.63	1.59	1.56	1.52
26	2.91	2.52	2.31	2.17	2.08	2.01	1.96	1.92	1.88	1.86	1.81	1.76	1.71	1.68	1.65	1.61	1.58	1.54	1.50
27	2.90	2.51	2.30	2.17	2.07	2.00	1.95	1.91	1.87	1.85	1.80	1.75	1.70	1.67	1.64	1.60	1.57	1.53	1.49
28	2.89	2.50	2.29	2.16	2.06	2.00	1.94	1.90	1.87	1.84	1.79	1.74	1.69	1.66	1.63	1.59	1.56	1.52	1.48
29	2.89	2.50	2.28	2.15	2.06	1.99	1.93	1.89	1.86	1.83	1.78	1.73	1.68	1.65	1.62	1.58	1.55	1.51	1.47
30	2.88	2.49	2.28	2.14	2.05	1.98	1.93	1.88	1.85	1.82	1.77	1.72	1.67	1.64	1.61	1.57	1.54	1.50	1.46
40	2.84	2.44	2.23	2.09	2.00	1.93	1.87	1.83	1.79	1.76	1.71	1.66	1.61	1.57	1.54	1.51	1.47	1.42	1.38
60	2.79	2.39	2.18	2.04	1.95	1.87	1.82	1.77	1.74	1.71	1.66	1.60	1.54	1.51	1.48	1.44	1.40	1.35	1.29
120	2.75	2.35	2.13	1.99	1.90	1.82	1.77	1.72	1.68	1.65	1.60	1.55	1.48	1.45	1.41	1.37	1.32	1.26	1.19
∞	2.71	2.30	2.08	1.94	1.85	1.77	1.72	1.67	1.63	1.60	1.55	1.49	1.42	1.38	1.34	1.30	1.24	1.17	1.00

ν_2	ν_1 1	2	3	4	5	6	7	8	9	10	12	15	20	24	30	40	60	120	∞
									$a = 0.05$										
1	161.4	199.5	215.7	224.6	230.2	234.0	236.8	238.9	240.5	241.9	243.9	245.9	248.0	249.1	250.1	251.1	252.2	253.3	254.3
2	18.51	19.00	19.16	19.25	19.30	19.33	19.35	19.37	19.38	19.40	19.41	19.43	19.45	19.45	19.46	19.47	19.48	19.49	19.50
3	10.13	9.55	9.28	9.12	9.01	8.94	8.89	8.85	8.81	8.79	8.74	8.70	8.66	8.64	8.62	8.59	8.57	8.55	8.53
4	7.71	6.94	6.59	6.39	6.26	6.16	6.09	6.04	6.00	5.96	5.91	5.86	5.80	5.77	5.75	5.72	5.69	5.66	5.63
5	6.61	5.79	5.41	5.19	5.05	4.95	4.88	4.82	4.77	4.74	4.68	4.62	4.56	4.53	4.50	4.46	4.43	4.40	4.36
6	5.99	5.14	4.76	4.53	4.39	4.28	4.21	4.15	4.10	4.06	4.00	3.94	3.87	3.84	3.81	3.77	3.74	3.70	3.67
7	5.59	4.74	4.35	4.12	3.97	3.87	3.79	3.73	3.68	3.64	3.57	3.51	3.44	3.41	3.38	3.34	3.30	3.27	3.23
8	5.32	4.46	4.07	3.84	3.69	3.58	3.50	3.44	3.39	3.35	3.28	3.22	3.15	3.12	3.08	3.04	3.01	2.97	2.93
9	5.12	4.26	3.86	3.63	3.48	3.37	3.29	3.23	3.18	3.14	3.07	3.01	2.94	2.90	2.86	2.83	2.79	2.75	2.71
10	4.96	4.10	3.71	3.48	3.33	3.22	3.14	3.07	3.02	2.98	2.91	2.85	2.77	2.74	2.70	2.66	2.62	2.58	2.54
11	4.84	3.98	3.59	3.36	3.20	3.09	3.01	2.95	2.90	2.85	2.79	2.72	2.65	2.61	2.57	2.53	2.49	2.45	2.40
12	4.75	3.89	3.49	3.26	3.11	3.00	2.91	2.85	2.80	2.75	2.69	2.62	2.54	2.51	2.47	2.43	2.38	2.34	2.30
13	4.67	3.81	3.41	3.18	3.03	2.92	2.83	2.77	2.71	2.67	2.60	2.53	2.46	2.42	2.38	2.34	2.30	2.25	2.21
14	4.60	3.74	3.34	3.11	2.96	2.85	2.76	2.70	2.65	2.60	2.53	2.46	2.39	2.35	2.31	2.27	2.22	2.18	2.13
15	4.54	3.68	3.29	3.06	2.90	2.79	2.71	2.64	2.59	2.54	2.48	2.40	2.33	2.29	2.25	2.20	2.16	2.11	2.07
16	4.49	3.63	3.24	3.01	2.85	2.74	2.66	2.59	2.54	2.49	2.42	2.35	2.28	2.24	2.19	2.15	2.11	2.06	2.01
17	4.45	3.59	3.20	2.96	2.81	2.70	2.61	2.55	2.49	2.45	2.38	2.31	2.23	2.19	2.15	2.10	2.06	2.01	1.96
18	4.41	3.55	3.16	2.93	2.77	2.66	2.58	2.51	2.46	2.41	2.34	2.27	2.19	2.15	2.11	2.06	2.02	1.97	1.92
19	4.38	3.52	3.13	2.90	2.74	2.63	2.54	2.48	2.42	2.38	2.31	2.23	2.16	2.11	2.07	2.03	1.98	1.93	1.88
20	4.35	3.49	3.10	2.87	2.71	2.60	2.51	2.45	2.39	2.35	2.28	2.20	2.12	2.08	2.04	1.99	1.95	1.90	1.84
21	4.32	3.47	3.07	2.84	2.68	2.57	2.49	2.42	2.37	2.32	2.25	2.18	2.10	2.05	2.01	1.96	1.92	1.87	1.81
22	4.30	3.44	3.05	2.82	2.66	2.55	2.46	2.40	2.34	2.30	2.23	2.15	2.07	2.03	1.98	1.94	1.89	1.84	1.78
23	4.28	3.42	3.03	2.80	2.64	2.53	2.44	2.37	2.32	2.27	2.20	2.13	2.05	2.01	1.96	1.91	1.86	1.81	1.76
24	4.26	3.40	3.01	2.78	2.62	2.51	2.42	2.36	2.30	2.25	2.18	2.11	2.03	1.98	1.94	1.89	1.84	1.79	1.73
25	4.24	3.39	2.99	2.76	2.60	2.49	2.40	2.34	2.28	2.24	2.16	2.09	2.01	1.96	1.92	1.87	1.82	1.77	1.71
26	4.23	3.37	2.98	2.74	2.59	2.47	2.39	2.32	2.27	2.22	2.15	2.07	1.99	1.95	1.90	1.85	1.80	1.75	1.69
27	4.21	3.35	2.96	2.73	2.57	2.46	2.37	2.31	2.25	2.20	2.13	2.06	1.97	1.93	1.88	1.84	1.79	1.73	1.67
28	4.20	3.34	2.95	2.71	2.56	2.45	2.36	2.29	2.24	2.19	2.12	2.04	1.96	1.91	1.87	1.82	1.77	1.71	1.65
29	4.18	3.33	2.93	2.70	2.55	2.43	2.35	2.28	2.22	2.18	2.10	2.03	1.94	1.90	1.85	1.81	1.75	1.70	1.64
30	4.17	3.32	2.92	2.69	2.53	2.42	2.33	2.27	2.21	2.16	2.09	2.01	1.93	1.89	1.84	1.79	1.74	1.68	1.62
40	4.08	3.23	2.84	2.61	2.45	2.34	2.25	2.18	2.12	2.08	2.00	1.92	1.84	1.79	1.74	1.69	1.64	1.58	1.51
60	4.00	3.15	2.76	2.53	2.37	2.25	2.17	2.10	2.04	1.99	1.92	1.84	1.75	1.70	1.65	1.59	1.53	1.47	1.39
120	3.92	3.07	2.68	2.45	2.29	2.17	2.09	2.02	1.96	1.91	1.83	1.75	1.66	1.61	1.55	1.50	1.43	1.35	1.25
∞	3.84	3.00	2.60	2.37	2.21	2.10	2.01	1.94	1.88	1.83	1.75	1.67	1.57	1.52	1.46	1.39	1.32	1.22	1.00

ν_2	ν_1 1	2	3	4	5	6	7	8	9	10	12	15	20	24	30	40	60	120	∞
	$\alpha = 0.01$																		
1	4052	4999.5	5403	5625	5764	5859	5928	5982	6022	6056	6106	6157	6209	6235	6261	6287	6313	6339	6366
2	98.50	99.00	99.17	99.25	99.30	99.33	99.36	99.37	99.39	99.40	99.42	99.43	99.45	99.46	99.47	99.47	99.48	99.49	99.50
3	34.12	30.82	29.46	28.71	28.24	27.91	27.67	27.49	27.35	27.23	27.05	26.87	26.69	26.60	26.50	26.41	26.32	26.22	26.13
4	21.20	18.00	16.69	15.98	15.52	15.21	14.98	14.80	14.66	14.55	14.37	14.20	14.02	13.93	13.84	13.75	13.65	13.56	13.46
5	16.26	13.27	12.06	11.39	10.97	10.67	10.46	10.29	10.16	10.05	9.89	9.72	9.55	9.47	9.38	9.29	9.20	9.11	9.02
6	13.75	10.92	9.78	9.15	8.75	8.47	8.26	8.10	7.98	7.87	7.72	7.56	7.40	7.31	7.23	7.14	7.06	6.97	6.88
7	12.25	9.55	8.45	7.85	7.46	7.19	6.99	6.84	6.72	6.62	6.47	6.31	6.16	6.07	5.99	5.91	5.82	5.74	5.65
8	11.26	8.65	7.59	7.01	6.63	6.37	6.18	6.03	5.91	5.81	5.67	5.52	5.36	5.28	5.20	5.12	5.03	4.95	4.86
9	10.56	8.02	6.99	6.42	6.06	5.80	5.61	5.47	5.35	5.26	5.11	4.96	4.81	4.73	4.65	4.57	4.48	4.40	4.31
10	10.04	7.56	6.55	5.99	5.64	5.39	5.20	5.06	4.94	4.85	4.71	4.56	4.41	4.33	4.25	4.17	4.08	4.00	3.91
11	9.65	7.21	6.22	5.67	5.32	5.07	4.89	4.74	4.63	4.54	4.40	4.25	4.10	4.02	3.94	3.86	3.78	3.69	3.60
12	9.33	6.93	5.95	5.41	5.06	4.82	4.64	4.50	4.39	4.30	4.16	4.01	3.86	3.78	3.70	3.62	3.54	3.45	3.36
13	9.07	6.70	5.74	5.21	4.86	4.62	4.44	4.30	4.19	4.10	3.96	3.82	3.66	3.59	3.51	3.43	3.34	3.25	3.17
14	8.86	6.51	5.56	5.04	4.69	4.46	4.28	4.14	4.03	3.94	3.80	3.66	3.51	3.43	3.35	3.27	3.18	3.09	3.00
15	8.68	6.36	5.42	4.89	4.56	4.32	4.14	4.00	3.89	3.80	3.67	3.52	3.37	3.29	3.21	3.13	3.05	2.96	2.87
16	8.53	6.23	5.29	4.77	4.44	4.20	4.03	3.89	3.78	3.69	3.55	3.41	3.26	3.18	3.10	3.02	2.93	2.84	2.75
17	8.40	6.11	5.18	4.67	4.34	4.10	3.93	3.79	3.68	3.59	3.46	3.31	3.16	3.08	3.00	2.92	2.83	2.75	2.65
18	8.29	6.01	5.09	4.58	4.25	4.01	3.84	3.71	3.60	3.51	3.37	3.23	3.08	3.00	2.92	2.84	2.75	2.66	2.57
19	8.18	5.93	5.01	4.50	4.17	3.94	3.77	3.63	3.52	3.43	3.30	3.15	3.00	2.92	2.84	2.76	2.67	2.58	2.49
20	8.10	5.85	4.94	4.43	4.10	3.87	3.70	3.56	3.46	3.37	3.23	3.09	2.94	2.86	2.78	2.69	2.61	2.52	2.42
21	8.02	5.78	4.87	4.37	4.04	3.81	3.64	3.51	3.40	3.31	3.17	3.03	2.88	2.80	2.72	2.64	2.55	2.46	2.36
22	7.95	5.72	4.82	4.31	3.99	3.76	3.59	3.45	3.35	3.26	3.12	2.98	2.83	2.75	2.67	2.58	2.50	2.40	2.31
23	7.88	5.66	4.76	4.26	3.94	3.71	3.54	3.41	3.30	3.21	3.07	2.93	2.78	2.70	2.62	2.54	2.45	2.35	2.26
24	7.82	5.61	4.72	4.22	3.90	3.67	3.50	3.36	3.26	3.17	3.03	2.89	2.74	2.66	2.58	2.49	2.40	2.31	2.21
25	7.77	5.57	4.68	4.18	3.85	3.63	3.46	3.32	3.22	3.13	2.99	2.85	2.70	2.62	2.54	2.45	2.36	2.27	2.17
26	7.72	5.53	4.64	4.14	3.82	3.59	3.42	3.29	3.18	3.09	2.96	2.81	2.66	2.58	2.50	2.42	2.33	2.23	2.13
27	7.68	5.49	4.60	4.11	3.78	3.56	3.39	3.26	3.15	3.06	2.93	2.78	2.63	2.55	2.47	2.38	2.29	2.20	2.10
28	7.64	5.45	4.57	4.07	3.75	3.53	3.36	3.23	3.12	3.03	2.90	2.75	2.60	2.52	2.44	2.35	2.26	2.17	2.06
29	7.60	5.42	4.54	4.04	3.73	3.50	3.33	3.20	3.09	3.00	2.87	2.73	2.57	2.49	2.41	2.33	2.23	2.14	2.03
30	7.56	5.39	4.51	4.02	3.70	3.47	3.30	3.17	3.07	2.98	2.84	2.70	2.55	2.47	2.39	2.30	2.21	2.11	2.01
40	7.31	5.18	4.31	3.83	3.51	3.29	3.12	2.99	2.89	2.80	2.66	2.52	2.37	2.29	2.20	2.11	2.02	1.92	1.80
60	7.08	4.98	4.13	3.65	3.34	3.12	2.95	2.82	2.72	2.63	2.50	2.35	2.20	2.12	2.03	1.94	1.84	1.73	1.60
120	6.85	4.79	3.95	3.48	3.17	2.96	2.79	2.66	2.56	2.47	2.34	2.19	2.03	1.95	1.86	1.76	1.66	1.53	1.38
∞	6.63	4.61	3.78	3.32	3.02	2.80	2.64	2.51	2.41	2.32	2.18	2.04	1.88	1.79	1.70	1.59	1.47	1.32	1.00

부록 6-1 더넷 검정을 위한 q′분포(단측 검정)

ν	α = 0.05								
	k: 2	3	4	5	6	7	8	9	10
5	2.02	2.44	2.68	2.85	2.98	3.08	3.16	3.24	3.30
6	1.94	2.34	2.56	2.71	2.83	2.92	3.00	3.07	3.12
7	1.89	2.27	2.48	2.62	2.73	2.82	2.89	2.95	3.01
8	1.86	2.22	2.42	2.55	2.66	2.74	2.81	2.87	2.92
9	1.83	2.18	2.37	2.50	2.60	2.68	2.75	2.81	2.86
10	1.81	2.15	2.34	2.47	2.56	2.64	2.70	2.76	2.81
11	1.80	2.13	2.31	2.44	2.53	2.60	2.67	2.72	2.77
12	1.78	2.11	2.29	2.41	2.50	2.58	2.64	2.69	2.74
13	1.77	2.09	2.27	2.39	2.48	2.55	2.61	2.66	2.71
14	1.76	2.08	2.25	2.37	2.46	2.53	2.59	2.64	2.69
15	1.75	2.07	2.24	2.36	2.44	2.51	2.57	2.62	2.67
16	1.75	2.06	2.23	2.34	2.43	2.50	2.56	2.61	2.65
17	1.74	2.05	2.22	2.33	2.42	2.49	2.54	2.59	2.64
18	1.73	2.04	2.21	2.32	2.41	2.48	2.53	2.58	2.62
19	1.73	2.03	2.20	2.31	2.40	2.47	2.52	2.57	2.61
20	1.72	2.03	2.19	2.30	2.39	2.46	2.51	2.56	2.60
24	1.71	2.01	2.17	2.28	2.36	2.43	2.48	2.53	2.57
30	1.70	1.99	2.15	2.25	2.33	2.40	2.45	2.50	2.54
40	1.68	1.97	2.13	2.23	2.31	2.37	2.42	2.47	2.51
60	1.67	1.95	2.10	2.21	2.28	2.35	2.39	2.44	2.48
120	1.66	1.93	2.08	2.18	2.26	2.32	2.37	2.41	2.45
∞	1.64	1.92	2.06	2.16	2.23	2.29	2.34	2.38	2.42

ν	α = 0.01								
	k: 2	3	4	5	6	7	8	9	10
5	3.37	3.90	4.21	4.43	4.60	4.73	4.85	4.94	5.03
6	3.14	3.61	3.88	4.07	4.21	4.33	4.43	4.51	4.59
7	3.00	3.42	3.66	3.83	3.96	4.07	4.15	4.23	4.30
8	2.90	3.29	3.51	3.67	3.79	3.88	3.96	4.03	4.09
9	2.82	3.19	3.40	3.55	3.66	3.75	3.82	3.89	3.94
10	2.76	3.11	3.31	3.45	3.56	3.64	3.71	3.78	3.83
11	2.72	3.06	3.25	3.38	3.48	3.56	3.63	3.69	3.74
12	2.68	3.01	3.19	3.32	3.42	3.50	3.56	3.62	3.67
13	2.65	2.97	3.15	3.27	3.37	3.44	3.51	3.56	3.61
14	2.62	2.94	3.11	3.23	3.32	3.40	3.46	3.51	3.56
15	2.60	2.91	3.08	3.20	3.29	3.36	3.42	3.47	3.52
16	2.58	2.88	3.05	3.17	3.26	3.33	3.39	3.44	3.48
17	2.57	2.86	3.03	3.14	3.23	3.30	3.36	3.41	3.45
18	2.55	2.84	3.01	3.12	3.21	3.27	3.33	3.38	3.42
19	2.54	2.83	2.99	3.10	3.18	3.25	3.31	3.36	3.40
20	2.53	2.81	2.97	3.08	3.17	3.23	3.29	3.34	3.38
24	2.49	2.77	2.92	3.03	3.11	3.17	3.22	3.27	3.31
30	2.46	2.72	2.87	2.97	3.05	3.11	3.16	3.21	3.24
40	2.42	2.68	2.82	2.92	2.99	3.05	3.10	3.14	3.18
60	2.39	2.64	2.78	2.87	2.94	3.00	3.04	3.08	3.12
120	2.36	2.60	2.73	2.82	2.89	2.94	2.99	3.03	3.06
∞	2.33	2.56	2.68	2.77	2.84	2.89	2.93	2.97	3.00

K = 처리군의 개수, ν = 오차의 자유도. 찾고자 하는 자유도에 해당하는 q′값을 표에서 찾을 수 없는 경우 보간법(interpolation)으로 q′값을 추정하도록 한다.

부록 6-2 더넷 검정을 위한 q′분포(양측 검정)

ν	$\alpha = 0.05$													
	k: 2	3	4	5	6	7	8	9	10	11	12	13	16	21
5	2.57	3.03	3.29	3.48	3.62	3.73	3.82	3.90	3.97	4.03	4.09	4.14	4.26	4.42
6	2.45	2.86	3.10	3.26	3.39	3.49	3.57	3.64	3.71	3.76	3.81	3.86	3.97	4.11
7	2.36	2.75	2.97	3.12	3.24	3.33	3.41	3.47	3.53	3.58	3.63	3.67	3.78	3.91
8	2.31	2.67	2.88	3.02	3.13	3.22	3.29	3.35	3.41	3.46	3.50	3.54	3.64	3.76
9	2.26	2.61	2.81	2.95	3.05	3.14	3.20	3.26	3.32	3.36	3.40	3.44	3.53	3.65
10	2.23	2.57	2.76	2.89	2.99	3.07	3.14	3.19	3.24	3.29	3.33	3.36	3.45	3.57
11	2.20	2.53	2.72	2.84	2.94	3.02	3.08	3.14	3.19	3.23	3.27	3.30	3.39	3.50
12	2.18	2.50	2.68	2.81	2.90	2.98	3.04	3.09	3.14	3.18	3.22	3.25	3.34	3.45
13	2.16	2.48	2.65	2.78	2.87	2.94	3.00	3.06	3.10	3.14	3.18	3.21	3.29	3.40
14	2.14	2.46	2.63	2.75	2.84	2.91	2.97	3.02	3.07	3.11	3.14	3.18	3.26	3.36
15	2.13	2.44	2.61	2.73	2.82	2.89	2.95	3.00	3.04	3.08	3.12	3.15	3.23	3.33
16	2.12	2.42	2.59	2.71	2.80	2.87	2.92	2.97	3.02	3.06	3.09	3.12	3.20	3.30
17	2.11	2.41	2.58	2.69	2.78	2.85	2.90	2.95	3.00	3.03	3.07	3.10	3.18	3.27
18	2.10	2.40	2.56	2.68	2.76	2.83	2.89	2.94	2.98	3.01	3.05	3.08	3.16	3.25
19	2.09	2.39	2.55	2.66	2.75	2.81	2.87	2.92	2.96	3.00	3.03	3.06	3.14	3.23
20	2.09	2.38	2.54	2.65	2.73	2.80	2.86	2.90	2.95	2.98	3.02	3.05	3.12	3.22
24	2.06	2.35	2.51	2.61	2.70	2.76	2.81	2.86	2.90	2.94	2.97	3.00	3.07	3.16
30	2.04	2.32	2.47	2.58	2.66	2.72	2.77	2.82	2.86	2.89	2.92	2.95	3.02	3.11
40	2.02	2.29	2.44	2.54	2.62	2.68	2.73	2.77	2.81	2.85	2.87	2.90	2.97	3.06
60	2.00	2.27	2.41	2.51	2.58	2.64	2.69	2.73	2.77	2.80	2.83	2.86	2.92	3.00
120	1.98	2.24	2.38	2.47	2.55	2.60	2.65	2.69	2.73	2.76	2.79	2.81	2.87	2.95
∞	1.96	2.21	2.35	2.44	2.51	2.57	2.61	2.65	2.69	2.72	2.74	2.77	2.83	2.91

ν	$\alpha = 0.01$													
	k: 2	3	4	5	6	7	8	9	10	11	12	13	16	21
5	4.03	4.63	4.98	5.22	5.41	5.56	5.69	5.80	5.89	5.98	6.05	6.12	6.30	6.52
6	3.71	4.21	4.51	4.71	4.87	5.00	5.10	5.20	5.28	5.35	5.41	5.47	5.62	5.81
7	3.50	3.95	4.21	4.39	4.53	4.64	4.74	4.82	4.89	4.95	5.01	5.06	5.19	5.36
8	3.36	3.77	4.00	4.17	4.29	4.40	4.48	4.56	4.62	4.68	4.73	4.78	4.90	5.05
9	3.25	3.63	3.85	4.01	4.12	4.22	4.30	4.37	4.43	4.48	4.53	4.57	4.68	4.82
10	3.17	3.53	3.74	3.88	3.99	4.08	4.16	4.22	4.28	4.33	4.37	4.42	4.52	4.65
11	3.11	3.45	3.65	3.79	3.89	3.98	4.05	4.11	4.16	4.21	4.25	4.29	4.30	4.52
12	3.05	3.39	3.58	3.71	3.81	3.89	3.96	4.02	4.07	4.12	4.16	4.19	4.29	4.41
13	3.01	3.33	3.52	3.65	3.74	3.82	3.89	3.94	3.99	4.04	4.08	4.11	4.20	4.32
14	2.98	3.29	3.47	3.59	3.69	3.76	3.83	3.88	3.93	3.97	4.01	4.05	4.13	4.24
15	2.95	3.25	3.43	3.55	3.64	3.71	3.78	3.83	3.88	3.92	3.95	3.99	4.07	4.18
16	2.92	3.22	3.39	3.51	3.60	3.67	3.73	3.78	3.83	3.87	3.91	3.94	4.02	4.13
17	2.90	3.19	3.36	3.47	3.56	3.63	3.69	3.74	3.79	3.83	3.86	3.90	3.98	4.08
18	2.88	3.17	3.33	3.44	3.53	3.60	3.66	3.71	3.75	3.79	3.83	3.86	3.94	4.04
19	2.86	3.15	3.31	3.42	3.50	3.57	3.63	3.68	3.72	3.76	3.79	3.83	3.90	4.00
20	2.85	3.13	3.29	3.40	3.48	3.55	3.60	3.65	3.69	3.73	3.77	3.80	3.87	3.97
24	2.80	3.07	3.22	3.32	3.40	3.47	3.52	3.57	3.61	3.64	3.68	3.70	3.78	3.87
30	2.75	3.01	3.15	3.25	3.33	3.39	3.44	3.49	3.52	3.56	3.59	3.62	3.69	3.78
40	2.70	2.95	3.09	3.19	3.26	3.32	3.37	3.41	3.44	3.48	3.51	3.53	3.60	3.68
60	2.66	2.90	3.03	3.12	3.19	3.25	3.29	3.33	3.37	3.40	3.42	3.45	3.51	3.59
120	2.62	2.85	2.97	3.06	3.12	3.18	3.22	3.26	3.29	3.32	3.35	3.37	3.43	3.51
∞	2.58	2.79	2.92	3.00	3.06	3.11	3.15	3.19	3.22	3.25	3.27	3.29	3.35	2.42

K = 처리군의 개수, ν = 오차의 자유도. 찾고자 하는 자유도에 해당하는 q′값을 표에서 찾을 수 없는 경우 보간법(interpolation)으로 q′값을 추정하도록 한다.

부록 7 α, β, P_d에 따른 삼점 검사에 필요한 최소 검사 인원수(Meilgaard et al., 2016)

α	β 0.50	0.40	0.30	0.20	0.10	0.05	0.01	0.001
P_d = 50%								
0.40	3	3	3	6	8	9	15	26
0.30	3	3	3	7	8	11	19	30
0.20	4	6	7	7	12	16	25	36
0.10	7	8	8	12	15	20	30	43
0.05	7	9	11	16	20	23	35	48
0.01	13	15	19	25	30	35	47	62
0.001	22	26	30	36	43	48	62	81
P_d = 40%								
0.40	3	3	6	6	9	15	26	41
0.30	3	3	7	8	11	19	30	47
0.20	6	7	7	12	17	25	36	55
0.10	8	10	15	17	25	30	46	67
0.05	11	15	16	23	30	40	57	79
0.01	21	26	30	35	47	56	76	102
0.001	36	39	48	55	68	76	102	130
P_d = 30%								
0.40	3	6	6	9	15	26	44	73
0.30	3	8	8	16	22	30	53	84
0.20	7	12	17	20	28	39	64	97
0.10	15	15	20	30	43	54	81	119
0.05	16	23	30	40	53	66	98	136
0.01	33	40	52	62	82	97	131	181
0.001	61	69	81	93	120	138	181	233
P_d = 20%								
0.40	6	9	12	18	35	50	94	153
0.30	8	11	19	30	47	67	116	183
0.20	12	20	28	39	64	86	140	212
0.10	25	33	46	62	89	119	178	260
0.05	40	48	66	87	117	147	213	305
0.01	72	92	110	136	176	211	292	397
0.001	130	148	176	207	257	302	396	513
P_d = 10%								
0.40	9	18	38	70	132	197	360	598
0.30	19	36	64	102	180	256	430	690
0.20	39	64	103	149	238	325	439	819
0.10	89	125	175	240	348	457	683	1011
0.05	144	191	246	325	447	572	828	1178
0.01	284	350	425	525	680	824	1132	1539
0.001	494	579	681	803	996	1165	1530	1992

부록 8 삼점 검사에서 유의적 차이를 표명할 수 있는 최소 정답수(Meilgaard et al., 2016)

n	α							n	α						
	0.40	0.30	0.20	0.10	0.05	0.01	0.001		0.40	0.30	0.20	0.10	0.05	0.01	0.001
								31	12	13	14	15	16	18	20
								32	12	13	14	15	16	18	20
3	2	2	3	3	3			33	13	13	14	15	17	18	21
4	3	3	3	4	4			34	13	14	15	16	17	19	21
5	3	3	4	4	4	5		35	13	14	15	16	17	19	22
6	3	4	4	5	5	6		36	14	14	15	17	18	20	22
7	4	4	4	5	5	6	7	42	16	17	18	19	20	22	25
8	4	4	5	5	6	7	8	48	18	19	20	21	22	25	27
9	4	5	5	6	6	7	8	54	20	21	22	23	25	27	30
10	5	5	6	6	7	8	9	60	22	23	24	26	27	30	33
11	5	5	6	7	7	8	10	66	24	25	26	28	29	32	35
12	5	6	6	7	8	9	10	72	26	27	28	30	32	34	38
13	6	6	7	8	8	9	11	78	28	29	30	32	34	37	40
14	6	7	7	8	9	10	11	84	30	31	33	35	36	39	43
15	6	7	8	8	9	10	12	90	32	33	35	37	38	42	45
16	7	7	8	9	9	11	12	96	34	35	37	39	41	44	48
17	7	8	8	9	10	11	13	102	36	37	39	41	43	46	50
18	7	8	9	10	10	12	13	108	38	40	41	43	45	49	53
19	8	8	9	10	11	12	14	114	40	42	43	45	47	51	55
20	8	9	9	10	11	13	14	120	42	44	45	48	50	53	57
21	8	9	10	11	12	13	15	126	44	46	47	50	52	56	60
22	9	9	10	11	12	14	15	132	46	48	50	52	54	58	62
23	9	10	11	12	12	14	16	138	48	50	52	54	56	60	64
24	10	10	11	12	13	15	16	144	50	52	54	56	58	62	67
25	10	11	11	12	13	15	17	150	52	54	56	58	61	65	69
26	10	11	12	13	14	15	17	156	54	56	58	61	63	67	72
27	11	11	12	13	14	16	18	162	56	58	60	63	65	69	74
28	11	12	12	14	15	16	18	168	58	60	62	65	67	71	76
29	11	12	13	14	15	17	19	174	61	62	64	67	69	74	79
30	12	12	13	14	15	17	19	180	63	64	66	69	71	76	81

위의 표에 나와 있지 않은 n은 다음 공식을 사용하여 계산할 수 있다. $Z = \dfrac{\left(k - \frac{1}{3}n\right)}{\sqrt{\frac{2}{9}n}}$. k = 관측된 정답수. Z값은 부록 4. 스튜던트의 t–분포표에서 해당되는 α를 two–tails 에서 찾아 그 열과 맨 아래 Z 행이 만나는 지점의 값을 사용한다.

부록 9 α, β, P_d에 따른 일–이점검사 및 단측검정 이점비교검사에 필요한 최소 검사 인원수(Meilgaard et al., 2016)

α		β							
		0.50	0.40	0.30	0.20	0.10	0.05	0.01	0.001
	P_d = 50%, P_{max} = 75%								
0.40		2	4	4	6	10	14	27	41
0.30		2	5	7	9	13	20	30	47
0.20		5	5	10	12	19	26	39	58
0.10		9	9	14	19	26	33	48	70
0.05		13	16	18	23	33	42	58	82
0.01		22	27	33	40	50	59	80	107
0.001		38	43	51	61	71	83	107	140
	P_d = 40%, P_{max} = 70%								
0.40		4	4	6	8	14	25	41	70
0.30		5	7	9	13	22	28	49	78
0.20		5	10	12	19	30	39	60	94
0.10		14	19	21	28	39	53	79	113
0.05		18	23	30	37	53	67	93	132
0.01		35	42	52	64	80	96	130	174
0.001		61	71	81	95	117	135	176	228
	P_d = 30%, P_{max} = 65%								
0.40		4	6	8	14	29	41	76	120
0.30		7	9	13	24	39	53	88	144
0.20		10	17	21	32	49	68	110	166
0.10		21	28	37	53	72	96	145	208
0.05		30	42	53	69	93	119	173	243
0.01		64	78	89	112	143	174	235	319
0.001		107	126	144	172	210	246	318	412
	P_d = 20%, P_{max} = 60%								
0.40		6	10	23	35	59	94	171	282
0.30		11	22	30	49	84	119	205	327
0.20		21	32	49	77	112	158	253	384
0.10		46	66	85	115	168	214	322	471
0.05		71	93	119	158	213	268	392	554
0.01		141	167	207	252	325	391	535	726
0.001		241	281	327	386	479	556	731	944
	P_d = 10%, P_{max} = 55%								
0.40		10	35	61	124	237	362	672	1124
0.30		30	72	117	199	333	479	810	1302
0.20		81	129	193	294	451	618	1006	1555
0.10		170	239	337	461	658	861	1310	1905
0.05		281	369	475	620	866	1092	1583	2237
0.01		550	665	820	1007	1301	1582	2170	2927
0.001		961	1125	1309	1551	1908	2248	2937	3812

부록 10 일-이점검사 및 단측검정 이점비교검사에서 유의적 차이를 표명할 수 있는 최소 정답수(Meilgaard et al., 2016)

n	α							n	α						
	0.40	0.30	0.20	0.10	0.05	0.01	0.001		0.40	0.30	0.20	0.10	0.05	0.01	0.001
								31	17	18	19	20	21	23	25
2	2	2						32	18	18	19	21	22	24	26
3	3	3	3					33	18	19	20	21	22	24	26
4	3	4	4	4				34	19	20	20	22	23	25	27
5	4	4	4	5	5			35	19	20	21	22	23	25	27
6	4	5	5	6	6			36	20	21	22	23	24	26	28
7	5	5	6	6	7	7		40	22	23	24	25	26	28	31
8	5	6	6	7	7	8		44	24	25	26	27	28	31	33
9	6	6	7	7	8	9		48	26	27	28	29	31	33	36
10	6	7	7	8	9	10	10	52	28	29	30	32	33	35	38
11	7	7	8	9	9	10	11	56	30	31	32	34	35	38	40
12	7	8	8	9	10	11	12	60	32	33	34	36	37	40	43
13	8	8	9	10	10	12	13	64	34	35	36	38	40	42	45
14	8	9	10	10	11	12	13	68	36	37	38	40	42	45	48
15	9	10	10	11	12	13	14	72	38	39	41	42	44	47	50
16	10	10	11	12	12	14	15	76	40	41	43	45	46	49	52
17	10	11	11	12	13	14	16	80	42	43	45	47	48	51	55
18	11	11	12	13	13	15	16	84	44	45	47	49	51	54	57
19	11	12	12	13	14	15	17	88	46	47	49	51	53	56	59
20	12	12	13	14	15	16	18	92	48	50	51	53	55	58	62
21	12	13	13	14	15	17	18	96	50	52	53	55	57	60	64
22	13	13	14	15	16	17	19	100	52	54	55	57	59	63	66
23	13	14	15	16	16	18	20	104	54	56	57	60	61	65	69
24	14	14	15	16	17	19	20	108	56	58	59	62	64	67	71
25	14	15	16	17	18	19	21	112	58	60	61	64	66	69	73
26	15	15	16	17	18	20	22	116	60	62	64	66	68	71	76
27	15	16	17	18	19	20	22	122	63	65	67	69	71	75	79
28	16	16	17	18	19	21	23	128	66	68	70	72	74	78	82
29	16	17	18	19	20	22	24	134	69	71	73	75	78	81	86
30	17	17	18	20	20	22	24	140	72	74	76	79	81	85	89

위의 표에 나와 있지 않은 n은 다음 공식을 사용하여 계산할 수 있다. $Z = \frac{(k - 0.5n)}{\sqrt{0.25n}}$. k = 관측된 정답수. Z값은 부록 4. 스튜던트의 t-분포표에서 해당되는 α를 two-tails 에서 찾아 그 열과 맨 아래 Z 행이 만나는 지점의 값을 사용한다.

부록 11 α, β, P_d에 따른 오–중–이 검사에 필요한 최소 검사 인원수(Meilgaard et al., 2016)

α		β							
		0.50	0.40	0.30	0.20	0.10	0.05	0.01	0.001
	$P_d = 50\%$								
0.40		3	4	4	5	6	7	9	13
0.30		3	4	4	5	6	7	9	16
0.20		3	4	4	5	6	7	12	18
0.10		3	4	4	5	8	9	15	18
0.05		3	6	6	7	8	12	17	24
0.01		5	7	8	9	13	14	22	29
0.001		9	9	12	13	17	21	27	36
	$P_d = 40\%$								
0.40		4	4	5	6	7	9	12	20
0.30		4	4	5	6	7	9	15	23
0.20		4	4	5	6	7	12	15	23
0.10		4	4	5	9	10	15	18	30
0.05		6	7	7	11	13	18	24	33
0.01		8	9	12	14	18	23	30	42
0.001		12	13	17	21	26	31	41	54
	$P_d = 30\%$								
0.40		5	5	6	8	9	11	20	30
0.30		5	5	6	8	9	15	24	35
0.20		5	5	6	8	13	15	28	39
0.10		5	5	9	11	17	22	32	47
0.05		7	8	12	14	20	26	39	54
0.01		13	14	18	23	30	36	49	69
0.001		21	22	27	32	42	49	66	87
	$P_d = 20\%$								
0.40		6	7	8	10	13	21	38	59
0.30		6	7	8	10	18	26	43	69
0.20		6	7	8	15	22	30	53	79
0.10		10	11	17	23	31	40	62	94
0.05		13	19	24	27	40	53	76	108
0.01		24	30	36	43	57	70	99	136
0.001		38	48	55	67	81	99	129	172
	$P_d = 10\%$								
0.40		9	11	13	22	40	60	108	184
0.30		9	16	19	34	54	80	128	212
0.20		14	22	31	47	73	99	161	245
0.10		25	38	54	70	103	130	206	297
0.05		41	55	70	94	127	167	244	249
0.01		77	98	121	145	192	233	330	449
0.001		135	158	187	224	278	332	438	572

부록 12 오–중–이 검사에서 유의적 차이를 표명할 수 있는 최소 정답수(Meilgaard et al., 2016)

n	a							n	a						
	0.40	0.30	0.20	0.10	0.05	0.01	0.001		0.40	0.30	0.20	0.10	0.05	0.01	0.001
								31	4	5	5	6	7	8	10
								32	4	5	6	6	7	9	10
3	1	1	2	2	2	3	3	33	5	5	6	7	7	9	11
4	1	2	2	2	3	3	4	34	5	5	6	7	7	9	11
5	2	2	2	2	3	3	4	35	5	5	6	7	8	9	11
6	2	2	2	3	3	4	5	36	5	5	6	7	8	9	11
7	2	2	2	3	3	4	5	37	5	6	6	7	8	9	11
8	2	2	2	3	3	4	5	38	5	6	6	7	8	10	11
9	2	2	3	3	4	4	5	39	5	6	6	7	8	10	12
10	2	2	3	3	4	5	6	40	5	6	7	7	8	10	12
11	2	3	3	3	4	5	6	41	5	6	7	8	8	10	12
12	2	3	3	4	4	5	6	42	6	6	7	8	9	10	12
13	2	3	3	4	4	5	6	43	6	6	7	8	9	10	12
14	3	3	3	4	4	5	7	44	6	6	7	8	9	11	12
15	3	3	3	4	5	6	7	45	6	6	7	8	9	11	13
16	3	3	4	4	5	6	7	46	6	7	7	8	9	11	13
17	3	3	4	4	5	6	7	47	6	7	7	8	9	11	13
18	3	3	4	4	5	6	8	48	6	7	8	9	9	11	13
19	3	3	4	5	5	6	8	49	6	7	8	9	10	11	13
20	3	4	4	5	5	7	8	50	6	7	8	9	10	11	14
21	3	4	4	5	6	7	8	51	7	7	8	9	10	12	14
22	3	4	4	5	6	7	8	52	7	7	8	9	10	12	14
23	4	4	4	5	6	7	9	53	7	7	8	9	10	12	14
24	4	4	5	5	6	7	9	54	7	7	8	9	10	12	14
25	4	4	5	5	6	7	9	55	7	8	8	9	10	12	14
26	4	4	5	6	6	8	9	56	7	8	8	10	10	12	14
27	4	4	5	6	6	8	9	57	7	8	9	10	11	12	15
28	4	5	5	6	7	8	10	58	7	8	9	10	11	13	15
29	4	5	5	6	7	8	10	59	7	8	9	10	11	13	15
30	4	5	5	6	7	8	10	60	7	8	9	10	11	13	15

위의 표에 나와 있지 않은 n은 다음 공식을 사용하여 계산할 수 있다. $Z = \frac{(k - 0.1n)}{\sqrt{0.09n}}$. k = 관측된 정답 수. Z값을 부록 4. 스튜던트의 t–분포표에서 해당되는 α를 two–tails 에서 찾아 그 열과 맨 아래 Z 행이 만나는 지점의 값을 사용한다.

부록 13 α, β, δ에 따른 사점검사에 필요한 최소 검사 인원수(Rogers, 2017)

α		β							
		0.50	0.40	0.30	0.20	0.10	0.05	0.01	0.001
	δ = 0.50								
0.40		34	63	110	178	309	463	815	1346
0.30		63	109	170	255	417	588	985	1561
0.20		116	176	254	367	560	759	1204	1842
0.10		230	307	413	560	805	1028	1557	2274
0.05		349	454	577	752	1029	1293	1873	2649
0.01		659	803	979	1202	1544	1867	2551	3451
0.001		1138	1330	1543	1822	2251	2636	3444	4476
	δ = 0.75								
0.40		11	17	31	43	78	113	190	306
0.30		18	29	43	63	98	141	226	355
0.20		32	46	60	88	133	176	277	414
0.10		58	77	99	132	185	236	350	508
0.05		86	110	135	173	234	293	420	594
0.01		156	188	223	272	349	418	569	769
0.001		256	298	349	411	501	586	766	995
	δ = 1.00								
0.40		8	8	14	17	31	43	72	116
0.30		10	15	18	26	40	52	86	130
0.20		16	19	27	35	49	68	102	156
0.10		24	29	37	50	69	88	132	188
0.05		34	42	52	65	89	110	154	220
0.01		56	68	81	101	130	156	210	283
0.001		97	114	129	152	183	214	280	365
	δ = 1.25								
0.40		5	5	8	11	14	20	37	57
0.30		7	7	10	15	21	26	43	66
0.20		7	11	14	19	27	35	49	74
0.10		14	15	19	24	32	45	66	91
0.05		15	22	29	34	42	52	78	105
0.01		30	33	40	51	61	76	101	135
0.001		47	54	61	75	92	102	135	175
	δ = 1.5								
0.40		3	5	5	8	11	14	20	34
0.30		3	5	7	8	11	15	26	38
0.20		6	6	9	11	16	19	30	43
0.10		7	10	14	15	20	25	37	53
0.05		11	13	15	20	25	32	42	60
0.01		17	21	25	30	37	46	57	76
0.001		28	34	36	43	54	61	78	100

부록 14 사점검사에서 유의적 차이를 표명할 수 있는 최소 정답수(Rogers, 2017)

n	α							n	α						
	0.40	0.30	0.20	0.10	0.05	0.01	0.001		0.40	0.30	0.20	0.10	0.05	0.01	0.001
								31	12	13	14	15	16	18	20
								32	12	13	14	15	16	18	20
3	2	2	3	3	3	–	–	33	13	13	14	15	17	18	21
4	3	3	3	4	4	–	–	34	13	14	15	16	17	19	21
5	3	3	4	4	4	5	–	35	13	14	15	16	17	19	22
6	3	4	4	5	5	6	–	36	14	14	15	17	18	20	22
7	4	4	4	5	5	6	7	42	16	17	18	19	20	22	25
8	4	4	5	5	6	7	8	48	18	19	20	21	22	25	27
9	4	5	5	6	6	7	8	54	20	21	22	23	25	27	30
10	5	5	6	6	7	8	9	60	22	23	24	26	27	30	33
11	5	5	6	7	7	8	10	66	24	25	26	28	29	32	35
12	5	6	6	7	8	9	10	72	26	27	28	30	32	34	38
13	6	6	7	8	8	9	11	78	28	29	30	32	34	37	40
14	6	7	7	8	9	10	11	84	30	31	33	35	36	39	43
15	6	7	8	8	9	10	12	90	32	33	36	37	38	42	45
16	7	7	8	9	9	11	12	96	34	35	37	39	41	44	48
17	7	8	8	9	10	11	13	102	36	37	39	41	43	46	50
18	7	8	9	10	10	12	13	108	38	40	41	43	45	49	53
19	8	8	9	10	11	12	14	114	40	42	43	45	47	51	55
20	8	9	9	10	11	13	14	120	42	44	45	48	50	53	57
21	8	9	10	11	12	13	15	126	44	46	47	50	52	56	60
22	9	9	10	11	12	14	15	132	46	48	50	52	54	58	62
23	9	10	11	12	12	14	16	138	48	50	52	54	56	60	64
24	10	10	11	12	13	15	16	144	50	52	54	56	58	62	67
25	10	11	11	12	13	15	17	150	52	54	56	58	61	65	69
26	10	11	12	13	14	15	17	156	54	56	58	61	63	67	72
27	11	11	12	13	14	16	18	162	56	58	60	63	66	69	74
28	11	12	12	14	15	16	18	168	58	60	62	66	67	71	76
29	11	12	13	14	15	17	19	174	61	62	64	67	69	74	79
30	12	12	13	14	15	17	19	180	63	64	66	69	71	76	81

위의 표에 나와 있지 않은 n은 다음 공식을 사용하여 계산할 수 있다. $Z = \frac{\left(k - \frac{1}{3}n\right)}{\sqrt{\frac{2}{9}n}}$. k = 관측된 정답 수. Z값은 부록 4. 스튜던트의 t-분포표에서 해당되는 α를 two-tails 에서 찾아 그 열과 맨 아래 Z 행이 만나는 지점의 값을 사용한다.

부록 15 α, β, P_{max}에 따른 양측검정 이점비교검사에 필요한 최소 검사 인원수 (Meilgaard et al., 2016)

α	β							
	0.50	0.40	0.30	0.20	0.10	0.05	0.01	0.001
P_{max} = 75%								
0.40	5	5	10	12	19	26	39	58
0.30	6	8	11	16	22	29	42	64
0.20	9	9	14	19	26	33	48	70
0.10	13	16	18	23	33	42	58	82
0.05	17	20	25	30	42	49	67	92
0.01	26	34	39	44	57	66	87	117
0.001	42	50	58	66	78	90	117	149
P_{max} = 70%								
0.40	5	10	12	19	30	39	60	94
0.30	8	13	18	22	33	44	68	102
0.20	14	19	21	28	39	53	79	113
0.10	18	23	30	37	53	67	93	132
0.05	25	35	40	49	65	79	110	149
0.01	44	49	59	73	92	108	144	191
0.001	68	78	90	102	126	147	188	240
P_{max} = 65%								
0.40	10	17	21	32	49	68	110	166
0.30	13	20	29	42	59	81	125	188
0.20	21	28	37	53	72	96	145	208
0.10	30	42	53	69	93	119	173	243
0.05	44	56	67	90	114	145	199	176
0.01	73	92	108	131	164	195	261	345
0.001	121	140	161	188	229	267	342	440
P_{max} = 60%								
0.40	21	32	49	77	112	158	253	384
0.30	31	44	66	89	133	179	283	425
0.20	46	66	85	115	168	214	322	471
0.10	71	93	119	158	213	268	392	554
0.05	101	125	158	199	263	327	455	635
0.01	171	204	241	291	373	446	596	796
0.001	276	318	364	425	520	604	781	1010
P_{max} = 55%								
0.40	81	129	193	294	451	618	1006	1555
0.30	110	173	254	359	550	721	1130	1702
0.20	170	239	337	461	658	861	1310	1905
0.10	281	369	475	620	866	1092	1583	2237
0.05	390	497	620	786	1055	1302	1833	2544
0.01	670	802	963	1167	1493	1782	2408	3203
0.001	1090	1260	1461	1707	2094	2440	3152	4063

부록 16 양측검정 이점비교검사에서 유의적 차이를 표명할 수 있는 최소 정답수 (Meilgaard et al., 2016)

n	α							n	α						
	0.40	0.30	0.20	0.10	0.05	0.01	0.001		0.4	0.30	0.20	0.10	0.05	0.01	0.001
								31	19	19	20	21	22	24	25
2	–	–	–	–	–	–	–	32	19	20	21	22	23	24	26
3	3	3	–	–	–	–	–	33	20	20	21	22	23	25	27
4	4	4	4	–	–	–	–	34	20	21	22	23	24	25	27
5	4	5	5	5	–	–	–	35	21	22	22	23	24	26	28
6	5	5	6	6	6	–	–	36	22	22	23	24	25	27	29
7	6	6	6	7	7	–	–	40	24	24	25	26	27	29	31
8	6	6	7	7	8	8	–	44	26	26	27	28	29	31	34
9	7	7	7	8	8	9	–	48	28	29	29	31	32	34	36
10	7	8	8	9	9	10	–	52	30	31	32	33	34	36	39
11	8	8	9	9	10	11	11	56	32	33	34	35	36	39	41
12	8	9	9	10	10	11	12	60	34	35	36	37	39	41	44
13	9	9	10	10	11	12	13	64	36	37	38	40	41	43	46
14	10	10	10	11	12	13	14	68	38	39	40	42	43	46	48
15	10	11	11	12	12	13	14	72	41	41	42	44	45	48	51
16	11	11	12	12	13	14	15	76	43	44	45	46	48	50	53
17	11	12	12	13	13	15	16	80	45	46	47	48	50	52	56
18	12	12	13	13	14	15	17	84	47	48	49	51	52	55	58
19	12	13	13	14	15	16	17	88	49	50	51	53	54	57	60
20	13	13	14	15	15	17	18	92	51	52	53	55	56	59	63
21	13	14	14	15	16	17	19	96	53	54	55	57	59	62	65
22	14	14	15	16	17	18	19	100	55	56	57	59	61	64	67
23	15	15	16	16	17	19	20	104	57	58	60	61	63	66	70
24	15	16	16	17	18	19	21	108	59	60	62	64	65	68	72
25	16	16	17	18	18	20	21	112	61	62	64	66	67	71	74
26	16	17	17	18	19	20	22	116	64	65	66	68	70	73	77
27	17	17	18	19	20	21	23	122	67	68	69	71	73	76	80
28	17	18	18	19	20	22	23	128	70	71	72	74	76	80	83
29	18	18	19	20	21	22	24	134	73	74	75	78	79	83	87
30	18	19	20	20	21	23	25	140	76	77	79	81	83	86	90

위의 표에 나와 있지 않은 n은 다음 공식을 사용하여 계산할 수 있다. $Z = \frac{(k - 0.5n)}{\sqrt{0.25n}}$. k=관측된 정답 수. Z값은 부록 4. 스튜던트의 t-분포표에서 해당되는 α를 two-tails 에서 찾아 그 열과 맨 아래 Z 행이 만나는 지점의 값을 사용한다.

참고문헌

김광옥, 김상숙, 성내경, 이영춘. 관능검사 방법 및 응용. 신광출판사 (1993)

성내경. 실험설계와 분석 제2판. 자유아카데미 (2012)

Bartoshuk LM, Duffy VB, Green BG, Hoffman HJ, Ko CW, Lucchina LA, Marks LE, Snyder DJ, Weiffenbach JM. Valid across-group comparisons with labeled scales: The gLMS versus magnitude matching. *Physiology and Behavior 82*: 109–114 (2004)

Bartoshuk LM, Fast K, Snyder DJ. Differences in our sensory worlds: Invalid comparsions with labeled scales. *Current Directions in Psychological Science 14*: 122–125 (2005)

Bi J. *Sensory Discrimination tests and Measurments: Statistical Principles, Procedures and Tables*. Blackwell publishing, Oxford, UK (2006)

Castura JC, Franczak BC. Statistics for use in discrimination testing, Chap. 2. pp 31–65. In: Rogers L (ed.), *Discrimination Testing in Sensory Science: A Practical Handbook*. Woodhead Publishing, Duxford, UK (2017)

Cochran WG, Cox GM. *Experimental Design*. John Wiley & Sons. New York, USA (1957)

Diamond J, Lawless HT. Context effects and reference standards with magnitude estimation and the labeled magnitude scale. *Journal of Sensory Studies 16*: 1–10 (2001)

Edward A. Note on correction for continuity in testing the significance of the difference between correlated portions. *Psychometrika 13*(3): 185–187 (1948)

Ennis JM. Guiding the switch from triangle testing to tetrad testing. *Journal of Sensory Studies 27*: 223–231 (2012)

Ennis JM, Rousseau B. Reducing costs with tetrad testing. *The Institute for Perception 15*(1): 3–4 (2012)

Fagerland MW, Lydersen S, Laake, P. The McNemar test for binary matched-pairs data: mid-p and asymptotic are better than exact conditional. *BMC Medical Research Methodology. 13*: 91 (2013) doi:10.1186/1471-2288-13-91. PMC 3716987. PMID 23848987

Frank RA, van der Klaauw NJ, Schifferstein HNJ. Both perceptual and conceptual factors influence taste-odor and taste-taste interactions. *Perception & Psychophysics 54*: 343–354 (1993)

Furnham A. Response bias, social desirability and dissimulation. *Personality. Individual. Differences 7*: 485–400 (1986)

Gacula MC, Singh J, Bi J, Altan S. *Statistcal Methods in Food and Consumer Research*, 2nd ed. Academic Press. Burlington, MA, USA (2009)

Green BG, Shaffer GS, Gilmore MM. Derivation and evaluation of a semantic scale of oral sensation magnitude with apparent ratio properties. *Chemical Senses 18*: 683–702 (1993)

Green BG, Dalton P, Cowart B, Shaffer GS, Rankin K, Higgins J. Evaluating the "labeled magnitude scale" for measuring sensations of taste and smell. *Chemical Senses 21*: 323–334 (1996)

Hong JH. Measurement of sensory responses – understanding scoring and data. *Food Industry and Nutrition 21*(1): 5–10 (2016)

Hong JH, Lee KW, Chung SJ, Chung L, Kim HR, Kim KO. Sensory characteristics and cross-cultural comparsions of consumer acceptability for gochujang dressing. *Food Science and Biotechnology 21*(3): 829–837 (2012)

Jones LV, Peyram DR, Thurstone LL. Development o a scale for measuring soldier's food preferences. *Food Research 20*: 512–520 (1955)

Ko JM, Cho MH. Shim JS. Kang CG, Hong JH. Effect of vinegar on the perceived saltiness of Naengmyeon and Onmyeon Soup Systems. *Food Science and Biotechnology* 24(5): 1695–1701 (2015)

Lawless HT. Heymann H. Discrimination Testing. Chap. 4. pp 79–100. In: *Sensory Evaluation of Food*. 2nd ed. Lawless HT. Heymann H (eds). Springer, New York, USA (2010a)

Lawless HT. Heymann H. Similarity, Equivalence Testing, and Discrimination Theory. Chap. 5. pp 101–124. In: *Sensory Evaluation of Food*. 2nd ed. Lawless HT. Heymann H (eds). Springer, New York, USA (2010b)

Lawless HT. Contextual effect in category ratings. *Journal of Testing and Evaluation 11*: 346–349 (1983)

Lim J. Hedonic scaling: A review of methods and theory. *Food Quality and Preference 22*: 733–747 (2011)

Luce RD, Krumhansl CL. Measurement & scaling, and psychophysics. pp 3–73. In: R.C. Atkinson, R.J. Herrstein, G. Lindgey, and R.D. Luce (eds.), *Steven's Handbook of Experimental Psychology*. John Wiley & Sons, Inc. New York, USA (1988)

MacFie HJH, Bratchell N, Greenhoff K, Vallis LV. Designs to balance the effect of order of presentation and first–order carry–over effects in hall tests. *Journal of Sensory Studies 4*: 129–148 (1989)

Meilgaard MC, Civille GV, Carr BT. *Sensory Evaluation Techniques*, 5th ed. CRC Press, Boca Raton, FL, USA (2016)

Olabi A, Lawelss HT. Persistence of context effects after training and with intensity references. *Journal of Food Science 73*: S185–S189 (2008)

Orne M. On the social psychology of the psychological experiment: with particular reference to demand characteristics and their implications. *American Psychologist 17*: 776–783 (1962)

Poulton EC. *Bias in Quantifying Judgments*. Lawrence Erlbaum Associates, Hillsdale, NJ, USA (1989)

Rogers L (ed), *Discrimination Testing in Sensory Science: A Practical Handbook*. Woodhead Publishing, Duxford, UK (2017) doi:10.1007/bf02289261. PMID 18885738

Williams EJ. Experimental designs balanced for the estimation of residual effects of treatments. *Australian. Journal of Scientific Research. Series. A: Physical Sciences 2*: 149–168 (1949)

Zar JH. *Biostatistical Analysis*, 4th ed. Prentice Hall, Upper Saddle River, NJ, USA (1999)

7장

묘사분석

정서진 · 김상숙

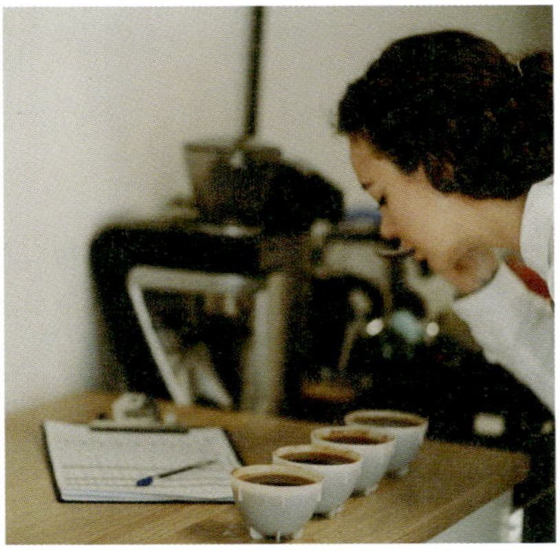

1. 서론

1) 묘사분석의 개발 배경 및 목적

묘사분석(descriptive analysis)은 여러 감각검사법 중 가장 정교한 기법이며, 자격을 갖춘 소수의 평가자 그룹에 의해 제품에서 감지되는 감각적 특성의 강도를 정량적으로 평가하는 감각검사 기법이다. 즉, 묘사분석은 제품에서 발현하는 자극 중 시각적, 청각적, 후각적, 미각적 및 운동감각적 특성을 포함한 모든 특성에 대한 종합적인 감각적 프로파일링(profiling) 작업이며, 이때 제품이라 함은 분석하고자 하는 대상으로 콘셉트, 원료, 시제품, 판매 상품 등이 포함된다(Stone and Sidel, 2004). 묘사분석은 제품에서 발현되는 모든 감각적 특성을 평가한다는 점에서 정성적이며, 척도를 활용하여 이러한 특성의 강도를 측정하기 때문에 정량적인 기법이라 할 수 있다. 이 방법은 원료, 배합비, 가공공정 조건 등이 제품의 감각적 특성에 미치는 영향을 규명하는 데 도움을 줄 뿐만 아니라 감각적 특성 중 소비자의 기호도를 증가시키거나 감소시키는 데 밀접하게 연관된 요인들을 도출할 수 있는 정보를 제공한다(Cho et al., 2005).

현재까지 여러 형태의 묘사분석 방법이 개발되어 산업체에서 활발하게 활용되고 있다. 묘사분석 절차 초기 단계에서는 분석하고자 하는 제품의 종합적인 감각 특성(외관, 향/냄새, 맛/향미, 텍스처 등)에 대한 용어를 개발(Lawless and Heymann, 2010)하는데, 이때 패널 수는 훈련 정도에 따라 일반적으로 8~12명으로 구성된다. 이렇게 개발된 각각의 묘사용어는 구체적으로 정의되고, 평가를 돕기 위해 용어별 표준시료가 마련된다. 이후 묘사분석 패널은 훈련과정을 거쳐 선택된 척도를 활용하여 개인 평가자의 기호도를 배제하고 제품에서 발현되는 특성의 강도를 정확하고 재현성 있게 평가한다.

2) 묘사분석 기법의 시대적 변화

식품산업에서 감각검사 분야가 자리잡기 이전인 1900년대 초반에는 주로 '절대미각'이라고 인정되는 전문가(브루마스터, 와인 감정사, 조향사 등)가 제품 개발과 품질관리에 관여하였고, 시장 경쟁이 그다지 치열하지 않은 시기에는 이것이 적절한 전략이기도 했다(Kemp et al., 2018). 그러나 식품의 대량생산이 본격화되고 다양한 신제품이 시장에 소개되면서 제품의 평가를 개인에 의존하기보다는 시스템화된 표준적인 감각평가 기법이 요구되었고, 1950년대 초반에 아서 디 리틀(Arthur D. Little)사에서 묘사분석의 초기 형태인 향미 프로필(flavor profile, FP) 기법을 개발하였다(Cairncross and Sjostrum, 1950). FP 기법은 전문가 한 명에 의존하는 것이 아니라 훈련된 소수의 패널요원에 의해 식품의 감각적 품질과 관련된 의사 결정을 효과적으로 이룰 수 있다는 것을 보이면서 그 당시 감각과학의 철학을 바꾸는 주요 계기가 되었다. 향미 프로필은 단지 향미에 집중하는 묘사기법이기 때문에 이후 텍스처에 대한 묘사분석의 필요성이 대두되면서 1960년대 제너럴 푸드(General Food)사 기술연구소의 씨즈니엑(Szczeniak)의 지휘 아래 텍스처 프로필(texture profile, TP) 기법이 개발되었다(Brandt et al., 1963). TP의 기본적인 평가 원리와 절차는 FP의 것을 따랐으나 텍스처 평가 특성 영역을 크게 기계적, 기하학적, 기타 특성 등 3가지로 나누어 영역별 특성 종류를 정리하였고, 각 특성에 대한 정의와 표준 시료를 세분화하여 확립하였다. 전형적인 FP와 TP는 모두 묘사분석 기법의 초기 형태로 분석 데이터값이 모수통계 기법을 적용하기 어려운 형태이다. 1970년대 중반에 트라곤(Tragon)사에서 개발된 정량적 묘사분석(quantitative descriptive analysis, QDA) 기법은 반복실험을 도입하고 등간척도를 사용하면서 모수적 통계분석이 가능하게 되었다. 1970년대 후반 시빌(Civille)에 의해 소개된 스펙트럼 묘사분석(spectrum method)은 다른 방법에 비해 긴 패널 훈련 기간이 요구되는데, 이것은 범용척도 개발 및 모든 제품을 평가할 수 있는 범용 패널을 위한 훈련기간에 기인한다(Civille, 1979).

이때까지의 묘사분석은 패널의 고도화된 훈련을 강조하였으나 다양한 다변량 통계기법이 활용되면서 1980년대 영국에서 개발된 자유선택 프로필(free choice profile, FCP)을 시작으로(Williams and Langron, 1984) 1990년대의 투영 도표화(projective mapping; Risvik et al., 1994), 2000년대의 플래시 프로필(flash profile; Dairou and Sieffermann,

2002), 다중 기준(시료) 감각 도표화(polarized sensory positioning; de Saldamando et al., 2013), 다중선택(check-all-that-apply; Adams et al., 2007) 기법 등 패널의 훈련과정과 평가 절차를 단순화하여 시간적, 경제적 비용을 최소화하는 방법이 다수 소개되면서 묘사분석의 절차가 점차 더 유연화되는 방향으로 변화하고 있다.

3) 묘사분석의 활용 영역

묘사분석은 제품 개발부터 품질관리까지 다양하게 활용 가능하다. 신제품 개발 단계에서는 프로토타입(prototype) 제품이 제품 개발자가 목표로 하는 감각적 품질 수준에 근접하는지에 대한 분석이 가능하다. 제품 출시 후에는 자사 제품 대비 경쟁 제품의 감각적 특성을 모니터링 하거나 제품의 유통기한을 설정할 때에도 빈번하게 사용된다. 특히 제품에 대한 소비자 불만이 발생하는 경우 그 원인을 규명하기 위해 매우 유용하게 사용된다. 생산 제품의 품질관리를 위한 관리지표 도출이나 모니터링을 하는 경우, 감각적 특성과 이화학적 특성의 상관성을 규명하게 되는데 이런 경우에도 묘사분석이 일반적으로 활용된다(Kemp et al., 2018).

묘사분석의 활용 영역에 대한 예시는 다음과 같다.

- 농산물 품종 간의 감각적 특성 차이 비교
- 축산물 종 또는 사육방식에 따른 감각적 특성 차이 비교
- 제품 생산 시 원료 품질 및 완성 제품 품질의 표준화
- 원료의 감각적 특성 평가
- 특정 변인으로 의한 원료 또는 제품의 감각적 특성 변화 분석
- 제품의 감각적 특성에 기반한 유통기한 도출 또는 포장재의 안정성 평가
- 경쟁사 제품과의 감각적 특성 비교

2. 묘사분석 기법의 주요방법

1) 향미 프로필

향미 프로필(Flavor Profile®, FP)은 1940년대 말에서 1950년대 초에 개발된 묘사분석 기법으로(Cairncross and Sjöstrom, 1950), 묘사분석 중 가장 먼저 개발된 기법 중 하나이고 정량적 분석보다는 정성적 프로파일링에 중점을 둔 기법이다. FP는 처음에 복합 향미 시스템에서 MSG의 감각적 역할을 규명하기 위해 개발되었으며 이후 FP의 평가 절차는 지속적으로 정교하게 다듬어져 프로필 특성 분석법(Profile attribute analysis)으로 발전하였다(Hanson et al., 1983).

FP의 가장 대표적인 특징은 동의 절차(consensus method)에 의해 묘사분석이 진행되는 것이다. 제품의 향미분석을 위한 특성 도출, 각 제품의 향미 특성별 강도 등이 모두 참여하는 패널요원들 간의 합의에 의해 결정된다. FP는 제품의 전반적인 향미, 각 향미 특성의 출현 순서에 따른 향미 특성 및 그의 강도, 각 특성의 출현 순서, 후미/뒷맛 그리고 조화도를 평가한다. 여기서 조화도(amplitude)는 여러 향미의 균형 및 어울림의 정도를 의미한다.

FP에 참여하는 패널은 적절한 선발과정을 통해 4~6명으로 구성된다. 패널요원을 선발할 때는 가급적 장기간 참여할 수 있는 사람을 선택한다. 패널요원은 분석하고자 하는 제품군에 대한 관심이 있어야 하며, 해당 제품군에 대한 기초지식이 있는 것이 유리하다. FP를 수행하려면 요원들이 일반적인 사람의 정상 범위에 해당하는 맛과 향에 대한 예민도를 가져야 하며, FP 수행과정에서 패널요원 간 많은 토론이 이루어지므로 성실하게 토론에 임할 수 있는 성격의 패널요원을 선발 한다.

FP에서는 전반적인 프로필 수행 절차가 토론으로 이루어지기 때문에 패널 리더의 역할이 다른 묘사분석법에 비해 더 중요하다. 패널 리더는 패널요원들이 평가와 토론을 통해 제품에 대한 최종 합의를 효과적으로 이끌어 낼 수 있도록 해야 한다. 패널 리더는 이를 위해 평가에 필요한 샘플을 준비하고 제공하며, 패널이 세션마다 수행할 평가내용을 기획, 진행하며 패널요원의 수행능력을 평가하는 역할도 수행한다. 또한 패널 리더는 토론과정 중 필요에 따라 중재 역할을 하며 전체 패널이 합의한 내용을 문서화한다. 패널 리더는 여섯 패널들이 순번을 정해 패널 리더 역할을 할 수 있는데, 이러한 경우 결과에 영향을 주게 된다.

패널의 중요한 역할은 훈련기간 동안 제품에서 발현되는 향미 특성을 정확하게 규명하고 정의하는 것이며, 기간은 10~15회가 일반적이지만 패널 운영 목적이나 평가시료에 따라 더 길어질 수 있다. 패널은 훈련기간 동안 해당 제품 카테고리 내의 다양한 제품을 맛본 후 제품 평가를 위한 묘사용어를 도출한다. 패널은 개발된 묘사용어에 대해 반복적으로 검토하여 가장 적절한 용어로 확정하며 각 용어는 모두가 이해할 수 있도록 정의하고 해당 정의를 구체화하기 위해 표준 시료를 선정한다. 평가 시료는 소비자가 일반적으로 소비하는 형태로 준비하여 제공한다.

FP의 개발 초기에는 묘사용어별 강도 평가를 위해 **표 7-1**과 같이 5단계의 강도척도를 사용하였고 조화도는 4단계로 평가하였다. FP의 평가 절차가 개선되면서 5단계의 척도를 7단계로 변형하여 사용하였고 현재는 필요에 따라 17단계의 강도 평가도 가능하다. 앞서 언급한 바와 같이 FP에서 특성의 평가는 맛을 보는 동안 각 특성이 출현하는 순서대로 평

표 7-1 ●●● FP의 강도척도의 예

5단계 특성 강도 척도		4단계 조화도 척도		7단계 강도 척도
0	감지되지 않음	)(	매우 낮음	0
)(	역치수준	1	낮음	1/2
1	약함	2	보통	1
2	보통	3	높음	1 1/2
3	강함			2
				2 1/2
				3

가한다. 후미는 시료를 삼키고 1분 후에 입안에 남는 잔여 감각에 대해 평가를 진행하며 마지막으로 조화도를 평가하는데, 이는 전체적인 품질이나 기호적 측면을 배제한 다양한 향미간의 균형과 어우러짐 정도를 평가하는 것이다.

FP는 제품에서 감지되는 감각적 특성의 강도를 결정할 때 동의 절차를 사용한다. 즉, 평가하는 모든 패널요원이 시료의 특성마다 각각의 강도를 만장일치로 결정할 때까지 지속적으로 토의하고 조정한다. 패널 합의에 의해 시료의 특성별 단 하나의 강도값이 도출되기 때문에 일반적인 통계분석법이 적용되지 않는다. FP는 패널이 매우 잘 훈련이 된 경우 시료가 정확하고 재현성 있게 평가되지만, 자칫하면 패널요원 중 토론의 분위기를 주도하는 사람에 따라 결과값이 좌우될 가능성이 있는 한계를 지닌다. 그럼에도 불구하고, 이 방법은 전문패널집단에 의한 평가 신뢰로 인해 통계가 필요하지 않다는 주장과 함께 짧은 시간 내에 결과를 얻을 수 있는 장점이 있다.

표 7-2는 두 종류의 음용수에 대해 화학적 처리한 후 시료의 향과 향미 특성을 FP로 평가한 결과이며 FP의 평가결과는 일반적으로 **표 7-2**와 같이 정리할 수 있다.

표 7-2 ••• FP로 평가한 음용수의 감각적 특성 및 강도

	Chloramininated water	Intensity	Chlorinated water	Intensity
Aroma	Chlorine like Musty-chalky Other-ammonia	)( )(	Chlorine Musty-chalky	1-2)(
Flavor (taste)	Chlorine like Salt Soapy, slimy feel Sour Musty Bitter Dry mouth sensation Other: Chalky	)( )(-½)( )( )(½)(	Chlorine Bitter Medicinal Salt Others: Chalky; Dry mouth sensation; Plastic hose; Soapy, slimy feel; Sour	1½-2 1½-2)( )(

출처 : Krasner et al., 1985

2) 텍스처 프로필

텍스처 프로필(texture Profile®, TP)은 물성학적 개념을 감각검사에 적용하여 제품을 입에 넣고 씹을 때 첫 저작(first bite)부터 삼킨 후까지 발현하는 모든 질감(텍스처) 특성을 객관적으로 평가하는 방법이다. TP는1960년대에 제너럴 푸드사의 연구자들에 의해 개발되고 이후 일부 변형되었다(Brandt et al., 1963; Szczesniak, 1963; Szczesniak et al., 1963). TP 개발의 핵심적인 역할을 한 씨즈니액은 텍스처를 식품이 발현하는 기계적(mechanical), 기하학적(geometrical), 기타 입안 감촉과 관련된 자극을 감각적으로 인지하는 속성으로 정의하였다. TP의 기본원리와 평가 절차는 FP에 기반하기 때문에 두 기법이 평가하는 감각적 영역은 다르지만 진행 절차와 방법은 매우 유사하다. 즉, TP의 전체적인 평가 틀은 FP에 기초하였으나, FP가 시료의 향과 맛에 집중했다면 TP는 시료의 질감과 관련된 특성에만 집중한다.

TP의 가장 큰 특징은 제품의 질감 특성이 표준화된 용어로 프로파일링 될 수 있도록 질감 특성용어를 물성학적 원리에 기초하여 분류, 개발하고 정의하였으며 용어별로 여러 단계의 강도를 대표하는 표준시료들이 상세하게 확립되었다는 것이다. 질감 특성용어는 자극의 물리적 측면과 감각적 인지 측면이 모두 고려되어 개발된다. 앞서 언급한 바와 같이 TP는 FP와 유사하게 평가 패널요원들 간의 동의에 의해 용어가 개발되고 평가 순서가 정해진다. 텍스처 특성용어별 표준척도는 이미 많이 확립되어 있으며 표준척도에 활용되는 표준시료의 경우 가급적 그 강도를 기기적으로도 검증하는 것이 이상적이다(Szczesniak et al., 1963).

TP를 수행하기 위해서 가장 중요한 점은 모든 패널요원이 각 텍스처 특성별 동일한 평가기준(frame of reference)을 형성하는 것이다. 그러므로 패널은 텍스처와 관련된 원리 및 텍스처 프로필의 수행 절차에 대해 동일한 훈련과정을 거쳐야 한다. 이를 위해 훈련과정에서는 패널요원이 씨즈니액(Szczesniak, 1963)에 의해 마련된 질감특성의 분류체계를 학습하고 다양한 식품을 활용하여 질감 특성별 표준척도(reference scale)를 익힌다**표 7-3**.

표 7–3 ••• TP의 단단한 정도에 대한 표준 척도의 예

척도 강도	표준시료	시료의 크기	온도(℃)	제조사 또는 준비방법
1.0	크림치즈	1.25 × 1.25 × 1.25 cm^3	40~45	필라델피아 크림치즈(Kraft)
2.5	난백	0.6 × 0.6 × 0.6 cm^3	실온	완숙, 5분
4.5	가공체다치즈	1.25 × 1.25 × 1.25 cm^3	40~45	Land O Lake
6.0	올리브	1개	실온	씨 제거 후 속채운 올리브(Goya Foods)
7.0	프랭크 소시지	1.25 cm 두께	실온	소고기 프랭크, 끓는 물에 5분 데침(Hebrew National Kosher Foods)
9.5	땅콩	1개	실온	칵테일 땅콩(Planters, Nabisco)
11.0	아몬드	1개	실온	아몬드(Planters, Nabisco)
14.5	사탕	1개	실온	라이프 세이버스(Nabisco)

패널요원은 반복적인 훈련을 통해 목표로 하는 제품군의 질감 특성을 인식(recognize), 식별(identify) 및 정량화(quantify)할 수 있도록 한다. TP는 여러 묘사분석 기법 중에서도 시료의 준비절차, 제시방법, 평가절차 등의 프로토콜이 매우 구체적이고 엄격하게 확립된 기법이라고 할 수 있다. 또한 TP방법 사용 시 정확하고 재현성 있는 평가를 위해 시료의 저작방법, 저작횟수, 삼키기 등 또한 표준화되어야 한다. FP와 마찬가지로 감각적 특성의 강도가 동의에 의해 결정되기 때문에 데이터의 분석을 위해 일반적인 통계분석방법이 적용되지 않는다.

3) 정량적 묘사분석

정량적 묘사분석(quantitative descriptive analysis®, QDA)은 1970년대에 트라곤사에서 FP와 TP의 한계점을 개선하기 위해 개발되었다(Stone et al., 1974). QDA기법이 FP 또

는 TP와 가장 눈에 띄게 다른 점은 제품에 대한 모든 감각 특성을 포함하며, 묘사분석의 결과값이 패널요원 간의 동의에 의해 도출되는 것이 아니라, 패널요원이 충분히 훈련한 후에 개별 요원이 독립적으로 시료를 평가한 결과들을 통합한다는 것이다. 아울러 패널 운영에 있어서 패널 리더가 중심적인 역할을 했던 이전 방법과는 다르게 그 역할이 대폭 축소되었다. QDA기법의 대표적인 특징은 개별 특성의 강도를 평가할 때 양쪽 끝에서 1.25 cm(0.5 inch) 들인 지점에 각각 '약함'과 '강함'이 표시된 선척도를 사용하는 것이다. '약함'과 '강함'의 표시를 양끝이 아니라 약간 안쪽에 두면 패널이 척도 사용 시 중심 편향(central tendency)되는 경향을 감소하는 효과가 있는 것으로 나타났다(Lawless and Heymann, 2010).

QDA 패널은 일반적으로 10~12명으로 구성하는 것을 권장한다. 패널요원의 수가 10명보다 적은 경우 실험의 파워가 낮아지며, 12명 이상인 경우 패널 토의 등의 진행이 산만해질 수 있다. QDA도 다른 묘사분석과 마찬가지로 패널요원이 장기간 참여할 수 있어야 하며, 분석하고자 하는 제품군을 잘 아는 평가자를 선호한다. QDA는 사람이 감각적 특성을 인지할 때 절대평가보다 상대평가를 잘하는 것에 주목한다. 이에 따라 패널은 평가 제품 간의 차이를 나타낼 수 있는 묘사용어를 개발하는 데 중점을 둔다. 패널은 훈련기간 중 묘사용어 개발과정을 통해 용어를 표준화하고 각 용어에 대한 정의를 내린다. 또한 표준시료를 결정하고 각 특성의 평가 순서는 FP방법에서와 같이 감각의 출현순서를 따른다.

제품 평가 시 특성 강도에 대한 평가는 패널요원 간 동의가 아닌 개별 평가로 진행되기 때문에 훈련과정 중 제품에 대한 예비평가를 하고 이때의 데이터에 대해 통계기법을 적용하여 패널의 수행력을 검증할 수 있다. 일반적으로 FP에 비해서는 훈련기간이 짧지만 묘사분석의 목적과 평가 제품의 특성에 따라 필요로 하는 훈련기간은 달라질 수 있다. 앞서 언급한 바와 같이 패널 리더의 역할은 이전 FP나 TP에 비해 많이 축소되어 패널 토의 시 토의가 원활하게 진행되도록 지원을 주로 한다. 또한 패널이 필요로 하는 제품이나 표준시료를 준비하며, 최종 제품 평가에는 참여하지 않는다.

QDA기법은 각 패널 요원이 다른 요원의 평가에 영향을 받지 않도록 개별 부스와 같이 독립된 공간에서 평가하도록 한다. 앞서 언급한 바와 같이 강도의 평가척도는 선척도를 사용하며 선척도는 양쪽 끝에서 약간 들어간 왼쪽과 오른쪽에 각각 약함과 강함을 표시한다 그림 7-1. QDA에서는 평가 시 패널 간 토의를 하지 않기 때문에 각 패널요원이 시료를 여러 차례 반복 평가하는 것을 중요시하며 일반적으로 3~4반복 평가가 수행되지만 많게는 6번의 반복 평가를 진행하기도 한다. QDA는 과거 FP, TP와 달리, 이러한 반복 평가에 의해 통계분석이 가능한 감각평가 방법이다. 일반적으로 시료에서 발현되는 모든 특성에 대한 강도를 평가하지만 목적에 따라 일부 특성에 대해 집중적으로 평가하기도 하는데 이때는 기타 다른 특성이라는 항목을 두어 평가지에 명시된 주요 특성이 아닌 패널요원이 감지한 기타 특성에 대해 덤핑효과가 나타나지 않도록 평가지를 개발한다.

커피의 QDA 평가지

패널요원 # _______ 시료번호# _______
세션 # _______ Date _______

위의 검사물이 담긴 컵을 손에 쥐고 3번 정도 흔든 후, 액체의 움직임이 정지되었을 때 아래 나열된 외관의 특성들을 평가하십시오.

외관

갈색

옅은 ——————————————— 진한

거품

적은 ——————————————— 많은

탁한

약간 ——————————————— 매우

점도

묽은 ——————————————— 진한

침전물

적은 ——————————————— 많은

컵은 가볍게 세 번 흔든 후 아래 항목을 평가하십시오.

향

쓴 냄새

약한 ——————————————— 강한

탄 냄새

약한 ——————————————— 강한

커피 향

약한 ——————————————— 강한

볶은 향

약한 ——————————————— 강한

볶은 보리 향

약한 ——————————————— 강한

단 냄새

약한 ——————————————— 강한

오래 달인 커피 향

약한 ——————————————— 강한

우유 향

약한 ——————————————— 강한

캐러멜 향

약한 ——————————————— 강한

초콜릿 향

약한 강한

시료를 약 3초 정도 머금은 후 향미를 평가하시고, 입안에서의 촉감은 입안에 있는 시료가 있는 상태에서 혀를 움직이면서 그리고 삼키면서 느껴지는 특성들을 평가하십시오.

향미

쓴맛

약한 강한

탄 향미

약한 강한

커피 향미

약한 강한

볶은 향미

약한 강한

볶은 보리 향미

약한 강한

단맛

약한 강한

오래 달인 커피 향미

약한 강한

우유 향미

약한 강한

분말로 된 커피크림 향미

약한 강한

캐러멜 향미

약한 강한

초콜릿 향미

약한 강한

신맛

약한 강한

입안의 촉감

미끌거리는

약간 매우

기름진

약간 매우

떫은

약간 매우

입안을 덮는

약간 매우

가루 같은

약간 매우

시료를 삼킨 즉시 느껴지는 후미 특성들을 평가하십시오.

후미

탄 후미

약간 매우

쓴 후미

약간 매우

단 후미

약간 매우

커피 후미

약간 매우

우유 후미

약간 매우

떫은 후미

약간 매우

신 후미

약간 매우

입안이 마르는

약간 매우

후미의 지속시간

짧은 긴

의견 :

감사합니다!

그림 7-1 QDA 평가지 예시

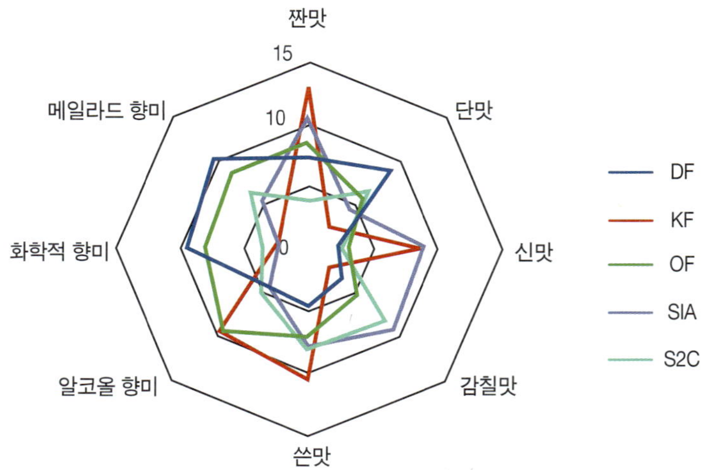

그림 7-2 간장의 QDA 묘사분석 결과 도표화의 예

QDA에서는 결과 데이터에 대해 통계기법을 활용하여 분석하는 것이 매우 중요하며 분산분석, 다변량 분석 등 데이터를 보다 잘 이해할 수 있는 다양한 통계기법을 적용한다. 특히 시료의 감각적 특성을 시각화하기 위해 대표적으로 방사형 그래프를 활용한다그림 7-2.

QDA의 기본원리는 상대평가이기 때문에 제품의 특성 강도값에 대해 절대적인 의미를 부여하기보다 함께 평가된 다른 시료와 비교하였을 때의 제품 간의 질적 및 양적 차이를 중요시한다. 그러므로 특정 패널이 개발한 용어와 해당 용어의 강도를 평가하기 위해 사용된 척도는 그 패널이 고유하게 개발하고 합의한 척도로서의 의미를 갖기 때문에 타 패널에서 동일한 용어를 사용하여 시료를 평가하였다고 하더라도 서로 다른 패널이 평가한 특성의 값들을 비교하는 것이 불가하다.

4) 스펙트럼 묘사분석

스펙트럼 묘사분석(Spectrum™ descriptive analysis, SDA)은 게일 시빌(Gail Civille)에 의해 1970년대 말에 개발되었다(Civille, 1979). SDA는 FP와 TP의 원리, 훈련 및 평가 절차

등을 기반으로 더 정교한 척도를 사용하고, 측정된 특성 강도에 대해서는 QDA에서 사용하는 통계기법과 유사한 기법을 적용한다. TP에서 텍스처의 표준척도가 기기적 측정과 같은 절대적인 측정과 재현성을 강조한 것과 같이 SDA에서는 이 개념을 더욱더 확장시켜 텍스처뿐만 아니라 맛, 향미 등의 모든 특성별 평가척도는 절대적인 의미를 지닌다. 이러한 원리를 근거로 제품들이 같은 세션에서 평가되지 않더라도 동일한 특성에 대해서는 제품들 간의 비교가 가능하다고 주장되고 있다. 무엇보다 SDA는 묘사분석의 가능 범위를 식품 외에도 미용 및 위생 용품(personal care products), 종이, 섬유 소재 등의 제품으로 확장하는 데 그 의의가 크다(Meilgaard et al., 2007).

SDA의 QDA와의 주요 차별점은 분석하고자 하는 타깃 제품에 대한 묘사용어를 해당 패널이 직접 개발하기보다 이미 개발되어 표준화된 용어사전(lexicon)의 용어를 사용한다는 것이다. SDA는 다양한 제품군에 대해 각 제품군 내에서 감지되는 모든 감각적 특성을 포함할 수 있는 묘사용어를 개발하고 용어사전화하여 특정 제품에 대한 SDA를 진행할 때 활용하여 평가할 특성을 결정한다. 각 특성별 척도는 표준화되었고, 한 척도 내에 여러 기준점(reference point)을 두어 절대적 의미를 지니는 척도로서의 기능을 할 수 있도록 한다. 그러므로 SDA에서 측정한 시료의 특성강도 값은 QDA와 달리 함께 평가된 시료에 따라 상대적으로 변하는 것이 아니라 패널에 상관 없이 동일한 제품의 특성강도 값은 일관되고 절대적인 값으로 간주된다. 또한 QDA의 묘사용어로 소비자 용어를 특성용어로 사용하는 경우가 많은 것에 비해 SDA의 용어는 이보다 더 전문적인 용어를 사용하는 경향이 있다(Lawless and Heymannm, 2010)

패널 리더는 패널요원이 시료를 잘 이해하고 평가하게 하기 위하여 패널요원에게 평가시료의 원료에 대한 정보를 충분히 제공한다. 이는 제품 분석에 사용하는 특성용어가 시료 고유의 이화학적 성분이나 물성학적 특성에 기인하기 때문에 이들 특성을 잘 이해하고 감지하도록 하기 위한 것이다. SDA에서는 패널요원이 마치 이화학적인 측정기구와 같이 표준척도를 사용하여 정확하고 재현성 있게 사용하여 시료의 강도를 평가해야 하기 때문에 다른 묘사분석 기법보다 많은 훈련을 필요로 한다. 모든 패널요원은 이러한 강도 높은 훈련을 통하여 특성 강도 척도를 절대적인 방식으로, 그리고 패널요원 간 동일한 방식으로 사용할 수 있게 된다. 또한 앞서 언급한 바와 같이 이미 개발된 묘사용어 사전을 활용하여 대상 시료의 평가를 위한 용어를 선정한다.

SDA는 15 cm (0 : 없음, 15 : 대단히 강함) 또는 10 cm 선척도를 사용하거나 16점 항목 척도(0~15점)를 사용하며, 이때 평가점수는 절대적인 의미를 갖는다. 또한 여러 특성의 척도에서 사용되는 강도는 서로 유사한 수준이 되도록 개발(universal scale)되어 단맛 7점과 짠맛 7점의 경우 맛 특성은 서로 다르더라도 패널요원이 느끼는 인지적 강도 수준은 동일하다고 본다. 특성별 척도에는 강도 단계별 표준화를 위해 여러 개의 기준점(reference point)을 둔다**표 7-4**. 데이터의 분석은 QDA와 마찬가지로 다양한 통계기법을 사용할 수 있다.

표 7-4 ●●● 스펙트럼 범용 척도(Spectrum universal scale)와 4가지 기본맛에 대한 표준척도

특성	척도 점수[1]	표준시료
전체 향/냄새 강도	2.0	식용유의 냄새 강도
	5.0	사과소스(Motts)에서 감지되는 익힌 사과 향기 강도
	7.5	냉동 농축액으로 만든 오렌지 주스(Minute Maid)의 향기 강도
	10	콩코드 포도 주스(Welch's)에서 감지되는 포도 향기 강도
	12	빅레드(Big red) 껌에서 감지되는 계피 향기 강도
단맛	2.0	2% 설탕 수용액의 단맛 강도
	4.0	리츠크래커(Nabisco)에서 감지되는 단맛 강도
	7.0	레몬에이드(Country Time)에서 감지되는 단맛 강도
	9.0	클래식 코카콜라에서 감지되는 단맛 강도
	12.5	보르도 쿠키(Pepperidge Farm)에서 감지되는 단맛 강도
	15.0	16% 설탕 수용액의 단맛 강도

(계속)

특성	척도 점수[1]	표준시료
신맛	2.0	0.05% 구연산 수용액의 신맛 강도
	4.0	사과소스(Motts)에서 감지되는 신맛 강도
	5.0	냉동 농축액으로 만든 오렌지 주스(Minute Maid)의 신맛 강도
	8.0	스위트 피클(Vlastic)에서 감지되는 신맛 강도
	10.0	코셔 딜 피클(Vlastic)에서 감지되는 신맛 강도
	15.0	0.20% 구연산 수용액의 신맛 강도
짠맛	2.0	0.2% 염화나트륨 수용액의 짠맛 강도
	5.0	가염 소다 크래커(Premium)의 짠맛 강도
	7.0	아메리칸 가공 치즈(Kraft)의 짠맛 강도
	8.0	마요네즈(Hellman's)의 짠맛 강도
	9.5	가염 감자칩(Frito-Lay)의 짠맛 강도
	15.0	1.5% 염화나트륨 수용액의 짠맛 강도
쓴맛	2.0	병입 자몽 주스(Kraft)
	4.0	초콜릿 바(Hershey)
	5.0	0.08% 카페인 수용액의 쓴맛 강도
	7.0	생 엔다이브
	9.0	셀러리 씨앗
	10.0	0.15% 카페인 수용액의 쓴맛 강도
	15.0	0.20% 카페인 수용액의 쓴맛 강도

[1]모든 특성항목의 척도는 0~15점이다
출처 : Meilgaard et al., 1991

SDA의 결과 값은 기기적 분석치와 유사한 절대적 의미를 갖기 때문에 서로 다른 실험에서 도출한 결과 값들의 비교가 가능하다. 다만 모든 제품을 평가할 수 있는 범용 패널의 훈련 및 유지에 많은 시간과 비용이 투입되는데 반해 그만큼의 정확성 확보에 대한 논란의 여지가 있으며 패널이 고도의 훈련을 통해 척도를 절대적으로 사용한다고 주장하지만 실제로는 상대적인 평가를 하는 것으로 나타났다(Olabi and Lawless, 2008). SDA의 원리는 이론적으로는 산업적 가치가 있지만 너무 이상적이기 때문에 현실적으로 기기 측정값처럼 시료의 특성값에 절대적인 의미 부여는 무리가 있다고 본다.

3. 묘사분석의 단계

앞서 언급한 다양한 묘사분석 기법들의 평가 절차를 종합해 보면 일반적으로 훈련된 패널은 먼저 제품에서 발현되는 모든 감각적 특성을 적절한 묘사용어로 서술하고 정의한다. 이후 패널은 개발된 묘사용어를 활용하여 제품에서 발현되는 다양한 특성을 순서대로 평가하고 이때 감지되는 각 특성의 크기를 주어진 척도상에 강도로 표현한다. 제품의 특성을 표현하는 묘사용어는 개인의 선호에 대한 개입을 최소로 하여 보다 '객관적'인 용어가 되도록하고 제품에 대한 개인의 선호도가 묘사분석 평가에 영향을 미치지 않도록 한다. 묘사분석은 여러 단계의 훈련과정과 본 평가로 구성되는데 각각의 단계마다 절차를 구체적이고 명확하게 확립하여 실험의 재현성이 확보되도록 하는 것이 중요하다. 이러한 틀과 절차로 진행된 묘사분석은 일반묘사분석(generic descriptive analysis)이라고 통칭한다.

묘사분석을 수행할 최종 패널요원의 수는 8~12명으로 차이식별검사나 소비자 조사 등 다른 감각검사 기법에 비해서는 그 수가 적은 편에 속한다. 그러나 패널요원은 묘사분석을 수행할 수 있는 잠재적 능력을 고려하여 선발하고 묘사분석을 잘 수행하도록 훈련받는다. 패널 리더는 패널요원의 수행능력을 지속적으로 관찰하고 관리한다.

1) 패널요원 선발 및 구성

패널요원을 선발하여 구성할 때에는 아래의 사항들을 주요하게 고려한다.

(1) 감각의 예민도

묘사분석에서 일반적으로 요구하는 패널요원의 후각과 미각의 예민도 수준은 보통 사람의 예민도 수준이지만 실험의 목적에 따라 달라질 수도 있다. 패널요원 후보의 미각이나 후각에 대한 예민도를 평가하기 위해서는 여러 향이나 맛에 대한 절대역치값(absolute threshold)을 측정하거나 후보들이 저농도의 향 또는 맛을 감지하고 표현할 수 있는지 확인하기도 한다. **표 7-5** 는 문헌에 보고된 남성과 여성의 5가지 기본맛에 대한 평균 역치값을 정리한 것이다. 외관이나 쓴맛에 대한 평가가 묘사분석에 포함이 되는 경우 패널요원의 색맹 또는 미맹 여부를 선발 단계에서 확인할 필요가 있다.

표 7-5 ••• 5가지 기본맛별 역치값(g/L)

	남성	여성
NaCl	0.296	0.334
sucrose	5.218	3.904
citric acid	0.030	0.028
caffeine	0.232	0.169
MSG	0.239	0.303

출처 : Mojet et al., 2001

(2) 차이 식별능력

패널요원은 시료 간의 감각적인 특성이 다를 때 이 차이를 감지하는 것이 중요하다. 패널 후보의 맛과 향에 대한 차이 식별능력을 평가하기 위해서는 실제 패널이 본 실험에서 평가할 시료를 약간 변형하여 사용하는 것이 바람직하다. 패널 후보의 차이 식별능력을 평가하기 위해서 차이식별검사를 활용하는 경우, 우연히 정답을 맞출 수 있는 확률이 낮은 평가법(예: 삼점검사, 3-AFC)을 사용하는 것을 권한다. 예를 들어, 삼점검사 세트를 10~15개 정도 마련한 후 패널 후보의 정답률이 70% 이상인 경우 선발할 수 있다. 순위법

또한 패널 후보가 시료 간의 특성 강도 차이를 잘 구분하는지 판별하는 데 자주 사용하는 방법이다. 향 또는 기본맛 수용액의 농도 수준을 4~6단계로 만들어 패널 후보가 가장 약한 농도에서 강한 농도의 시료를 순서대로 잘 나열하는지 순위법으로 확인하여 선발할 수 있다.

(3) 특성용어 표현력과 기억력

묘사분석의 경우 패널요원이 시료의 맛을 볼 때 시료 간의 차이를 감지하고 차이가 인지되는 특성을 구체적이고 정확한 용어로 표현하는 능력은 매우 중요하다. 따라서 패널요원 후보의 표현력을 검사하기 위해 다양한 향기물질들(특히 평가시료에서 발현되는 향기성분들)과 다양한 텍스처를 갖는 물질들을 제시하여 정확한 용어로 표현하는지 확인한다.

이렇게 패널요원이 감지되는 특성을 표현하는 능력과 더불어 훈련과정 중 학습한 향기, 맛, 텍스처 등의 특성과 특성의 발현 정도를 잘 기억하고 재현성 있게 평가하는 것 또한 중요하다. 패널요원의 기억력을 확인하기 위해서는 처음 학습한 다양한 감각적 특성에 대해 1주일 정도의 간격을 두고 다시 평가하는데, 이때 새로운 특성 자극을 함께 제공하여 처음 학습하였던 특성을 제대로 기억하고 있는지 확인한다.

(4) 기타 요건

위에 나열한 능력과 요건 외에도 패널요원은 일련의 평가 수행과정에서 충분한 집중력을 보여야 하며 훈련기간 중에는 다른 패널요원들과 심도 있는 토론이 요구되는 경우가 많아 수월한 의사소통능력을 갖추어야 한다.

2) 패널 훈련

묘사분석에 참여할 패널요원이 선발되고 패널이 구성되면 그 다음 단계로 패널요원의 평가 수행능력을 향상시키는 훈련과정이 진행된다. 패널 훈련과정은 평가 제품의 묘사용어 개발, 평가 프로토콜 확립, 특성 강도를 정량적으로 나타내는 척도 사용 훈련, 패널요원

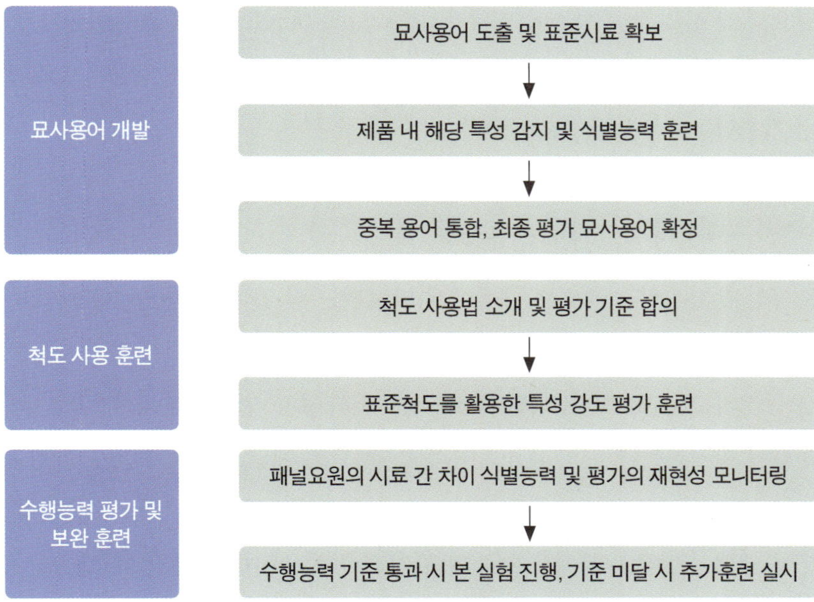

그림 7-3 일반적인 묘사분석의 패널 훈련 절차

의 평가 수행능력 모니터링 등으로 구성된다그림 7-3. 필요한 경우 패널 수행능력 평가결과에 따라 패널요원별 보충훈련을 한다. 이러한 패널 훈련과정을 통해 패널요원은 수행할 묘사분석의 목적을 잘 이해하고 분석하고자 하는 제품군에서 발현되는 주요 감각적 특성을 잘 감지(perceive)하고 표현(describe)하며 식별(discriminate)하는 능력을 향상시킬 수 있다. 패널의 훈련과정은 내용과 진행방식에 따라 본 실험에서의 시료 평가의 정확성과 재현성에 매우 큰 영향을 끼치기 때문에 심도 있게 진행하여야 한다.

묘사분석 패널의 훈련과정을 통해 다음과 같은 목표를 달성할 수 있다.

- 객관적이고 구체적인 평가 절차를 확립한다.
- 패널요원 간 동일하고 객관적인 평가능력을 갖춘다.
- 패널요원이 스스로 본인의 평가 능력에 자신감을 갖도록 한다.
- 훈련과정 중 개별 패널요원의 수행능력을 모니터링하여 강점과 약점을 파악한다.

- 패널요원 간 감각적 특성용어의 평가기준(frame of reference)을 통일한다.
- 평가시료의 특성강도 평가 시 발현된 특성 강도를 평가척도에 정량적으로 재현성 있게 평가한다.

(1) 묘사용어 도출, 특성용어별 표준시료 결정

묘사분석의 본격적인 시작점은 제품에서 발현되는 감각적 특성용어 개발이라 할 수 있다. 제품 평가에서 사용할 묘사용어를 개발한다는 것은 평가 시료에서 감지되는 모든 감각적 특성을 동정하고(identify) 정의하며(define) 각 특성의 정의를 대표적으로 나타낼 수 있는 표준시료를 확정하는 일련의 과정을 일컫는다. 모든 패널요원은 훈련 중 개발된 묘사용어를 동일한 의미로 이해하고 동일한 방식으로 시료를 평가하도록 훈련되어야 한다.

묘사분석 패널이 훈련과정에서 제품의 감각적 특성용어를 개발할 때 각별히 주의해야 하는 것은 각 용어에 대해 모든 패널요원이 동일한 정의/의미를 갖도록 훈련하는 것이다. 단맛이나 쓴맛 등의 용어는 모든 패널요원이 비교적 동일하고 명확한 정의로 이해를 할 수 있지만, 풋내, 고소함 등의 용어의 경우 개별 패널요원의 경험에 따라 평가하는 기준이 다를 수 있다. 이런 경우 해당 특성이 공통적으로 발현하는 다양한 제품을 패널에게 제공함으로써 모든 패널요원들이 해당 특성에 대해 동일한 평가기준(frame of reference)을 형성하도록 하는 것이 중요하다. 묘사분석에서 용어를 개발할 때에는 표현하고자 하는 제품의 특성을 정확하고(precise) 구체적으로(specific) 표현할 수 있는 과학적 용어를 선택하는 것이 바람직하다.

훈련기간 동안 패널들에게 타깃 제품군 내의 다양한 제품을 제공하여 평가제품 및 주요 특성들에 대해 익숙해지도록 한다. 이후 시료에 대한 묘사용어를 개발할 때 해당 용어를 정의하며 그 의미를 정확하고 재현성 있게 나타내도록 표준시료를 정한다. 표준시료를 선정할 때에는 복합적 특성을 가진 물질보다는 해당 묘사용어를 가장 잘 나타낼 수 있는 순수한 형태의 원료, 가공식품, 화학물질 등을 활용하는 것이 바람직하다. 표준시료는 묘사분석의 재현성 확보를 위해서 누구나 쉽게 구할 수 있는 것으로 선택한다. 한 개의 묘사용어에 대해 그 개념을 더 명확하게 하기 위해 그 용어를 나타내는 두 개 이상의 표준시료를 활용할 수도 있다. 즉, 시료의 응집성을 이해시키기 위해 응집성이 강한 표준시료(예 : 인절미)와 응집성이 약한 표준시료(예 : 카스텔라)를 함께 활용할 수 있다. 패널이 평가하는 시료 내에서 해당 묘사용어를 더 잘 감지하도록 특정 물질을 순수한 형태로 제공하기보다 평가 제품군에 첨가하여 훈련을 하는 것이 효과적일 수도 있다. 예를 들어 고추장의 묘사분석을 진행할 때 시료에서 감지되는 신맛을 잘 감지하도록 순수한 젖산 수용액을 제공하기 보다 젖산을 고추장에 섞어 제공할 수 있다(3장 '검사물 준비 및 제시' 참조).

용어 개발 시 고려해야 하는 사항을 정리해 보면 다음과 같다. 먼저 묘사용어는 제품 간의 다른 점을 잘 구분/식별(discriminate)할 수 있는 특성이면서 다른 특성용어와 중복적인 의미를 가지지 말아야 한다. 가능하면 소비자가 해당 제품을 좋아하거나 싫어하는 이유를 명확히 특정할 수 있는 용어가 바람직하며, 더 나아가 물성적 또는 화학적 특성을 표현할 수 있는 용어를 활용하도록 한다. 용어는 표현하고자 하는 특성을 명확히 나타낼 수 있는 것으로 그 뜻은 일상에서 모든 사람이 동일한 뜻으로 사용해야 하며 복합적인 뜻을 갖는 용어는 지양해야 한다. 또한 추상적인 용어보다는 실행 가능한(actionable) 구체적인 용어이어야 한다.

분석하려는 제품군에 대해 평가할 특성용어 개발 시 해당 묘사분석을 수행하는 패널이 객관적이고 전문적인 또는 과학적인 용어를 개발하는 것이 일반적이지만, 제품군에 따라 이미 개발되어 통용되고 있는 특성용어 목록(lexicon)이 있다면 그 목록을 사용하는 것도 효율적인 방법이다. 앞서 서술한 바와 같이 묘사용어를 개발할 때 구성된 패널이 자체적으로 제품의 감각 특성에 대해 토론하여 평가할 감각적 특성 목록을 정하는 방식을 의견 일치 훈련법(consensus training method)이라고 한다. 반면, 이전에 이미 확보된 감각적 특성 목록이 있어 이 목록을 활용하는 방식을 평가지 훈련법(ballot training method)이라고 하며 평가지 훈련법은 기존에 해당 제품군의 묘사분석 때 개발된 묘사용어, 정의 및 표준시료를 동일하게 활용하는 방법이다. 의견 일치 훈련법과 평가지 훈련법을 혼용하는 방식을 혼합 훈련법(combination method)이라고 하며, 이 방법은 패널이 평가지 훈련법을 기반으로 하여 이전에 사용한 해당 제품군의 묘사용어 목록을 검토한 후 훈련과정 중에 기존 묘사용어 목록 중 그대로 사용할 용어, 제외할 용어, 그리고 새롭게 추가할 용어를 합의에 의해 결정하여 본 평가 시에 사용하는 방법이다. 일반적으로 묘사분석을 할 때에 평가 대상 시료가 이전의 평가 시료와 다르기 때문에 이전에 개발된 용어를 그대로 사용하는 평가지 훈련법 보다는 개발된 용어를 재검토하여 사용하는 혼합 훈련법 방식이 현실적으로 더 적절하다.

(2) 평가척도의 종류 및 평가 절차 결정

앞 장에서 서술한 바와 같이 감각검사를 위해서 다양한 정량적 척도가 개발되었으며, 묘사분석에서도 시료의 특성 강도를 평가하기 위해 여러 척도가 사용될 수 있다. 묘사분석에서 일반적으로 사용되는 척도는 항목척도(category scale)와 선척도(line scale)이며 각 척도가 갖는 장단점과 특징이 다르므로 실험자가 해당 묘사분석에 가장 적절한 척도를 선택하도록 한다. 감각평가 시 사용되는 주요 척도는 6장에 자세히 서술되었다. 척도를 선정할 때에는 척도와 관련된 심리적 오류를 최소화하고 통계적 검증력(statistical power)을 확보할 수 있는지 고려하여야 한다. 패널의 훈련을 통해 척도 사용 시 중심 편향성(central tendency)을 지양하도록 하고, 평가 대상 시료가 많은 경우 시료 간 특성의 차이를 충분히 식별할 수 있을 만큼 넓은 범위의 척도를 사용하는 것이 바람직하다. 또한 묘사용어의 강도 방향이 불명확할 수 있으므로 척도에 숫자 표기외에 강도의 방향성이 명시되도록 약함/강함 등의 표현을 삽입하고 예비실험을 통하여 설문지에서의 표현이 적절한지 확인할 필요가 있다. 이외에도 훈련 중에는 특성의 평가 순서, 시료 제시량, 제시방법, 동반 식품 사용 여부, 입가심 방법, 1회당 평가 시료 개수 등 구체적인 평가 절차를 논의하여 정하는데 이때 모두가 만족할 때까지 반복적으로 토의를 진행한다.

(3) 패널의 평가 수행 능력 모니터링

훈련이 종반에 접어들면 본 실험에 들어가기에 앞서 각 패널요원이 본 실험에서 분석하고자 하는 시료에 대해 정확하고 재현성 있는 평가를 할 수 있는 능력이 있는지 확인해야 한다. 이를 위해 크게 두 가지 관점에서 패널요원의 수행능력을 평가하게 된다. 첫째, 패널요원이 제품 간의 차이에 대한 차이 식별능력(ability to discriminate)을 갖추었는지, 둘째, 평가의 일관성(reproducibility)이 있는지를 검증해야 한다. 이를 위해 본 실험에서 평가할 여러 종류의 시료 중 일부를 선택하여 훈련과정 중 개발된 묘사용어에 대해 발현되는 강도를 반복적(일반적으로 3반복)으로 평가한다.

개별요원의 수행능력을 판단하는 가장 간단한 방법으로는 각 요원이 평가한 시료별 특성강도의 평균값과 표준편차를 계산하여 표준편차의 크기로 판단하는 것이 있다. 이때 표준편차 값이 크다는 것은 동일 시료의 특정 특성에 대한 평가가 일관성이 낮은 것을 뜻한다. 또 다른 방법으로는 이원분산분석을 실시하여 평가 특성 중 패널과 샘플의 교호작용이 유의적($p<0.05$)으로 나타난 것을 파악하는 것이다. 패널과 샘플의 교호작용이 유의하다는 것은 시료에 따라 패널요원이 평가하는 방법이 일관적이지 않다는 뜻이기 때문에 이러한 패널요원에 대해서는 해당 특성에 대해 추가적인 훈련이 필요하다. 특성별 평가 경향이 다른 패널요원은 패널별 각 제품에 대한 평가(평균)값 그래프로 확인할 수 있다. 또한, 패널요원별로 각 특성에 대해 시료 간의 차이를 잘 구분하는지 분산분석을 실시하여 표로 정리하면 훈련이 추가적으로 필요한 요원과 특성을 잘 드러낼 수 있다. **표 7-6**은 간장에 대한 훈련 후 패널요원별 각 특성에 대해 시료 간 차이를 구분하는지 F-값으로 정리한 표이다. 대부분의 패널은 대부분의 특성에서 시료 간 차이를 구분하였으나 요원1은 화학적 향과 메주 향에 대한 시료 간 차이를 잘 구분하지 못하였고, 요원 3은 발효 향과 알코올 향미에 대한 차이를 구분하지 못하여 이에 대한 추가 훈련이 필요하다는 것을 보여주고 있다.

주성분 분석과 같은 다변량분석기법으로도 패널요원의 수행능력을 모니터링할 수 있다. 즉, 모든 패널요원이 개별 특성에 대해 평가한 데이터를 주성분 분석으로 분석하면 패널요원 간 평가의 일치성을 검토할 수 있다. 모든 패널요원의 평가 경향이 유사하다면 주성분 분석 결과의 대부분이 제1주성분으로 설명될 수 있으나 요원 간의 평가 경향성이 상이하다면 제2주성분의 설명력이 커진다(Dijksterhuis, 1995). 그러나 주성분 좌표상에서의 패널 위치는 결과에 중요한 영향을 주는 평가 경향보다는 비교적 결과에 영향이 적은 평가값 범위에 의해 더 많은 영향을 받을 수 있어 주성분 분석 단 한 가지 방법에 의한 패널수행평가 시 주의가 요구된다. 최근, 패널의 수행능력을 검증하는 소프트웨어 프로그램도 다양하게 개발되어(예 : www.panelcheck.com) 이를 활용하면 쉽게 패널의 평가 수행능력을 점검할 수 있다.

표 7–6 ••• 간장 묘사분석 중 패널요원별 각 특성에 대한 시료효과 F–값 비교

특성	패널 1	패널 2	패널 3	패널 4	패널 5	패널 6	패널 7	패널 9
odor								
alcohol	24.22	0.77	7.44	14.03	47.73	17.53	9.30	3.93
chemical	1.21	6.17	8.36	3.05	90.98	2.30	12.53	4.47
meju	1.82	13.58	10.42	11.63	83.90	25.75	19.96	17.44
roasted soybean	5.72	12..93	19.20	11.95	54.39	12.29	11.46	12.62
sweet	19.30	25.92	8.26	39.24	35.33	3.58	3.23	3.30
sour	6.01	3.88	16.40	40.41	23.68	7.91	11.82	15.06
briny	7.51	5.34	11.77	6.26	13.21	4.03	16.34	1.21
caramel	8.60	17.00	18.65	4.19	32.77	12.10	5.81	3.71
moldy	7.71	15.82	6.63	2.08	31.51	20.54	2.57	3.10
fermented	18.86	19.21	1.14	31.75	22.3	9.65	1.80	21.76
pungent	9.22	19.76	7.17	19.06	32.62	4.22	7.11	7.11
flavor and mouth feel								
salty	34.67	33.3	53.86	25.06	15.38	4.12	5.62	8.95
sweet	4.59	42.05	2031	19.67	64.23	44.95	32.63	20.11
sour	15.34	25.16	5.12	15.67	14.52	36.34	14.41	19.85

(계속)

특성	패널 1	패널 2	패널 3	패널 4	패널 5	패널 6	패널 7	패널 9
MSG	9.81	8.76	16.68	7.71	204.83	4.09	8.28	5.07
bitter	5.92	13.92	4.88	20.68	27.55	4.40	39.31	12.92
alcohol	20.97	10.74	2.54	21.06	24.26	6.72	17.04	13.64
cjemical	17.22	33.42	7.10	34.05	15.46	10.55	5.61	2.17
meju	3.77	15.34	15.96	23.35	54.82	17.62	5.11	5.98
roasted soybean	6.02	37.53	4.72	25.41	23.39	11.32	8.22	5.06
metallic	5.77	20.06	8.31	5.53	30.04	9.32	11.51	12.23
biting	9.11	29.33	5.86	14.39	44.56	14.87	28.47	27.90

출처 : Jeong et al., 2004

3) 데이터 수집 및 분석

모든 패널요원이 본 실험에서 시료평가를 마치면 실험 담당자는 평가지를 수합하여 데이터 분석을 위해 엑셀 등의 스프레드시트에 데이터를 입력한다. 실험의 처리군 또는 각 시료의 감각적 특성을 통계적으로 분석하기 위하여 데이터 입력이 완료되면 적절한 통계 소프트웨어(엑셀 내 통계 패키지, R, SAS, Minitab, SPSS, XLSTAT 등)에서 해당 데이터를 열어 기술통계(평균, 표준편차), 이원분산분석, 다변량분석 등을 실시한다. 데이터 분석 시 처리군 간의 유의적 차이 분석 또는 패널요원의 수행능력을 평가하기 위해서는 가장 흔하게 분산분석과 사후검정으로 피셔(Fisher's Least Significant Difference), 튜키(Tukey's honestly significant difference), 던컨(Duncan's Multiple Range test) 등의 다시료 비교검정을 수행한다. 평가한 시료와 감각적 특성이 많은 경우 주성분 분석과 같은 다변량분석을 이용하여 전체적인 데이터의 경향성을 시각적으로 요약하여 정리할 수 있다. 통계분석에 대한 자세한 사항은 9장에서 다루고 있다.

4) 다변량 통계기법을 활용한 묘사분석 결과의 통계적 분석 및 시각화

일반적으로 실험을 수행할 때 관찰개체(treatment, 독립변수)의 효과를 검증하기 위해 반응변수를 측정하게 되는데(response variable, 종속변수) 이때 한 가지 반응변수에 대해 측정하게 되면 데이터 형태가 일변량(univariate), 그리고 측정치가 2가지 이상일 때는 다변량(multivariate)의 데이터 구조를 형성하게 된다. 묘사분석으로 얻은 결과(또는 데이터)는 다변량의 형태를 갖는 경우가 대부분이다. 예를 들어, 패널이 시료에 대해 단맛 강도만을 평가한다면 일변량의 데이터 형태를 갖지만 시료에 대한 다양한 특성 강도를 평가하면 다변량적인 데이터 구조를 형성하게 된다. 데이터의 통계분석 시 다변량적인 형태의 데이터는 일변량 통계기법으로도 분석이 가능하다. 그러나 측정 변수들 간의 상관관계를 무시한 일변량 분석은 그 결과를 확대 해석하거나 측정 변수들을 총체적으로 보지 않아 중요한 정보를 간과하는 결과를 초래하는 등 정확한 결과를 도출하기 어렵다. 묘사분석으로 얻은 결과값에 대해 다변량 통계기법을 이용하는 목적은 크게 측정변수 간의 상관관계를 고려한 관련 모수의 추정 및 가설 검증(MANOVA)과 복잡한 실험 데이터의 구조적 단순화(PCA, CVA)로 나눌 수가 있다.

(1) 다변량 분산분석

다변량 분산분석(multivariate analysis of variance, MANOVA)은 독립변수(관찰개체)의 효과에 대한 다변량적 유의성 검정을 하기 위해 이용된다. 일변량 분산분석(ANOVA)의 경우 세 개 이상의 모집단 평균 간의 차이 유무를 검정하기 위해 각 집단의 종속변수 1개에 대한 분산 및 총분산을 이용하는데 반해, MANOVA는 종속변수 2개 이상에 대한 모평균 벡터 간의 차이 유무를 검정하는 방법이다. ANOVA에서 검정하는 평균값의 경우 하나의 수치로 표현될 수 있으나, MANOVA에서 분석되는 종속변수는 단일 변수가 아닌 2개 이상의 종속변수이므로 1차원적인 점의 형태가 아닌 방향성을 지니는 벡터로 표시하게 된다. 다변량 분산분석에 사용되는 모수는 평균과 분산뿐 아니라 종속변수 간의 상관관계를 고려한 공분산의 개념이 포함된 공분산행렬로부터 계산된 '일반화된 분산'을 이용하여 독립변수의 효과를 검증한다. ANOVA의 경우, 집단 간의 분산과 집단 내의 분산비인 F-값을 이용하여 유의성을 검정하지만 MANOVA의 경우 Wilk's λ 값을 이용하며, 이는 집단 내 일반화된 분산과 일반화된 총 분산의 비를 계산한 값이다. ANOVA의 경우 F-값은 클수록 집단 간의 유의적 차이가 커지지만 MANOVA의 Wilk's λ 값은 작을수록 집단 간의 유의적 차이가 커진다.

독립변수의 효과를 검증하고자 반응변수 또는 종속변수가 2개 이상인 다변량 구조를 가진 데이터에 대해 ANOVA를 하고자 한다면 일단은 MANOVA를 실시하여 모평균 벡터 간의 유의성이 있는지 확인한 후 각각의 종속변수에 대해 ANOVA를 해야 한다. 만약 다변량 데이터 구조를 가지고 있음에도 MANOVA를 생략하고 ANOVA를 실시한다면, 다시 말해 종속변수 간의 상관관계를 고려하지 않고 개별적인 분산분석을 실시하면 실제 독립변수의 효과가 유의적이지 않음에도 유의성 있는 결과가 나타나는 오류를 범할 수 있으며, 역으로 ANOVA에서는 유의성이 없으나 MANOVA에서는 유의성 있는 결과가 도출될 수 있다.

(2) 주성분 분석

주성분 분석(principal component analysis, PCA)은 복잡한 다차원적 실험 데이터를 구조적으로 단순화시키는데 매우 유용하며, 관찰개체 또는 종속변수 간의 유사성을 보거나 관찰 개체와 종속변수 사이의 연관성을 분석하고자 할 때 사용될 수 있다. PCA는 요인분석(factor analysis)의 한 종류이며 선형조합(linear combination)을 이용하여 데이터를 축소 및 단순화시키는 대표적인 통계기법이다. 다른 요인분석 방법과는 다르게 특정 가설을 세우고 검증하는 것이 아니라 데이터를 단순히 변환하고 요약한다. PCA는 선형조합을 이용하여 종속변수들 간의 상관성 및 관찰 개체 간 분산의 기여도에 따라 여러 개의 종속변수들을 소수의 주성분(principal component)으로 축약시키며 관찰 개체는 변환된 새로운 종속변수인 주성분 점수(Principal component score)를 부여 받는다.

이렇게 축약된 주성분은 총 분산을 설명하는 비중에 따라 제1주성분, 제2주성분, 제3주

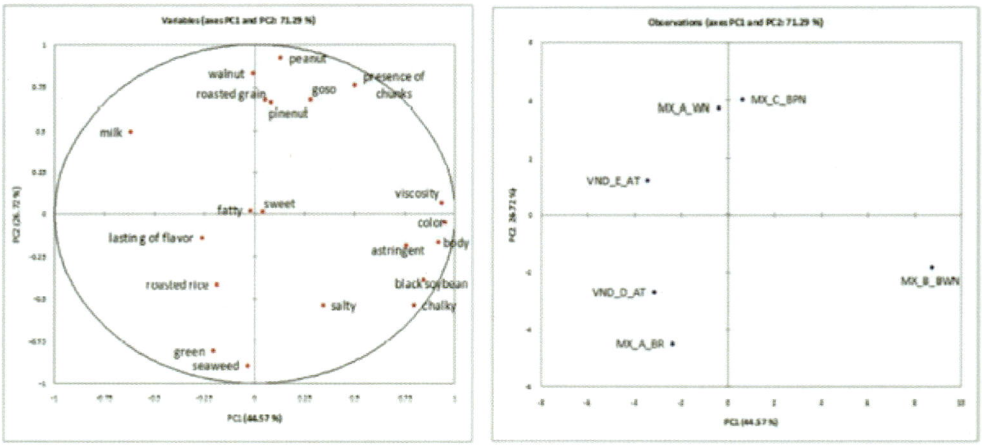

그림 7-4 율무차의 묘사분석 결과에 대한 주성분 분석 도표화. 주성분 1과 2 좌표상에서의 율무차 제품의 묘사특성(왼쪽) 및 제품(오른쪽)

성분 등의 형태로 나타낸다. 제1주성분은 고유값(eigen value)이 가장 큰 것으로, 본 데이터에 대한 설명력(variation explained)이 가장 높으며, 제2주성분은 제1주성분과는 상관성이 없는 변수로 생성되며 본 데이터에 대한 설명력이 두 번째로 높다. 이와 같은 방식으로 제3, 제4 주성분이 생성되며, 총 주성분의 개수는 관찰개체−1이나 의미 있는 주성분의 수는 관찰 개체 성질에 따라 다르며, 일반적으로 제1주성분에서 제3주성분까지 중요하게 여겨진다. 유의적인 주성분의 수를 선정하는 방식으로는 ① 고유값이 1 이상인 주성분에 대해 유의성을 부여하는 Kaiser Criterion 방법, ② 그래프 기법을 이용한 Scree test 방법, 또는 ③ 유의적인 설명력 비율을 사전에 지정하는 방법 등이 있으며 세 방법 모두 일반적으로 통용되는 방법이다.

PCA 분석에서 종속변수는 주성분 계수(principal component coefficient)를 갖게 되는데, 이는 실제 종속변수와 각 주성분과의 상관 정도를 나타내는 계수로 종속변수와 각 주성분 간의 상관관계뿐 아니라 각 주성분 내에서의 종속변수 간의 유사성을 나타낸다. 관찰개체 또한 각 주성분에서 부여받은 주성분별 점수에 의해 관찰개체 간의 유사성을 알 수 있다. PCA로 얻어진 주성분 계수 및 주성분 점수를 이용하여 분산형 도표를 그릴 수 있는데, 이때 관찰개체의 위치는 주성분 점수로 결정되며 관찰개체의 주요 특성은 주성분 계수의 방향성과 밀접한 관계가 있다그림 7-4.

성분분석을 수행할 때 공분산 행렬(covariance matrix)이나 상관성 행렬(correlation matrix)을 이용할 수 있는데, 종속변수(반응변수)의 단위가 서로 동일할 때에는 공분산 행렬을 사용하는 것을 권장하며, 종속변수의 단위 편차가 매우 크거나 단위가 다르다면 상관성 행렬을 사용하는 것이 바람직하다. 예를 들어, 묘사분석의 데이터의 경우 공분산 행렬을 사용하지만, 이화학적 분석과 묘사분석 데이터를 모두 종속변수로 간주하고 PCA를 실시할 때에는 상관성 행렬을 사용해야 한다.

종종 PCA 결과 해법을 더 쉽게 이해하기 위해 성분회전을 실시하기도 하는데 회전방법 중 쿼티맥스(Quartimax)와 베리맥스(Varimax) 방법이 흔히 사용된다. 전자는 반응변수들 간의 변량을 극대화시키는 해법을 도출하며, 후자는 주성분 간의 변량을 극대화시키는 해법에 중점을 둔다. 감각검사 데이터의 경우 회전 시에는 후자의 방법을 주로 사용한다. 주성분 분석 시 가장 적합한 분석모델을 찾기 위해서는 회전하지 않은 PCA 및 베리맥스 회전법을 이용한 PCA를 모두 실시한 후, 두 방법을 비교하여 더 적합한 방법을 찾는 것을 권장한다.

주성분 분석 시 권장되는 관찰 개체는 6개 이상이며, 관찰 개체 또는 제품의 수가 이보다 적거나 종속변수가 이보다 2배 이상 많을 때에는 PCA의 신뢰도가 약해지므로 분석하고자 하는 데이터가 PCA에 적합한지 확인한 후 이용하여야 한다. 묘사분석으로 얻어진 데이터에 대해서는 대부분 PCA가 가능하나, 관찰개체 수는 6개 이상일 때 의미가 있다. 최근 들어 전자코(electronic nose) 및 전자혀(electronic tongue) 분석 시 이용되는 데이터 처리기법에서 PCA가 적극적으로 활용되고 있다. 내부적 기호도 도표화(internal preference mapping) 기법도 PCA를 기초로 하고 있는데, 이 방법은 각 소비자가 6종 이상의 제품에 대해 전반적인 기호도를 평가하였을 때 유사한 기호도 성향을 가진 소비자들끼리 군집하기 위해 주성분 분석을 이용한다.

5) 묘사분석의 실제

(1) 묘사분석 계획

실험담당자는 묘사분석을 수행하기에 앞서 실행 계획을 수립하는 것이 바람직하다. 묘사분석은 짧게는 1~2주, 길게는 6개월 이상 진행되기 때문에 실험기간 전체 일정에 대한 계획을 수립하고 매회 계획서를 작성하여 실험을 준비한다. 전체 진행기간에 대한 계획서에는 실험의 목적, 평가 시료의 종류, 시료 구입, 보관, 준비방법 등을 기재한다. 또한 패널 요원의 선발 시에는 자격기준 및 선발 인원수를 확정하고, 패널 구성 후에는 훈련 횟수와 회차별 훈련 내용을 계획한다. 이때 패널요원의 평가능력을 모니터링하는 방법에 대한 계획 수립도 필요하다. 용어와 질문지는 실제 패널 훈련을 통해서 개발되지만, 훈련 시 사용할 평가지와 본 실험에 사용할 평가지에 대한 기본 틀을 계획 수립 시에 마련하는 것을 권장한다. 묘사분석 계획서에는 본 실험의 시료 평가 반복수를 확정하고, 데이터 수집 후에 사용할 통계 처리방법을 사전에 정해야 한다.

(2) 묘사분석 수행

- 패널요원 모집 및 선발 : 기존의 패널 모집은 오프라인 형태로 모집공고를 내는 것이 일반적이었으나, 최근에는 실험자와 잠재적 패널요원이 접근할 수 있는 온라인 커뮤니티 게시판을 이용하거나 SNS 계정을 운영하여 패널 모집을 공고하는 것이 효율적이다. 이외에도 지역사회에서 패널요원 데이터베이스를 구축하여 필요할 때 모집공고를 데이터베이스에 등록된 사람들에게 공지하는 것도 패널 모집을 수월하게 할 수 있는 방법이다. 패널요원을 선정할 때에는 최종 선발 요원의 2~3배를 모집하여 실험 계획 시 설정한 자격요건을 갖춘 8~12명을 선정한다. 앞서 언급한 바와 같이 패널 요원은 특정 자극을 올바르게 인지할 수 있는 능력, 서로 다른 시료 간의 차이를 잘 식별할 수 있는 능력, 감지된 감각적 특성을 표현하는 능력, 묘사분석에 대한 흥미도와 성실성, 그룹 활동을 할 수 있는 능력 및 대인관계, 시간적인 여유, 커뮤니케이션 능력

등을 고려하여 선발한다.

- 시료 준비 및 제시 : 패널훈련이 진행되는 동안 실험자와 패널요원 간 토의를 통해 시료의 준비 및 제시 방법을 확정한다. 1회의 세션에서 평가 가능한 시료의 수, 한 개 시료당 제공량, 시료 제시 용기, 제시 방법(한꺼번에 vs. 한 개씩), 입가심 물질에 대한 정확한 기준과 방법을 확정한다.
- 용어개발 세션 운영 : 보통 한 세션(대개 40분~1시간)에 3~5개 정도의 시료를 제공하고, 패널요원들이 각각 시료의 감각 특성(색, 외관, 향, 맛, 텍스처)에 대한 용어를 개발하고 토론한다. 2~3회 정도 세션 후 시료에 대해 전반적인 평가가 이루어지면 공통적으로 개발된 감각 특성용어의 특성을 뚜렷이 지닌 각 표준시료(reference sample)를 제시하여 패널요원들 간에 용어에 대한 정확한 정의가 가능하도록 한다. 그림 7–5와 그림 7–6은 시판 백색우유에 대한 묘사용어를 개발할 때 사용 가능한 묘사용어 개발 서식이다. 묘사용어 개발 초반에는 개별 패널요원이 다양한 시료에서 감지되는 감각적 특성을 백지를 주어 서술하게 하거나 서술형 묘사용어 개발용지를 활용그림 7–5하여 자유롭게 기술하고, 묘사용어가 대략적으로 도출되면 패널요원 간 묘사용어 선정에 합의를 보기 위해 체크박스형 묘사용어 개발용지그림 7–6를 활용할 수 있다. 특성별로 모든 패널요원이 한 번 이상 해당 특성을 체크하였다면 평가 특성으로 포함시키지만 소수의 패널요원만이 체크한 특성이라면 전체 패널이 해당 특성을 평가 특성에 포함시킬지 추가 논의하도록 한다. 이러한 과정을 반복적으로 거쳐 최종적으로 도출된 감각적 특성의 정의 및 표준시료 리스트가 도출되는데 표 7–7의 예시처럼 정리할 수 있다.
- 평가지 개발 : 평가지에서 감각 특성의 나열 순서는 시료를 맛볼 때 특성이 감지되는 순서대로 배열한다. 일반적으로는 외관 – 냄새 – 향미(초기 및 중간 인지) – 텍스처 – 후미 순으로 정한다. 각 특성용어의 강도 평가를 위해서 패널요원이 시료 간의 특성 차이를 잘 구분할 수 있으면서 같은 시료에 대해서는 재현성 있는 평가를 할 수 있는 척도를 사용한다. 일반적으로 15 cm 선척도나 10~15점 항목척도가 사용된다그림 7–7.

우유 묘사용어 도출

다음의 샘플을 맛본 후 샘플에 대해 느끼신 외관, 향, 맛, 조직감(씹히는 느낌)에 대해 나열해 주십시오.

샘플코드	묘사용어
	• 외관(색, 모양 기타 외적 특징) : • 향(냄새) : • 맛(기본맛과 향미) : • 조직감(입안 감촉, 물성 등) :
	• 외관(색, 모양 기타 외적 특징) : • 향(냄새) : • 맛(기본맛과 향미) : • 조직감(입안 감촉, 물성 등) :
	• 외관(색, 모양 기타 외적 특징) : • 향(냄새) : • 맛(기본맛과 향미) : • 조직감(입안 감촉, 물성 등) :

그림 7-5 백색우유에 대한 서술형 형식의 묘사용어 개발 서식 예시

우유 묘사용어 도출 체크박스

다음의 샘플을 맛 본 후 각 샘플에 대해 느껴지는 외관, 향, 맛, 조직감 (씹히는 느낌) 특성에 체크 표시를 하시오.

날짜: 이름:

감각적 특성	묘사용어	시료 번호					
외관	흰색	☐	☐	☐	☐	☐	☐
	노란색	☐	☐	☐	☐	☐	☐
	투명 정도	☐	☐	☐	☐	☐	☐
	기타						
향/냄새	우유	☐	☐	☐	☐	☐	☐
	익은 우유	☐	☐	☐	☐	☐	☐
	시큼함	☐	☐	☐	☐	☐	☐
	구린 발효취	☐	☐	☐	☐	☐	☐
	기타						
향미/맛	우유	☐	☐	☐	☐	☐	☐
	우유 고소함	☐	☐	☐	☐	☐	☐
	비린	☐	☐	☐	☐	☐	☐
	생크림	☐	☐	☐	☐	☐	☐
	분유	☐	☐	☐	☐	☐	☐
	인공우유	☐	☐	☐	☐	☐	☐
	단맛	☐	☐	☐	☐	☐	☐
	신맛	☐	☐	☐	☐	☐	☐
	짠맛	☐	☐	☐	☐	☐	☐
	지방	☐	☐	☐	☐	☐	☐
	요구르트	☐	☐	☐	☐	☐	☐
	치즈	☐	☐	☐	☐	☐	☐
	기름 쩐내	☐	☐	☐	☐	☐	☐
	기타						
텍스처/입안 감촉	입안 코팅	☐	☐	☐	☐	☐	☐
	부드러움	☐	☐	☐	☐	☐	☐
	점도	☐	☐	☐	☐	☐	☐
	떫음	☐	☐	☐	☐	☐	☐
	기타						

그림 7–6 백색우유에 대한 체크박스 형식의 묘사용어 개발 서식 예시

표 7–7 ●●● 백색우유에 묘사용어, 정의 및 표준시료

감각적 특성	묘사용어	정의	표준시료
외관	흰색	우유의 흰색 정도	–
	노란색	우유의 노란색 정도	–
	투명 정도	우유의 투명 정도	–
향/냄새	우유	HTST에서 발현되는 전형정적인 우유의 향	HTST 우유
	분유	탈지분유에서 발현되는 우유의 가열취	탈지분유[8] (서울우유)
	시큼함	요구르트에서 발현되는 시큼한 냄새	플레인요구르트[14] (요플레, 빙그레)
맛/향미	우유	HTST에서 발현되는 전형정적인 우유의 향미	HTST 우유
	비림	다중불포화지방산에서 발현되는 비린 향미	DHA 강화우유[10] (남양유업)
	생크림	휘핑된 생크림에서 발현되는 향미	생크림 + 10% 설탕 휘핑[13]
	분유	탈지분유에서 발현되는 우유의 가열 향미	탈지분유[8] (서울우유)
	인공우유	가공 캔디류에서 발현되는 인공적인 우유 향미	우유캔디[10] (해태제과)
	단맛	당에서 발현되는 단맛	–
	짠맛	염에서 발현되는 짠맛	–
	지방	생크림에서 느껴지는 유지방의 향미	생크림[15] (서울우유)
	요구르트	요구르트에서 발현되는 젖산의 시큼한 향미	플레인요구르트[14] (요플레, 빙그레)
	치즈	에멘탈 치즈에서 발현되는 뷰티르산과 연관된 유제품 발효 향미	에멘탈 치즈[15] (President, USA)
텍스처/입안 감촉	입안 코팅	지방에 의해 입 안이 코팅되는 느낌	–
	부드러움	입 안에서 느껴지는 부드러운 감촉	초코우유[10] (서울우유)
	점도	액체의 되직한 정도	–
	떫음	입 안에서 느껴지는 떫은 정도	녹차[12] (롯데칠성음료)

우유의 묘사분석 본실험 평가지

날짜: 패널ID:

1. 흰색: 우유의 흰색 정도

감지되지 않음 보통 매우 강함

시료번호	0	1	2	3	4	5	6	7	8	9	10	11	12	13	14

2. 노란색: 우유의 노란색 정도

감지되지 않음 보통 매우 강함

시료번호	0	1	2	3	4	5	6	7	8	9	10	11	12	13	14

3. 투명 정도: 우유의 투명 정도

감지되지 않음 보통 매우 강함

시료번호	0	1	2	3	4	5	6	7	8	9	10	11	12	13	14

4. 우유향: HTST에서 발현되는 전형정적인 우유의 향

감지되지 않음 보통 매우 강함

시료번호	0	1	2	3	4	5	6	7	8	9	10	11	12	13	14

5. 분유향: 탈지분유에서 발현되는 우유의 가열취

감지되지 않음 보통 매우 강함

시료번호	0	1	2	3	4	5	6	7	8	9	10	11	12	13	14

6. 시큼한 향: 요구르트에서 발현되는 시큼한 냄새

감지되지 않음 보통 매우 강함

시료번호	0	1	2	3	4	5	6	7	8	9	10	11	12	13	14

7. 우유향미: HTST에서 발현되는 전형정적인 우유의 향미

감지되지 않음 보통 매우 강함

시료번호	0	1	2	3	4	5	6	7	8	9	10	11	12	13	14

8. 비린향미: 다중불포화 지방산에서 발현되는 비린 향미

감지되지 않음 보통 매우 강함

시료번호	0	1	2	3	4	5	6	7	8	9	10	11	12	13	14

9. 생크림향미: 휘핑된 생크림에서 발현되는 향미

감지되지 않음 보통 매우 강함

시료번호	0	1	2	3	4	5	6	7	8	9	10	11	12	13	14

10. 분유향미: 탈지분유에서 발현되는 우유의 가열 향미

감지되지 않음 보통 매우 강함

시료번호	0	1	2	3	4	5	6	7	8	9	10	11	12	13	14

11. 인공우유향미: 가공 캔디류에서 발현되는 인공적인 우유향미

	감지되지 않음						보통							매우 강함
시료번호	0	1	2	3	4	5	6	7	8	9	10	11	12	13	14

12. 단맛: 당에서 발현되는 단맛

	감지되지 않음						보통							매우 강함
시료번호	0	1	2	3	4	5	6	7	8	9	10	11	12	13	14

13. 짠맛: 염에서 발현되는 짠맛

	감지되지 않음						보통							매우 강함
시료번호	0	1	2	3	4	5	6	7	8	9	10	11	12	13	14

14. 지방 향미: 생크림에서 느껴지는 유지방의 향미

	감지되지 않음						보통							매우 강함
시료번호	0	1	2	3	4	5	6	7	8	9	10	11	12	13	14

15. 요구르트 향미: 요구르트에서 발현되는 젖산의 시큼한 향미

	감지되지 않음						보통							매우 강함
시료번호	0	1	2	3	4	5	6	7	8	9	10	11	12	13	14

16. 치즈향미: 에멘탈 치즈에서 발현되는 뷰티르산과 연관된 유제품 발효 향미

	감지되지 않음						보통							매우 강함
시료번호	0	1	2	3	4	5	6	7	8	9	10	11	12	13	14

17. 입안코팅: 지방에 의해 입안이 코팅되는 느낌

	감지되지 않음						보통							매우 강함
시료번호	0	1	2	3	4	5	6	7	8	9	10	11	12	13	14

18. 부드러움: 입안에서 느껴지는 부드러운 감촉

	감지되지 않음						보통							매우 강함
시료번호	0	1	2	3	4	5	6	7	8	9	10	11	12	13	14

19. 점도: 액체의 되직한 정도

	감지되지 않음						보통							매우 강함
시료번호	0	1	2	3	4	5	6	7	8	9	10	11	12	13	14

20. 떫음: 입안에서 느껴지는 떫은 정도

	감지되지 않음						보통							매우 강함
시료번호	0	1	2	3	4	5	6	7	8	9	10	11	12	13	14

그림 7-7 우유에 대한 묘사분석 본실험 평가지

- 예비 테스트 : 3~4회 정도, 검사표를 이용하여 일부 시료에 대해 개발된 용어를 사용하여 평가를 실시하고 이를 분석하여 패널요원 간 용어 사용의 차이가 있는지 파악한다. 패널요원 간 차이가 있다면 그 원인을 파악하며, 용어의 이해가 부족한 패널요원에 대해서는 재훈련을 실시한다. 예비 테스트 자료를 활용하여 패널별 수행능력 평가를 수행한 후 필요한 경우 패널별 보충훈련을 실시한다.
- 본 평가 : 패널요원은 각 시료의 특성들에 대한 평가를 개별 부스(booth)에서 수행한다. 시료별로 3회 이상의 반복 평가를 수행한다.
- 데이터 분석 : 본 평가에서 수집한 데이터는 Excel 등의 스프레드시트에 정리하고 R studio, SAS, SPSS 등의 통계 소프트웨어를 활용하여 분석한다. 일반적으로 시료별 감각 특성들의 평균값 및 표준편차 등 기술적 통계를 수행하고, 시료 간 유의성 검정을 위해 분산분석과 다중비교검정을 실시한다. 시료의 수와 평가 특성이 많을 때에는 주성분 분석 등의 다변량 분석을 이용하여 결과를 도표화한다.
- 결과 보고서 작성 : 결과 보고서는 연구의 목적, 실험방법, 결과 및 고찰로 구성되며 결과 보고서 예시는 그림 7-8과 같다.

결과 보고서

가) 연구 목적

나) 재료 및 실험방법
- 시료
- 패널요원
- 패널훈련 과정
- 선정된 용어, 정의 및 표준시료
- 통계분석

다) 결과 및 고찰
- 감각검사 결과표 또는 그래프 : 평균값, 유의성 검정 결과 알파벳으로 표시, 방사형 도표화
- 감각특성의 분산분석 결과표(F ratio, 유의도)
- 묘사분석 감각 특성 항목 간의 상관관계 분석표
- 묘사분석 결과의 주성분 분석
- 고찰

그림 7-8 묘사분석 완료 후 결과보고서에 포함될 주요 내용

4. 시간-강도 분석

1) 시간-강도 분석의 개발 배경 및 목적

식품의 냄새, 맛, 텍스처, 온도 및 통감은 입 안에서 시간이 지남에 따라 다양한 변화를 나타낸다. 식품을 입 안에 넣으면 삼키기 전까지 혀를 움직이고 이로 씹으면서 식품을 잘게 부수고 침과 섞게 된다. 감각이 시작되는 때부터 최고의 감각이 느껴지고 그 다음 사라질 때까지 감각적 자극이 시간에 따라 다양하게 감지된다.

대부분의 감각검사에서는 패널요원들이 맛보는 초기부터 말기 과정까지 감지한 특성의 강도를 평균적으로 나타내기 때문에 제품의 중요한 특성이 될 수 있는 시간에 따른 변화 양상을 조사할 수 없다. 시간-강도 분석은 제품의 몇 가지 중요한 감각적 특성의 강도가

시간에 따라 변화하는 양상을 조사하기 위하여 개발된 방법이다. 시간–강도 분석을 처음 시도한 연구는 홀웨이와 허비치(Holway and Hurvich, 1937)가 혀의 앞 부분에 NaCl 용액을 떨어뜨린 후 10초간 짠맛 강도의 변화를 측정한 것이다. 시간–강도 분석은 일반적인 묘사분석과는 다르게 매우 짧은 시간 안에 지속적으로 특성 강도의 변화를 측정하는 것이 주요 특징이기 때문에 이를 측정할 수 있는 기술적 기반에 따라 수집할 수 있는 데이터의 종류와 질이 영향을 받는다. 시간–강도 분석을 가장 간단히 하는 방법으로는 패널 리더가 정해진 시간 간격에 따라 패널요원에게 평가 특성을 평가하도록 안내하는 것이 있다. 근래에는 정교한 소프트웨어가 다양하게 개발되어 패널요원이 간단하게 컴퓨터 마우스를 조절하여 지속적인 강도 변화를 평가할 수 있게 되었다그림 7–9.

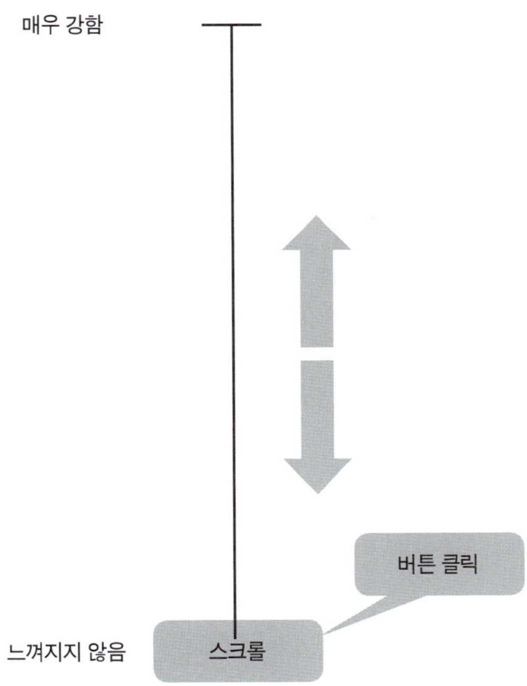

그림 7–9 시간–강도 분석에서 시간에 따른 특성 강도를 측정하기 위해 사용하는 마우스 커서(mouse curser) 예시

시간–강도 분석의 수행 절차는 패널요원 선정, 훈련, 본 평가, 데이터 분석 등으로 구성되어 묘사분석과 매우 유사하다. 그러나 묘사분석은 제품에서 발현되는 모든 감각적 특성을 시간차에 상관없이 각 특성의 평균적인 강도 값으로 평가하는 반면, 시간–강도 분석은 연구자가 관심을 갖는 몇 가지 주요 특성을 선정하여 입 안에서 맛을 보고 삼킨 후까지 시간에 따른 각 특성의 강도를 평가한다. 특히 일반적인 시간–강도 분석의 경우, 1회 평가 시 한 종류의 특성에 대한 강도 변화를 집중하여 평가하기 때문에 평가 특성의 개수가 여럿이라면 각 특성마다 따로 평가를 수행해야 한다는 점도 묘사분석과 다르다.

감각검사를 할 수 있는 모든 제품은 시간–강도 분석의 대상이 될 수 있다. 다만 식품의 경우에는 씹고 삼키는 과정 중에, 비식품의 경우 사용과정 중에 감각적 특성이 역동적으로 변하는 제품이어야 시간–강도 분석으로 심도 있는 결과를 얻을 수 있다. 고감미료나 대체감미료의 경우 설탕과 유사한 강도의 단맛을 발현하지만 시간에 따라 단맛 강도가 변화하는 패턴이 설탕과 달라 당 저감 제품 개발 시에는 시간–강도 분석이 묘사분석보다 더 중요한 정보를 제공할 수 있다. 이외에도 추잉껌, 맥주, 아이스크림, 핸드로션 등 다양한 제품에서 시간–강도 분석을 통해 제품의 주요 특징이 도출될 수 있다.

시간–강도 분석에서 감각적 특성의 강도는 일반적으로는 영(0)에서 시작하여 상승하다 최고 강도를 보인 후 하강하는 형태를 보인다. 그러나 특성의 종류에 따라 초기에 매우 강함에서 시작되다가 점차 약해지는 특성도 있고(추잉껌의 단맛 강도), 초기에는 약하게 평가되다가 점차 증가하는 특성도 있다(아이스크림의 녹는 정도).

2) 시간–강도 분석의 종류

평가 특성은 실험자가 제품의 특성에 따라 선정하거나 패널요원들이 제품에 관한 경험을 통하여 평가할 특성을 선정하기도 한다. 또한 어떤 시간 간격으로 몇 번 반복하여 평가할 것인지를 결정한다. 시간–강도 분석을 이용할 때에는 짧은 시간 내에 평가를 해야 하므로 평가할 특성을 너무 많지 않게 제한하도록 한다. 강도의 크기는 미리 정해진 척도를 사용하여 평가하며, 시간에 따른 변화를 조사하기 위한 평가시간 간격은 냄새, 향 또는 텍스처가 지속되는 시간의 길이를 고려하여 정한다.

(1) 비연속적 평가

시간-강도 분석을 가장 간단하게 수행하는 방법으로는 패널 리더가 일정 시간 간격마다 패널요원에게 제품에서 발현되는 특성 강도를 평가하게 하는 비연속적 평가방법이 있다. 이 방법을 사용할 때에는 먼저 특성 강도의 변화를 관찰하기 위하여 총 검사시간 동안 몇 회에 걸쳐 강도를 측정할지 결정해야 한다. 예를 들어, 추잉껌의 텍스처 변화를 조사하려는 경우에는 1분 간격으로 10~15분간 평가를 계속할 수 있으며, 이런 경우는 5~6개의 특성이 한 번에 평가될 수 있다. 그러나 맥주의 경우에는 총 평가시간이 20~25초가 되며, 시료를 3초 간격으로 평가한다면 한 번에 한 개의 특성이 평가될 수 있다. 조사하고자 하는 시료에서 발현하는 다양한 향미와 텍스처 특성에 대해 시간-강도 분석을 한다면 여러 번 따로 평가하도록 해야 한다.

(2) 연속적 평가

시간-강도 분석을 위하여 다양한 소프트웨어 프로그램이 개발되면서 시간-강도의 연속적인 평가가 쉽게 가능해졌다. 대부분의 시간-강도 소프트웨어 프로그램은 패널요원이 컴퓨터 마우스를 움직여 시간에 따른 특정한 특성의 강도 변화를 연속적으로 측정하도록 설계되었다. 시간-강도 측정 소프트웨어도 비연속적 평가처럼 사용자가 지정한 시간 간격에 맞추어 데이터를 수집하지만, 비연속적 평가에 비해 훨씬 짧은 간격(0.5초 이하)으로 측정이 가능하기 때문에 결과값이 연속적인 변화에 근접하게 보인다.

(3) 최신 기법

앞서 설명한 시간-강도 분석은 일반적으로 1회 평가 시 한 가지 특성에 대한 변화를 측정한다. 2000년대 이후 두 종류의 새로운 시간–강도 분석법으로 시간적 지배감각 분석법(temporal dominance of sensations, TDS)과 시간적 다중선택 분석법(temporal check–all–that–apply, TCATA)이 개발되었는데, 이 분석법들은 시료를 맛보는 동안 한 가지 특성에만 집중하는 것이 아니라, 시료가 입 안에 있는 동안과 삼킨 후 순간마다 중요하게 발현되는 다양한 특성들을 포착하고자 한다.

TDS는 시료를 맛보는 동안 시간에 따라 시료에서 매 시점 가장 지배적(dominant)으로 감지되는 일련의 특성들을 연속적으로 측정하는 방법이다. TDS 기법에서 "지배적"이 의미하는 바는 특정 시점에 시료에서 발현하는 특성 중 평가자의 관심을 가장 많이 끌고 두드러지는 특성으로 정의된다. 이때 지배적인 특성은 반드시 가장 강한 특성일 필요는 없다(Pineau et al., 2009). TDS가 개발된 이후로 다양한 연구자가 음료와 고형식품의 섭취 시 시료의 역동적인 감각적 특성 변화를 측정하였다(Dinnella et al., 2013; Frost et al., 2017; Rosenthal and Share, 2014; Mayhew et al., 2017). TDS는 한 번의 섭취로 다양한 주요 감각적 특성 강도의 변화를 측정할 수 있기 때문에 이전의 전통적인 시간–강도 분석에 비해 빠른 방법으로 평가되고 있다.

TCATA는 기존의 check–all–that–apply 방법을 확장한 방법으로 시료를 맛보고 삼키는 동안 평가자가 매 순간 감지하는 모든 특성을 선택하고 더 이상 감지되지 않는 특성은 선택을 해지하는 방법이다. TCATA는 유제품류와 빵을 섭취할 때에 또는 화장품을 사용할 때에 역동적으로 변하는 감각적 특성을 프로파일링 하기 위해 사용되었다(Ares et al., 2016; Boinbaser et al., 2015; Castura et al., 2016; Meyners and Castura, 2017; Oliveira et al., 2015).

TDS와 TCATA 방법이 개발된 배경에는 이들 방법을 효과적으로 구현해 낼 수 있는 소프트웨어의 발전을 꼽을 수 있다. TDS 또는 TCATA로 시료를 평가할 때에는 그림 7–10과 같은 형태로 시료에서 감지될 수 있는 모든 특성을 모니터에 정렬한다. 평가가 시작된 후, TDS는 나열된 특성 중 가장 지배적으로 두드러지는 특성을 누르고, 시간이 지남에 따라 지배적인 특성이 다른 종류로 바뀌면 바뀐 특성을 클릭하여 평가를 진행한다. 반면,

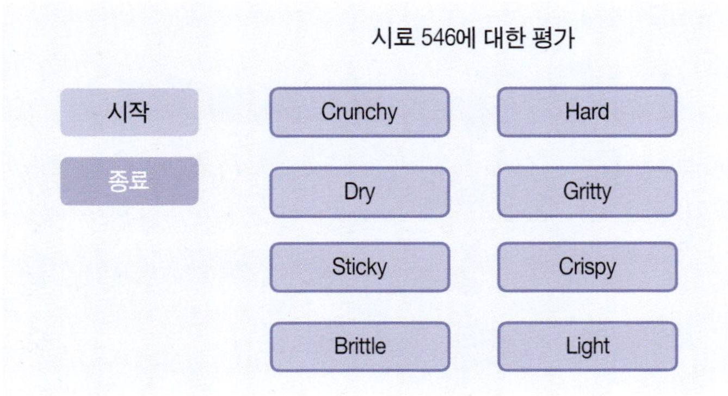

그림 7-10 TDS와 TCATA 평가 화면의 예시

TCATA는 매 순간 감지되는 모든 특성을 누르고 시간이 지남에 따라 더 이상 감지되지 않는 특성의 선택을 해지하고 새로 감지된 특성에 대해서는 새롭게 누르는 방법으로 평가가 진행된다.

TDS는 평가자가 맛을 보는 동안 역동적으로 변화하는 시료의 감각적 특성에 대해 각 시점마다 가장 두드러지게 지배하는 하나의 특성에 집중하기 때문에 그림 7-11의 형식으로 데이터가 수집된다. 반면, TCATA는 시점마다 감지되는 여러 특성을 한꺼번에 선택하고 해지할 수 있기 때문에 그림 7-12의 형식으로 데이터가 수집된다.

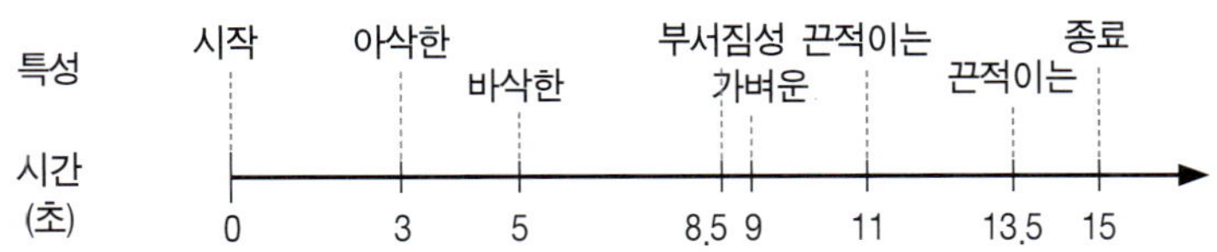

그림 7-11 TDS의 데이터 수집 형태

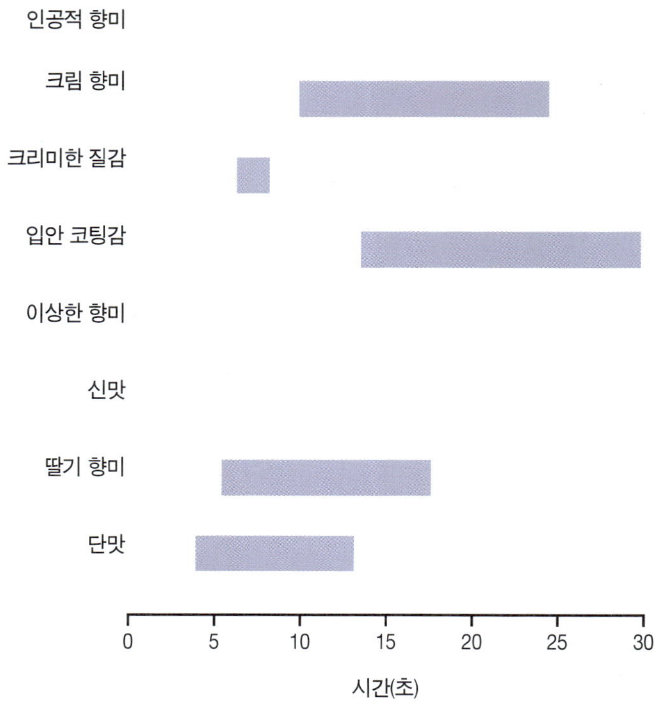

그림 7-12 CATA의 데이터 수집 형태

3) 패널의 훈련

시간-강도 분석에서 패널요원의 모집과 선정은 앞서 언급한 묘사분석과 동일하다. 그러나 시간-강도 분석은 제품에서 발현되는 모든 감각적 특성보다는 몇 개의 주요 감각적 특성에 대한 평가를 진행하는 경우가 많기 때문에 선정된 특성에 대한 평가를 정확하고 재현성 있게 하도록 훈련해야 한다. 패널요원은 평가 특성의 정의를 정확하게 이해하고 제품 내에서 제대로 감지하여 해당 특성의 강도 변화를 재현성 있게 평가해야 한다.

4) 데이터 분석

앞서 언급한 바와 같이 묘사분석은 시료의 특정한 특성에 대해 한 개의 강도 값을 도출하지만 시간–강도 분석은 한 개의 특성에 대해 무수히 많은 측정치를 얻을 수 있다. 시간–강도 분석으로 수집한 결과는 시료에 대한 풍부한 정보를 제공하지만, 이 많은 정보 중 시료의 특성을 가장 잘 나타내는 정보를 추출하여 요약할 수 있는 데이터 정리 및 분석 기법이 필요하다.

시간–강도 분석의 결과는 표나 그래프로 모두 나타낼 수 있으며, 그래프로 나타내는 경우에는 특성별로 시간–강도 곡선으로 작성한다. 이 그래프 곡선은 한 특성에 대한 일련의 강도 측정 결과를 보여준다. 한 개의 시료에 대한 개별 특성의 시간–강도 분석의 결과를 겹쳐 도표화하면 시간에 따라 각 특성 강도의 변화가 어떤 다른 양상을 보이는지 비교할 수 있으며, 개별 향미 특성 간의 관계를 살펴볼 수 있다.

시간–강도 그래프는 통계분석을 위해서 그래프의 대표 특성을 나타내는 몇 개의 매개변수(parameter)로 변환하여 나타낼 수 있다. 시간–강도 분석에서 활용하는 대표적인 매개변수로는 최고강도, 최고강도가 나타나는 시간, 감각이 사라지는 시간 등이 있으며그림 7–13, 자세한 매개 변수는 표 7–8에 정리되었다.

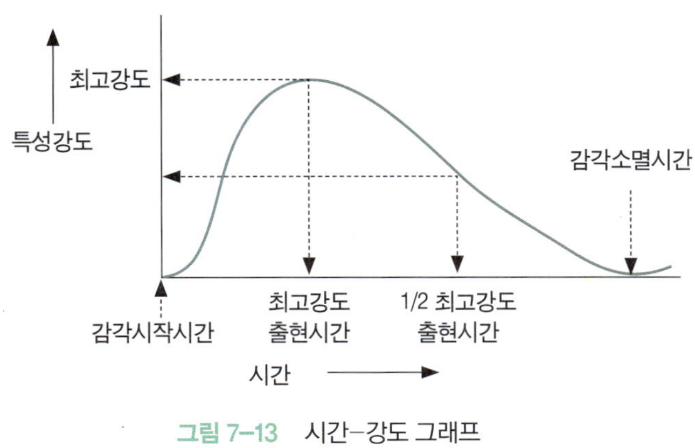

그림 7–13 시간–강도 그래프

표 7–8 ●●● 시간–강도 분석의 주요 매개변수 종류

매개변수(parameters)	기호	정의
최고강도(peak intensity)	Imax, Ipeak	시간강도 측정 중 최고의 강도값
총지속시간(total duration)	DUR, Dtotal	감각 시작부터 소멸 시점까지의 시간
곡선하의 면적(area under curve)	AUC, Atotal	시간–강도 전체 곡선하의 면적
안정기 시간(plateau)	Dpeak	최고강도 도달부터 강도 감소 시작까지의 시간
안정기하의 면적(area under plateau)	Apeak	최고강도 도달부터 강도 감소 시작까지 구간하의 면적
감소곡선하의 면적(area under descending phase)	Ptotal	강도 감소 시작부터 소멸 시점까지의 면적
증가율(rising slope)	Ri	감각 시작부터 최고강도까지의 강도 증가율 또는 기울기
감소율(declining slope)	Rf	강도 감소 시작부터 소멸까지의 강도 감소율 또는 기울기
감각 시작시간(onset)		감각이 처음 인지되는 시작 시간
감각 소멸시간(extinction)		감각이 더 이상 인지되지 않는 시간
최고강도 출현시간(time to peak)	Tmax, Tpeak	최고 강도 값이 출현하는 데 소요되는 시간
1/2최고강도시간(time to half peak)	Half–life	감각의 강도가 감소되는 구간에서 최대 강도의 1/2 정도의 강도를 보이는 지점의 시간

참고문헌

김광옥, 김상숙, 성내경, 이영춘. 관능검사 방법 및 응용. 신광출판사 (1993)

Adams J, Williams A, Lancaster B, Foley M. Advantages and uses of check−all−that−apply response compared to traditional scaling of attributes for salty snacks. In 7th Pangborn sensory science symposium, 12−16 August, Minneapolis, USA (2007)

Brandt BA, Skinner EZ, Coleman JA. Texture profile method. *Journal of Food Science 28*: 404−409 (1963)

Cairncross L, Sjöstrom S. Flavor profiles: a new approach to flavor problems. *Food Technology 4*: 308−311 (1950)

Castura JC, Antunez L, Gimenez A, Ares G. Temporal Check−All−That−Apply (TCATA): A novel dynamic method for characterizing products. *Food Quality and Preference 47*: 79−90 (2016)

Cho HY, Chung SJ, Kim HS, Kim KO. Effect of sensory characteristics and non−sensory factors on consumer liking of various canned tea products. *Journal of Food Science 70*: s532−s538 (2005)

Civille G. Descriptive analysis. In: Sensory evaluation methods for the practicing food technologist. IFT short course. M.R, Jhonston (Ed.). *Institute of Food Technologists*. Chicago, USA (1979)

Dairou V, Sieffermann JM. A comparison of 14 jams characterized by conventional profile and a quick original method, the flash profile. *Journal of Food Science 67*: 826−834 (2002)

de Saldamando L, Delgado J, Herencia P, Gimenez A, Gaston A. Polarized sensory positioning: Do conclusions depend on the poles? *Food Quality and Preference 29*: 25−32 (2013)

Dijksterhuis G. Assessing panel consonance. *Food Quality and Preference 6*: 7−14 (1995)

Dinnella C, Masi C, Naes T, Monteleone E. A new approach in TDS data analysis: A case study on sweetened coffee. *Food Quality and Preference 30*: 33−46 (2013)

Frost SC, Harbertson JF, Heymann H. A full factorial study on the effect of tannins, acidity, and ethanol on the temporal perception of taste and mouthfeel in red wine. *Food Quality and*

Preference 62: 1−7 (2017)

Hanson JE, Kendall DA, Smith, NF, Hess, AP. The missing link. *Beverage World 102*:102−108 (1983)

Kemp SE, Ng M, Hollowood T, Hort J. *Introduction to descriptive analysis. Descriptive Analysis in Sensory Evaluation*. Wiley Blackwell, NJ (2018)

Krasner S, McGuire M, Ferguson V. Tastes and Odors: The Flavor Profile Method. *Journal American Water Works Association 77*(3): 34−39 (1985)

Lawless HT, Heymann H. *Sensory Evaluation of Food: Principles and Practices*, Second Ed. Springer, NY (2010)

Mayhew EJ, Schmidt SJ, Schlich P, Lee S−Y. Temporal texture profile and identification of glass transition temperature as an instrumental predictor of stickiness in a caramel system. *Journal of Food Science 82*: 2167−2176 (2017)

Mojet J, Christ−Hazelhof E, Heidema J. Taste perception with age: generic or specific losses in threshold sensitivity to the five basic tastes? *Chemical Senses 26*: 845−860 (2001)

Olabi A, Lawless HT. Persistence of context effects after training and with intensity references. *Journal of Food Science 73*: S185−S189 (2008)

Pineau N, Cordelle S, Schlich P. Temporal Dominance of Sensations: A new technique to record several sensory attributes simultaneously over time. In 5th Pangborn symposium July 20−24, p. 121. (2003)

Pineau N, Schlich P, Cordelle S, Mathonniere C, Issanchou S, Imbert A, Rogeaux M, Etievant P, Koster E. Temporal Dominance of Sensations: Construction of the TDS curves and comparison with time−intensity. *Food Quality and Preference 20*: 450−455 (2009)

Risvik E, McEvan JA, Colwill JS, Rogers R, Lyon DH. Projective mapping: A tool for sensory analysis and consumer research. *Food Quality and Preference 5*: 263−269 (1994)

Rosenthal AJ, Share C. Temporal Dominance of Sensations of peanuts and peanut products in relation to Hutchings and Lillford's "breakdown path", *Food Quality and Preference 32*: 311−316 (2014)

Stone H, Sidel J. *Sensory Evaluation Practices*, 3rd Edition. Academic Press (2004)

Stone H, Sidel J, Oliver S, Woolsey, A, Singleton, RC. Sensory evaluation by quantitative descriptive analysis. *Food Technology 28*(11): 24, 26, 28, 29, 32, 34 (1974)

Szczesniak AS. Classification of textural characteristics. *Journal of Food Science 28*(4): 385–389 (1963)

Szczesniak AS, Brandt MA, Friedman HH. Development of standard rating scales for mechanical parameters of texture and correlation between the objective and the sensory methods of texture evaluation. *Journal of Food Science 28*(4): 397–403 (1963)

Williams AA, Langron SP. The use of free–choice profiling for the evaluation of commercial ports. *Journal of the Science of Food and Agriculture 35*: 558–568 (1984)

8장

소비자 검사

김영경

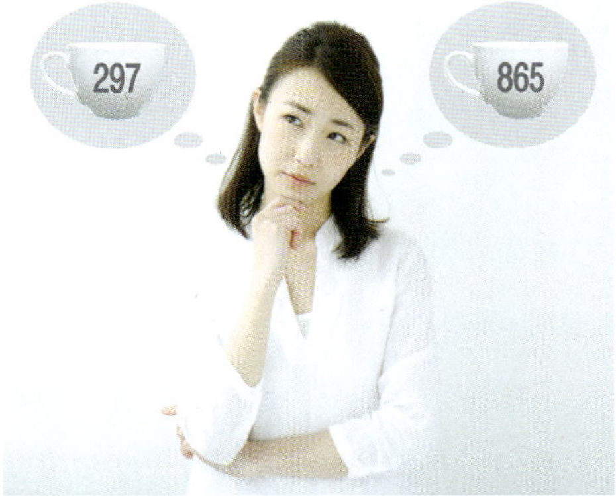

1. 서론

감각검사의 초기 연구는 소수의 전문가가 시료의 미세한 차이를 구별하거나 감각 특성들을 묘사하는 데 집중되었으나(Amerine et al., 1965), 이후 1980년대에 들어오면서 전통적인 감각검사 외에 소비자 행동을 이해하기 위한 소비자 연구 분야로도 확대되기 시작했다. 소비자 검사는 제품과 제품의 세부 특성에 대한 기호도 및 제품의 개념에 대한 소비자의 반응을 조사하기 위해 사용된다. 소비자 검사는 다음과 같은 목적으로 사용될 수 있다(Meilgaard et al., 2007)

- 제품의 품질 유지
- 제품의 품질 향상과 최적화
- 신제품 개발
- 시장에서의 판매 가능성 분석
- 제품 개발 전략 수립을 위한 시장 분석
- 제품의 광고 실증

시중에 판매되고 있는 제품의 경우, 설계된 품질을 유지하는 것이 중요하다. 이를 위해서 제품의 원재료, 제조 설비, 공정, 저장 공간이나 시간과 같은 조건에 따라 품질이 변화하는 종류와 정도를 내부적인 차이검사 및 묘사분석을 통해 측정하는 것뿐만 아니라 각 조건에서 품질의 변화를 표준제품과 비교했을 때 소비자들이 인지할 정도의 수준인지, 소비자의 기호도에 영향을 주는지 확인하기 위해서 소비자 검사를 시행한다.

이미 출시된 제품이라도 시장의 트렌드나 소비자가 원하는 방향은 계속 변화하기 때문에 지속적으로 제품의 품질을 변화시키거나 최적화해야 한다. 이러한 제품의 변화가 소비자의 기호도에 어떻게 영향을 주는지를 알아보기 위해 소비자 검사가 사용된다. 또한, 소비자들이 원하는 품질은 평가 시점이나 상황에 따라서도 변화하기 때문에 지속적으로 소비자 검사를 수행함으로써 품질 향상을 위해 계속 노력해야 한다(Fishken, 1990).

신제품을 개발하는 경우 소비자가 원하는 품질 수준을 찾아내고 최적화하기 위해서 제품 개발의 여러 단계에서 소비자 검사가 사용될 수 있다. 제품 개발의 초기에는 개발 방향이나 개선점에 대해 소비자의 의견을 얻기 위해서, 개발 중이거나 개발이 거의 완료된 후에는 소비자의 선호도 또는 기호도를 평가하거나 초기에 설계한 품질이 계획대로 잘 구현되었는지 확인하는 목적으로 사용된다. 소비자 검사가 제품 개발 시 사용될 수 있는 다양한 단계를 그림 8-1에 나타내었다.

개발된 신제품이 시장에서 성공적으로 판매되기 위해서는 마케팅이나 영업 등 관련 부서의 역할이 중요하지만, 제품의 감각 특성도 매우 중요하다. 감각 특성이 경쟁 제품과 비교해서 차별적이고 소비자가 잘 인지하고 만족할 만한 수준인지, 각 특성의 장점이 포장이

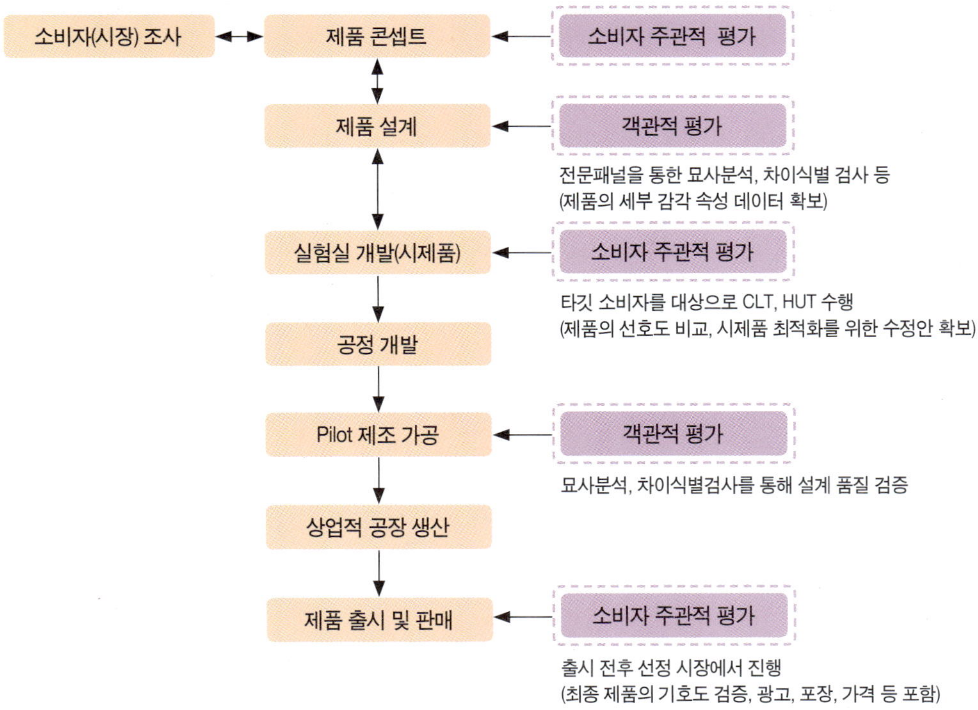

그림 8-1 제품 개발 과정과 감각검사의 적용(굵은 점선이 감각검사 적용 부분)

출처 : Kim, 2019

나 광고에 잘 표시되고 전달되는지 등은 제품의 전반적인 기호도 및 판매에 큰 영향을 미치므로 소비자 검사 부서와의 협력은 매우 중요하다고 할 수 있다.

소비자를 대상으로 한 검사방법은 크게 정량조사와 정성조사로 구분될 수 있는데, 검사 목적에 따라 적절한 방법을 선택하는 것이 중요하다. 정량조사는 제품에 대한 전반적인 기호도 또는 선호도를 평가하기 위해서, 또는 특정 감각 특성에 대한 소비자의 반응(강도, 기호도 등)을 확인하고자 할 때 사용한다. 정량조사는 개인적 경험이나 문화적 배경, 습관, 관심사 등의 영향을 받아 결과가 달라지기 때문에 50명 이상 수백 명 수준의 많은 소비자를 대상으로 수행한다(Meilgaard et al., 2007). 마케팅 분야에서는 평가 제품에 대한 콘셉트 적합도, 구매 의사, 적절한 가격 등을 알아보기 위해서도 사용한다. 정량조사는 평가 결과를 숫자로 나타낼 수 있으므로 통계분석이 가능하다는 점에서 정성조사와 구별된다. 정량조사는 평가장소에 따라 특정 장소에서 동일한 평가 조건으로 소비자에게 제품을 제시한 후 평가하는 방식[실험실 검사(laboratory test, LT) 또는 중심지역 검사(central location test, CLT)]과 소비자의 집으로 제품을 보내서 평소에 사용하던 대로 제품을 사용하면서 평가하는 방식(home use test, HUT)으로 구분할 수 있다.

정성조사는 상대적으로 소수의 소비자를 대상으로 행동을 관찰하거나 인터뷰를 통해 제품에 대한 소비자의 태도나 의견을 깊이 있게 집중적으로 조사하는 방법이다. 제품과 관련해서 언제, 어디서, 무엇을, 어떻게, 왜라는 질문에 답을 하는 방식으로 이루어진다. 정성조사는 다양한 목적으로 사용될 수 있으나, 소비자 검사와 관련해서는 제품의 개념을 설정하거나, 본격적인 소비자 검사에 앞서 검사의 방향을 명확하게 하고 가설 설정을 위해서 사용된다. 정성조사방법에는 타깃 소비자를 대상으로 한 초점그룹 토의(focus group discussion), 개별 인터뷰, 제품 소비 상황 관찰, 소비자 가정 방문 등이 있다.

2. 소비자 검사의 기본요소

1) 소비자

소비자 검사는 소비자가 느끼는 주관적인 기호도나 의견을 선입견이나 심리적인 오류 없이 솔직하게 반영하도록 하는 것이 중요하다고 할 수 있다. 제품의 품질은 소비자에 따라 다르게 평가될 수 있는 상대적인 개념을 가지고 있으므로 소비자 검사를 진행할 때에는 이런 점들을 고려해서 세심하게 설계해야 한다.

검사 목적에 따라 타깃 소비자를 명확하게 설정하고 모집 기준에 따라 소비자를 적절하게 모집해야 한다. 검사 시료에 대한 소비자의 반응은 그들의 요구와 해당 제품 범주에 대한 사용 또는 섭취 경험과 태도 등에 따라 다양하게 나타나므로 검사를 수행하기 위해 어떤 소비자를 선정해서 모집할 것인가를 결정하는 것이 매우 중요하다. 시장은 요구 수준이 다양한 소비자들의 세부 집단으로 나뉜다. 예를 들면, 라면 제품의 경우 감각 특성의 강도 측면에서 어떤 소비자 집단은 매운맛과 짠맛의 강도가 높은 자극적인 제품을 좋아하는 반면, 어떤 집단은 맵고 짠 강도가 낮은 제품을 좋아할 것이다. 비식품의 경우를 예로 들면, 스킨케어 화장품의 경우에는 천연 원료를 강조하는 콘셉트의 자연주의 제품을 선호하는 소비자와 피부에 대한 효능을 내세우는 기능성 제품을 원하는 소비자가 좋아하고 기대하는 사용감이 서로 다를 수 있다. 따라서 다른 반응을 나타낼 가능성이 있는 소비자들을 모두 포함한 포괄적인 소비자 검사를 수행할지, 세분된 타깃 집단의 소비자들만 대상으로 검사할지에 대해서도 고려해야 한다. 제품을 폭넓은 소비자층을 대상으로 판매하고자 할 때는 다양한 소비자 집단을 모두 검사에 참여시키도록 하고, 특정한 집단을 타깃으로 하는 제품의 경우에는 해당 제품에 대한 니즈가 크고 제품이 출시되었을 때 구매할 가능성이 큰 타깃 집단의 소비자를 모집해서 검사해야 한다.

소비자 검사를 위해서 모집되는 소비자들은 검사하려는 제품에 대해 전문적인 지식이 없고, 해당 제품과 관련된 분야에 종사하지 않으며, 소비자 조사방법이나 제품 개발과정을 알고 있는 전문 조사업체, 더 나아가 마케팅 또는 연구 개발 및 판매와 관련된 직종에 근무하지 않는 사람이어야 한다. 또한, 제품의 감각 특성 평가를 위한 훈련 경험이 있는 사람들은 소비자 검사에 참여해서는 안 된다. 훈련된 패널은 동일한 감각 자극에 대해 통일된 점수를 주도록 훈련된 사람들로 구성되어 있고 제품의 감각 특성을 묘사하고 강도를 표현하는 데 있어서 일반 소비자들과 다르기 때문이다. Shepherd et al.(1988)의 연구에서 일반 소비자와 훈련된 패널이 제품의 기호도 평가에서 다른 결과를 나타내었음이 확인되었다.

바람직한 소비자 검사는 해당 제품을 직접 구매해서 소비할 타깃 소비자들을 대상으로 해야 하지만, 소비자를 모집할 시간 여유가 없이 급히 진행해야 하거나, 검사 비용을 위한 예산이 충분치 않으면 내부 직원들을 대상으로 소비자 검사를 하기도 한다. 그러나 사내 직원의 경우 제품 개발과 관련 없는 부서의 직원들이라고 하더라도 자사의 제품에 더 익숙하고 선호하는 경향이 있을 수 있고, 실제 좋아하는 정도보다 더 후한 점수를 줄 가능성이 크다. 또한, 사내 직원들은 제품의 타깃 소비자가 아니므로 올바른 소비자 검사를 하기 위해서는 외부에서 타깃 소비자를 모집해서 검사하는 것이 바람직하다. 소비자 검사에서 타깃 소비자 선정과 관련해서 고려해야 할 사항에는 다음과 같은 것들이 있다.

(1) 인구 사회 통계학적 정보

성별이나 나이, 주거 지역, 직업, 가계 수입 등과 같은 인구 사회 통계학적인 정보에 따라 검사에 참여할 소비자를 선택한다. 성별은 검사하고자 하는 제품의 주 사용자나 구매자가 성별에 따라 영향을 받는 경우에 더 중요한데, 예를 들면 유아용 식품, 가공식품, 주방용 가전제품, 화장품, 생활용품의 경우 여성이 구매와 사용 경험이 더 많으므로 주로 여성을 검사에 참여시킨다. 그러나 성별의 구분 없이 남녀 소비자 모두를 타깃으로 하는 제품의 경우에는 남녀 비율을 균형되게 선정해서 검사에 참여시키는 것이 바람직하다.

검사하고자 하는 제품의 사용자 또는 구매자의 나이가 검사에 영향을 미칠 때는 소비자의 나이도 고려해야 한다. 일반적으로 나이가 너무 적거나 너무 많으면 검사 자체에 대한 이해나 수행력이 떨어질 수 있고, 혹시 있을 수 있는 건강상이나 안전상의 이유로 소비자 검사에서 제외하기도 한다. 소비자 검사에서 나이가 중요한 이유 중 하나는 소비자의 나이에 따라 생애주기의 단계가 다르기 때문이다. 소비자 검사에서 주로 대상이 되는 연령층은 소비활동이 활발하고 생애주기에서 결혼 전후 단계에 있는 25~35세의 소비자들, 그리고 더 안정적인 사회생활 또는 가정생활의 단계에 있는 36~45세의 소비자들이다. 최근 관심이 커지고 인구가 급증하고 있는 시니어 소비자를 타깃으로 하는 제품의 검사에는 50대 이상 나이의 소비자를 참여시킨다. 유아용품의 경우와 같이 구매자(부모)와 사용자(유아)가 다를 때에는 두 타깃 연령대의 소비자를 대상으로 검사하기도 한다. 검사하고자 하는 제품이 일반 제품보다 더 비싸고 고급화 전략으로 특정 판매 채널로만 유통되는 경우에는 가계 수입이나 해당 범주에 일정 금액 이상을 투자하는 소비자를 선발해서 검사에 참여시키게 된다. 지리적 요건, 국적, 인종 등에 따라 제품에 대해 다른 반응이 예상되는 경우에는 여러 지역에서 타깃 그룹을 대상으로 균형 있게 소비자 검사를 하는 것이 바람직하다.

(2) 제품 사용 경험

제품의 사용 빈도나 사용 경험은 소비자 검사의 결과에 영향을 미칠 수 있다. 검사하고자 하는 제품 또는 해당 범주의 제품들을 자주 사용하고 다양하게 많이 사용해 본 소비자는 제품에 대한 주관적인 판단이나 기호도 반응이 비교적 명확하고, 제품의 품질에 대해 예민하게 감지하며 다양한 의견을 줄 수 있으므로 소비자 검사에 좋은 후보자가 된다. 예를 들면, 천연 조미료 제품 범주를 검사할 때, 평소 천연 조미료에 관심이 많고 시중에 출시된 다양한 천연 조미료를 구매해서 사용해 본 소비자는 해당 제품에 대한 검사에서 과거의 경험을 바탕으로 검사를 하게 된다. 시중에 없는 새로운 제형의 천연 조미료를 개발하는 경우, 해당 제품을 사용해 본 경험은 없더라도 천연 조미료에 관한 관심이 있고 앞으로 이 제품이 출시되었을 때 구매할 가능성이 있는 잠재 소비자를 검사에 참여시키기도 한다.

2) 소비자 모집

소비자 검사에 참여시킬 타깃 집단이 결정되면 이에 적합한 소비자를 모집한다. 이때 현실적으로 타깃 소비자 전체에 해당하는 모집단을 검사에 사용할 수 없으므로 모집단을 가장 정확하고 효과적으로 대표할 수 있는 표본을 선정해서 모집해야 한다. 예를 들어, 20대의 젊은 소비자를 타깃으로 다류 음료에 대한 소비자 검사를 하는 경우, 검사에 참여하는 표본은 어느 한쪽으로 편중되지 않고 20대 소비자들의 반응을 대표할 수 있도록 균형 있게 소비자를 선발하는 것이 중요하다. 그리고 검사에 직접 참여하는 소비자들의 수가 증가할수록 검사 비용과 시간이 많이 소요되고, 소비자 수가 너무 적으면 검사 결과를 전체 모집단에 확대해서 일반화하기 어려우므로 검사 목적에 적합한 정보를 얻을 수 있고 신뢰 수준이 확보되는 최소한의 소비자들을 모집한다. 검사 목적이나 방법에 따라 적절한 소비자 인원수는 "3. 소비자 검사방법"에서 검사방법에 따라 구분해서 나타내었다. 그리고 적절한 타깃 소비자를 모집하기 위해서는 소비자 선발 시 질문지(스크리너, screener)를 이용하기도 한다. 소비자 선발에 활용할 수 있는 질문지의 예는 부록 8-2, 8-3, 8-4, 8-5에 나타내었다.

3) 소비자 검사 과정

소비자 검사의 과정은 검사 목적을 명확히 하고 목적에 적합한 검사 설계(검사 대상 소비자 선정, 검사방법, 시료 준비, 검사 절차 등)를 하는 것에서부터 시작한다. 일반적인 소비자 검사는 그림 8-2와 같은 과정으로 진행된다. 검사 목적에 따라 적합한 타깃 소비자를 선정 및 선발하고, 평가지 작성, 시료 준비와 제시 절차, 평가방법 등을 결정한다. 검사에 사용되는 시료는 어떤 상태의 시료를 어느 정도의 크기와 양, 그리고 어떤 순서로 소비자에게 제시할 것인가에 대해 사전에 계획을 세우고 부수적으로 필요한 준비물도 준비한다. 타깃 소비자를 선발하기 위해서는 선발에 탈락하거나 검사의 종료 시까지 참여할 수 없는

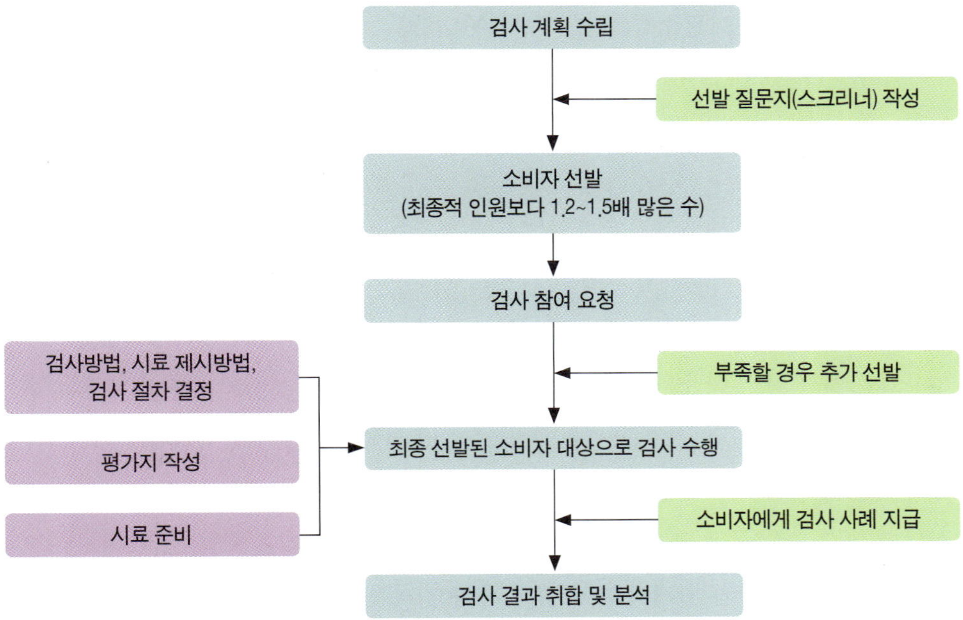

그림 8-2 일반적인 소비자 검사 과정

소비자들까지 고려해서 검사에 필요한 소비자 수보다 1.2~1.5배 많은 수로 여유 있게 모집한다.

검사가 끝난 후에는 참여한 소비자들에게 감사의 인사와 함께 사전에 고지된 답례품 또는 사례금을 전달한다. 기업에서는 자사에서 생산하는 제품을 제공하는 경우도 있다. 검사에 걸리는 시간과 검사방법이나 검사문항의 난이도 등에 따라 소비자에게 제공되는 사례비의 규모가 달라진다. 연구자가 직접 소비자 검사를 수행하지 않고 대행기관에서 진행하는 경우 소비자에게 시료가 적절하게 제시되는지, 검사방법이 계획했던 대로 진행되는지 직접 참관해서 확인하는 것이 바람직하다.

3. 소비자 검사방법

1) 정량조사

소비자들은 제품에 대해서 분석적보다는 전체적이고 종합적으로 느끼고 평가하며, 그 결과를 전반적인 "좋아함"으로 표현한다. 따라서 소비자 검사에서 소비자들이 어떤 시료를 좋아하는지, 얼마나 좋아하는지를 검사하는 것이 중요하다.

정량조사에서 자주 사용되는 검사방법은 선호도 검사(preference test)와 기호도 검사(acceptance test)가 있다. 선호도 검사에서는 "어떤 시료를 더 좋아하십니까?"라는 질문을 사용하여 더 좋아하는 시료를 선택하게 하고, 기호도 검사에서는 "이 시료를 얼마나 좋아하십니까?"라는 질문을 사용하여 좋아하는 정도를 평가하게 한다. 또한 소비자가 무슨 이유로 좋아하는지를 알기 위해서 세부 감각 특성 검사를 위의 두 방법과 함께 사용하기도 한다(김광옥 외, 1993)

(1) 소비자 선호도 검사

소비자 선호도 검사는 소비자들에게 제시된 시료 중에서 더 좋아하는 시료를 선택하는 방법이다. 선호도 검사는 방법이 쉽고 간단하므로 연구자나 소비자가 수행하기 편하다는 장점이 있으나, 제시된 시료에 한해서만 소비자의 선호를 알 수 있고 좋아하는 정도는 알 수 없다는 제한점이 있다. 이러한 제한점을 극복하기 위해 사전에 소비자의 기호 정도를 알고 있는 시료를 검사에 포함함으로써 간접적으로 다른 시료의 기호 수준을 짐작할 수 있다. 선호도 검사의 종류는 **표 8-1**에, 선호도 검사에 사용될 수 있는 평가지는 **그림 8-3**에 나타내었다. 선호도 검사의 경우 새로 개발된 제품이 현재 유통되고 있는 자사의 기존 제품이나 타사의 경쟁 제품보다 더 선호되는지 확인하기 위해 주로 사용된다. 또는 여러 개의 시제품에 대해 가장 선호되는 제품을 선발해서 다음 단계의 개발로 나아가기 위해서도 사용된다.

선호도 순위를 평가하는 선호도 순위검사방법은 시료의 수가 3개 이상일 때 한꺼번에 비교 평가하게 함으로써 유용하게 사용할 수 있다(김광옥, 이영춘, 1989). 일반적으로 소비자들은 절대적으로 좋아하는 정도를 점수로 평가하는 것은 어려워하지만 제시된 시료 간의 비교를 통해 상대적인 선호 순위를 정하는 것은 더 쉽게 느끼는 경향이 있다. **그림 8-4**는 선호도 순위검사에 사용되는 평가지의 예이다(김광옥 외, 1993). 검사 결과의 분석방법은 '6장 차이식별검사'에서 순위검사의 방법을 참고하기 바란다.

모든 감각검사에서 시료의 제시 순서를 랜덤화하는 것이 중요하지만, 특히 선호도 평가의 경우 시료의 제시 순서에 따라 선호 제품 선택 경향에 큰 영향을 미치므로 주의해야 한다('4장 감각검사 시 발생하는 오류' 참고).

표 8-1 ●●● 선호도 검사의 종류

검사 종류	시료의 수	평가 방법 및 시료 제시
선호도	2개	두 시료 중 한 시료 선택(예: A–B)
선호도 순위	3개 이상	제시된 시료들의 상대적인 선호도 순서를 정함
다시료 선호도	3개 이상	• 두 시료씩 모든 가능한 짝을 지어 두 시료 중 한 시료 선택 (예: A–B, A–C, A–D, B–C, B–D, C–D) • 특정(표준) 시료와 다른 시료를 쌍으로 제시하고 선호 시료 선택 (예: A를 표준 시료로 할 경우 A–B, A–C, A–D)

이름:_______________ 날짜:_______________

왼쪽 시료부터 맛을 보신 후 다음 시료를 맛보십시오.

1. 맛보신 두 개의 시료 중에서 어느 것이 더 좋은지 선택해 주십시오.

☐ 263 ☐ 531

2. 이 제품을 선택하신 이유를 적어 주십시오.

____

____

____

그림 8-3 선호도 검사에 사용되는 평가지

예) 두 시료 중에서 선호되는 시료를 선정하기 위한 소비자 선호도 검사

제품 개발단계에서 최종적으로 선정된 시제품 A를 현재 유통되고 있는 제품 B와 비교하여 시제품 A에 대한 선호도가 더 높은지 조사하려고 한다. 100명의 소비자에게 두 시료를 A−B와 B−A의 순서로 각각 50명에게 제시하여 선호도 검사를 하였다. 검사 결과 61명이 더 선호하는 시료로 A를 선택했다. 분석은 이점검사의 유의성 검정표(**부록 10**)를 통해서 수행할 수 있다. 100명의 소비자를 대상으로 평가했으므로 검정표에서 검사자 수(n) "100"인 행을 확인한다. A 시료가 B보다 더 선호되는지 확인하고자 하므로 단측검정에 해당한다. 유의수준에 따라 결론이 달라질 수 있는데, 59~62명이 A를 선택했다면 유의수준 $\alpha = 0.05$에서, 63~65명이면 유의수준 $\alpha = 0.01$에서, 66명 이상이면 유의수준 $\alpha = 0.001$에서 유의적으로 A가 더 선호된다고 판단할 수 있다. 해당 검사에서는 61명이 A를 더 선호하는 시료로 선택했으므로 새로 개발된 시제품 A가 현재 제품 B보다 선호도가 더 높다고 결정할 수 있다.

이름:________________ 날짜:______________

가장 왼쪽 시료부터 맛을 보신 후 다음 시료를 맛보십시오.

837 531 735 924

맛보신 시료들을 비교해서 가장 좋아하는 것부터 가장 좋아하지 않는 것까지 순위를 정해서 해당 칸에 시료 번호를 적어 주십시오.

______________	__________	__________	__________________
가장 좋아하는 것 (1순위)	2순위	3순위	가장 좋아하지 않는 것 (4순위)

그림 8-4 선호도 순위 검사에 사용되는 평가지

(2) 소비자 기호도 검사

소비자 기호도 검사는 소비자들에게 시료에 대해 좋아하는 정도를 평가하게 하는 방법이다. 선호도 검사가 좋아하는 시료를 단순 선택하는 것과 달리 기호도 검사는 좋아하는 정도를 척도에 나타낸다는 측면에서 차이가 있다.

소비자 기호도 검사를 위해 9점-항목척도가 주로 많이 사용되나, 검사 목적이나 시료의 개수에 따라 점수 항목의 개수를 다르게 할 수 있다. 평가하고자 하는 시료의 수가 많다면 항목의 수도 늘어나야 한다. 시료의 수보다 점수 항목이 적거나 같다면 좋아하는 정도가 다른데도 동점으로 평가해야 하는 오류를 범하게 된다. 예를 들면, 시료가 5개인 경우 5점 척도는 적합하지 않으며 시료의 수보다 2배수 정도인 9점 척도가 적합하다(Lawless et al., 1986). 시료의 수가 적더라도 5점-항목척도를 사용할 경우, 소비자들이 양 극단을 기피하는 현상을 감안하면 5점 척도는 실제 존재하는 제품 간의 기호도 차이를 민감하게 감지하지 못할 수도 있기 때문에 최소 7항목 이상을 사용하는 것이 좋다(김광옥 외, 1993).

항목의 개수에 대해서는 각각 장단점이 있어서 획일적으로 적용하는 것은 바람직하지 않지만, 여러 측면을 고려했을 때 소비자를 대상으로 한 기호도 검사에서는 9점 척도를 주로 많이 사용한다(Lawless et al., 2010; Tuorila, 2008). 어린이를 대상으로 한 검사에서는 그림 8-6과 같이 얼굴 표정 척도를 사용하기도 한다. 평가 목적에 따라 항목의 개수를 짝수로 제시해서 소비자가 좋아하거나(긍정적인) 또는 싫어하는(부정적인) 방향 중의 하나를 반드시 선택하도록 하는 평가척도를 사용하는 경우도 있으나, 기호도 검사의 경우 항목을 홀수로 제시해서 중립(좋지도 싫지도 않음)을 선택할 수 있도록 하는 척도를 주로 사용한다.

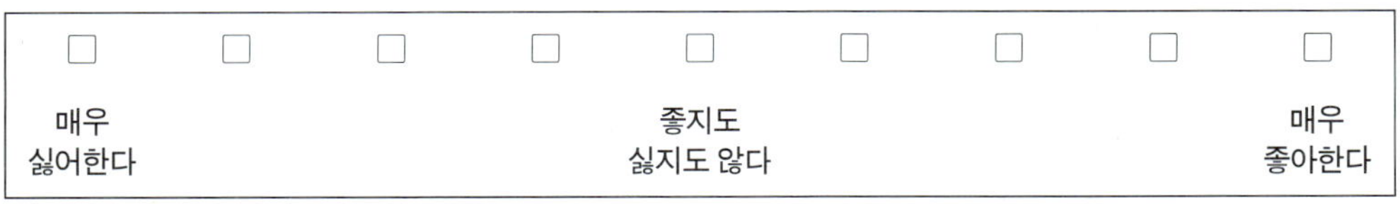

그림 8-5 기호도 검사에 주로 사용되는 9점 척도

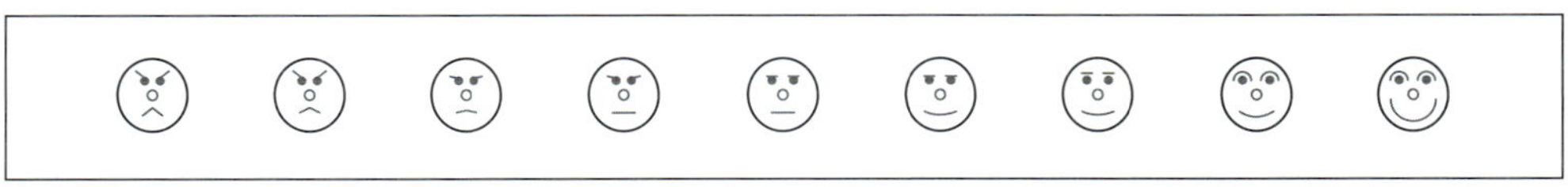

그림 8-6 얼굴 표정 척도

각 항목 간에 균형되지 않은 척도를 사용하는 경우 잘못된 결과를 초래할 수 있으므로 주의해야 한다. 그림 8-7에서 첫 번째와 두 번째는 양 끝의 표식이 균형되지 않은 척도를 사용했으며, 세 번째는 좋아하는 쪽 척도는 4개 항목이나 싫어하는 쪽은 3개이고 간격도 일정하지 않아 적합하지 않다.

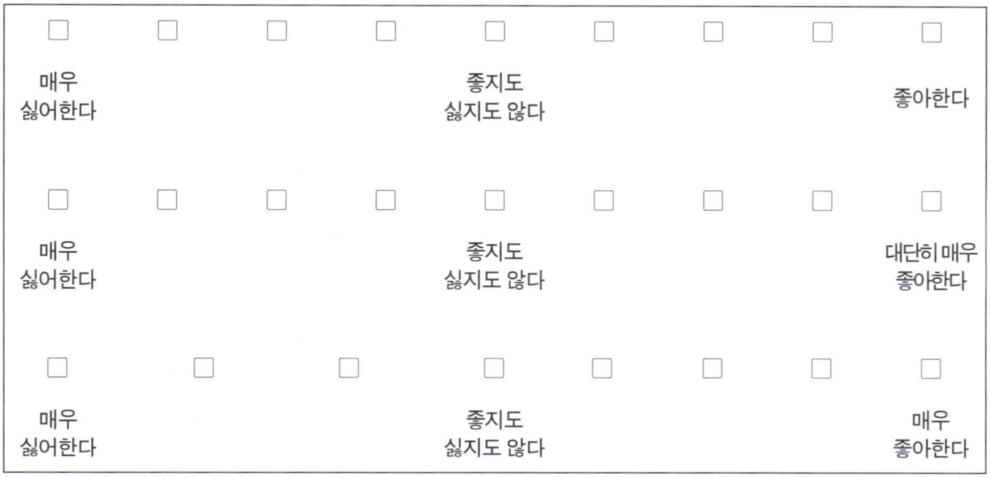

그림 8-7 기호도 검사에 적합하지 않은 척도 사례

기호도 검사 결과, 상대적인 기호도로부터 선호도를 추론할 수 있으며, 기호도 검사는 감각 특성 대신에 기호도를 평가한다는 점을 제외하면 특성차이검사의 평점법과 유사하므로 결과 분석은 '6장 차이식별검사'의 통계분석을 참조하기 바란다. 시료가 두 개인 경우, 각 소비자가 평가한 기호도 점수의 차이를 계산해서 유의적인 차이가 있는지 분석하는 쌍체 t-검정(paired t-test)을 이용하고(Larmond, 1977), 세 개 이상일 때에는 분산분석을 통해 시료 간 기호도 점수에 유의적인 차이가 있는지 확인한 후 각 시료 간의 평균 차이를 다중 비교(multiple comparison)를 통해 사후 검정한다.

예) 여러 시료 중 기호도가 가장 높은 시료 선정을 위한 소비자 기호도 검사

음료 회사에서 신제품 커피 음료를 개발하기 위해 원산지가 다른 원두의 배합비를 달리해서 다양한 시제품을 개발하였다. 최종적으로 선정된 세 개의 시제품 A, B, C를 대상으로 소비자 검사를 통해 가장 기호도가 높은 제품을 선택하고자 한다. 이에 해당 범주의 타깃 소비자 240명을 검사 장소로 방문하게 하여 이들을 대상으로 기호도 검사를 하였다. 시료는 제시순서오류를 피하기 위해 소비자들을 랜덤하게 40명씩 나누어 A-B-C, A-C-B,

B−A−C, B−C−A, C−A−B, C−B−A의 다른 순서로 제시하고, 9점 항목척도 그림 8-5를 이용하여 좋아하는 정도를 평가하도록 했다. 모든 소비자는 3개의 시료를 모두 맛보고 평가했다.

분석 절차 및 해석은 '6창 차이식별검사'의 "차이식별측정−평점법−3개 이상 시료의 평가"를 참고하기 바란다. 검사 결과는 분산분석(일원분산분석, '9장 통계' 참조)으로 분석하였으며, 표 8-2와 같은 결과를 얻었다. 분석 결과, 시료 간 기호도 점수에 유의적인 차이가 있음이 확인($p<0.001$)되었기 때문에 3개의 시료들 간에 차이가 있는지 알아보기 위한 사후검정(다중비교)의 추가 분석을 하였다. 여러 사후검정 방법('9장 통계' 참조) 중에 여기서는 튜키(Tukey)의 검정법을 이용하였다. 분석 결과, A제품이 B와 C 제품에 비하여 유의적으로 기호도가 높게 평가되었으며, B와 C 제품은 유의적인 차이가 없었다. 따라서 시제품 A를 기호도가 가장 높은 제품으로 결정할 수 있다.

표 8-2 ••• 분산분석과 사후검정 결과표

요인	자유도	제곱합	평균제곱	F값	유의확률(p값)
시료	3 − 1 = 2	56.10	56.10/2 = 28.051	28.051/3.342 = 8.39	<0.001
오차	717	2396.33	2396.33/717 = 3.342		
총계	719	2452.43			

요인	N	평균	그룹화*	
A	240	7.633	A	
B	240	7.183		B
C	240	6.963		B

(* 문자를 공유하지 않는 평균들은 유의하게 서로 다름)

예) 두 개의 시료를 각각 경쟁품과 비교해서 기호도가 더 높은 시료 선정을 위한 검사

- 검사 목적 : 딸기잼 신제품을 개발하는 과정에서 두 개의 시제품(A와 B)을 최종적으로 개발했으며, 두 개의 시제품 중에서 딸기잼 시장을 리드하고 있는 경쟁품(C)과 비교했을 때 소비자 기호도가 더 높은 시제품을 선정해서 출시하고자 한다. 한 번의 평가가 아니라 가정에서 실제 딸기잼을 소비하는 상황에서 여러 차례 먹어보고 검사하기 위해 가정사용검사를 진행하고자 한다.
- 검사 설계 : 시제품 A와 B를 각각 C와 비교 평가하기 위해 딸기잼을 좋아하고 1주일에 3회 이상 자주 먹는 소비자를 300명 모집해서 150명에게 A와 C 시료 세트를, 나머지 150명에게 B와 C 시료 세트를 제공하고 집에서 시료를 각각 3일간 3회 이상 먹어보고 9점 항목척도그림 8-5를 이용해서 평가하게 하였다.
- 결과 분석 : 각 시료 세트별로 쌍체 t-검정(paired t-test)을 실시한 결과, 다음과 같은 결과를 얻었다. A와 C는 유의적인 차이가 나타나 A는 C보다 기호도가 낮았으며, B와 C는 유의적인 차이가 나타나지 않아서 B는 C와 기호도가 같다고 볼 수 있다. 따라서 시제품 B를 시장에 출시할 제품으로 선정했다.

검사 세트	시제품 평균 점수		경쟁품 평균 점수		차이
A와 C	A	6.3	C	7.1	−0.8
B와 C	B	7.2	C	7.0	+0.2

(3) 감각 특성 검사

제품에 대한 소비자의 선호도/기호도뿐만 아니라 제품의 어떤 감각 특성이 소비자의 반응에 영향을 미치는지 알기 위해 추가적인 검사가 필요한 경우가 있다. 소비자를 대상으로 한 감각 특성(외관, 향, 향미, 텍스처 등)에 대한 검사는 아래와 같이 구분될 수 있다.

ㄱ. 세부 특성에 대한 "좋아함" 그림 8–8, 8–9

- 선호도 예) 두 시료의 "색상"을 비교했을 때 어느 것을 더 좋아하십니까?
- 기호도 예) 이 시료의 "향"을 얼마나 좋아하십니까?

ㄴ. 세부 특성에 대한 강도 그림 8–10

- 이 시료의 "짠맛"은 어느 정도 강하게 느껴집니까?

ㄷ. 세부 특성의 강도에 대해 적합하다고 느끼는 정도 그림 8–11

- 이 시료의 "짠맛" 강도가 얼마나 적당하다고 느껴집니까?

감각 특성에 대한 검사 중에서 선호도/기호도 검사는 소비자의 반응에 영향을 미치는 세부 감각 특성을 알아보기에는 효과적이지 않다고 알려져 있다(Meilgaard et al., 2007). 소비자들이 전반적인 선호도/기호도 검사에서 긍정적인(좋아하는) 반응을 나타낸 시료에 대해서 감각 특성들의 선호도/기호도도 같은 경향으로 평가하기 때문이다(후광 효과; halo effect). 그리고 전반적으로 부정적인(싫어하는) 반응을 나타낸 경우에 각 세부 감각 특성을 어떤 방향으로 조절해야 제품을 개선할 수 있을지 알 수 없다는 단점도 있다. 이러한 단점은 그림 8–10, 8–11과 같이 기호도와 함께 감각 특성의 강도 또는 적합한 정도(적합척도; just right scale)를 알아보기 위한 질문을 넣음으로써 극복할 수 있다(김광옥 외, 1993).

적합척도를 사용할 때에는 소비자들이 기호도 검사를 위한 9점–항목척도(한쪽 끝에서 다른 쪽 끝으로 갈수록 점수가 높아지는 척도)와 혼동하기 쉬우므로 주의해야 한다. 적합척도는 중앙이 가장 적합하다고 느끼는 강도이고 양 끝으로 갈수록 너무 약하거나 너무 강한 것을 의미한다. 적합척도는 소비자가 느끼는 심리적인 간격이 균일하지 않거나 불균형하기 때문에 점수의 평균으로 분석하는 것은 적절하지 않으며, 각 항목을 선택한 소비자들의 비율을 분석해서 경쟁 제품의 응답 분포에 대해 카이제곱분석(Chi–square test)을 한다('9장 통계' 참조).

왼쪽 시료부터 맛을 보신 후 다음 시료를 맛보십시오.
두 개의 시료를 모두 맛본 후에 아래 질문에 대해 하나의 시료만 선택해 주십시오.

1. 두 개의 시료 중에서 전반적으로 어느 것을 더 좋아하십니까? ☐ 263 ☐ 531
2. 두 개의 시료 중에서 색상이 더 좋은 것은 무엇입니까? ☐ 263 ☐ 531
3. 두 개의 시료 중에서 구수한 향미가 더 좋은 것은 무엇입니까? ☐ 263 ☐ 531
4. 두 개의 시료 중에서 신맛이 더 좋은 것은 무엇입니까? ☐ 263 ☐ 531
5. 두 개의 시료 중에서 단맛이 더 좋은 것은 무엇입니까? ☐ 263 ☐ 531

그림 8-8 소비자 선호도 검사에 감각 특성에 대한 선호도가 추가된 평가표

➢ 전반적인 기호도	☐	☐	☐	☐	☐	☐	☐	☐	☐
	매우 싫어한다				좋지도 싫지도 않다				매우 좋아한다
➢ 특성에 대한 기호도									
(1) 색상	☐	☐	☐	☐	☐	☐	☐	☐	☐
	매우 싫어한다				좋지도 싫지도 않다				매우 좋아한다
(2) 구수한 향미	☐	☐	☐	☐	☐	☐	☐	☐	☐
	매우 싫어한다				좋지도 싫지도 않다				매우 좋아한다
(3) 신맛	☐	☐	☐	☐	☐	☐	☐	☐	☐
	매우 싫어한다				좋지도 싫지도 않다				매우 좋아한다
(4) 단맛	☐	☐	☐	☐	☐	☐	☐	☐	☐
	매우 싫어한다				좋지도 싫지도 않다				매우 좋아한다

그림 8-9 소비자 기호도 검사에 감각 특성에 대한 기호도가 추가된 평가표

➢ 전반적인 기호도	☐	☐	☐	☐	☐	☐	☐	☐	☐
	매우 싫어한다				좋지도 싫지도 않다				매우 좋아한다
➢ 특성 강도									
(1) 색상	☐	☐	☐	☐	☐	☐	☐	☐	☐
	옅은								진한
(2) 구수한 향미	☐	☐	☐	☐	☐	☐	☐	☐	☐
	없음								매우 많음
(3) 신맛	☐	☐	☐	☐	☐	☐	☐	☐	☐
	없음								매우 많음
(4) 단맛	☐	☐	☐	☐	☐	☐	☐	☐	☐
	없음								매우 많음

그림 8-10 소비자 기호도 검사에 감각 특성에 대한 강도가 추가된 평가표

➢ 전반적인 기호도	☐	☐	☐	☐	☐	☐	☐	☐	☐
	매우 싫어한다				좋지도 싫지도 않다				매우 좋아한다
➢ 특성 강도 적합									
(1) 색상	☐	☐	☐	☐	☐	☐	☐	☐	☐
	너무 옅은				적합한				너무 진한
(2) 구수한 향미	☐	☐	☐	☐	☐	☐	☐	☐	☐
	너무 약한				적합한				너무 강한
(3) 신맛	☐	☐	☐	☐	☐	☐	☐	☐	☐
	너무 약한				적합한				너무 강한
(4) 단맛	☐	☐	☐	☐	☐	☐	☐	☐	☐
	너무 약한				적합한				너무 강한

그림 8-11 소비자 기호도 검사에 감각 특성에 대한 적합척도가 추가된 평가표

(4) 기타 소비자 검사 방법

소비자 검사에서 주로 사용되는 기호도 검사 외에 소비자도 감각 특성 측면에서 제품을 비교적 정확하게 감지하고 묘사할 수 있다는 가설을 바탕으로 개발된 검사방법들이 식품을 비롯한 다양한 분야에서 많이 활용되고 있다(Varela and Ares, 2014). 이 책에서는 간단히 소개만 하고자 한다.

첫 번째는 여러 시료를 한꺼번에 소비자에게 제시하고 전체적, 종합적으로 비교해서 유사성을 기준으로 평가하게 하는 방법이다. 비슷한 시료들을 그룹으로 나누는 방법(categorization 또는 sorting task) (Abdi et al., 2007, Lawless et al., 1995), 여러 시료를 서로 비교하면서 비슷하게 느껴지면 가까운 거리에 놓게 함으로써 시료의 위치 좌표를 분석하는 방법(projective mapping 또는 Napping®) (Pagès, 2005; Risvik et al., 1994), 이 두 가지 방법을 조합한 sorted Napping 방법(Pagès et al., 2010) 등이 있다.

두 번째는 시료의 감각 특성들을 개별적으로 평가하는 방법으로서 CATA(check-all-that-apply), flash profiling, FCP(free choice profiling), Ideal profiling 등이 있다. CATA는 평가지에 제시된 특성 항목들 중에서 시료에서 느껴지는 항목들을 모두 표시하도록 하는 방법이다(Ares and Jaeger, 2015). Flash profiling은 소비자가 시료에 대해 느껴지는 감각 특성을 스스로 결정하고 감각 특성의 강도를 순위로 평가하는 방법이다(Dairou et al., 2002). FCP는 소비자가 스스로 평가하고 싶은 감각 특성을 선택한다는 점은 flash profiling과 유사하지만, 특성을 순위로 평가하지 않고 강도 점수로 평가한다는 측면에서 차이가 있다(Williams and Langron, 1984). 그리고 최근에는 소비자가 감각 특성들에 대해 느끼는 강도와 함께 이상적인 수준으로 기대하는 강도를 평가하는 Ideal profiling 방법이 개발되어 다양한 분야에서 활용되고 있다(Worch et al., 2013).

그동안 소비자 대상으로는 전반적인 기호도만 평가하는 것이 바람직하다고 알려져 왔으나, 위에 소개된 방법들은 소비자들이 쉽고 간단하게 평가할 수 있을 뿐만 아니라 소비자들이 느끼는 감각 특성들을 알 수 있고, 소비자에게 익숙한 용어로 감각 특성을 표현할 수 있다는 측면에서 의미가 인정되고 있다.

2) 소비자 검사 장소에 따른 정량조사

소비자 검사가 진행되는 장소는 검사의 목적에 적합하도록 신중하게 결정해야 한다. 검사장소에 따라 검사를 위한 시간, 시료의 제시방법이나 사용 환경, 사용방법, 다른 사람(가족 등)의 영향, 질문지의 길이와 복잡성 등이 달라져 검사 결과에 영향을 미치게 되기 때문이다. 소비자 검사는 검사장소에 따라 실험실 검사(laboratory test), 중심지역 검사(central location test, CLT), 가정사용 검사(home use test, HUT)로 구분된다.

(1) 실험실 검사

실험실 검사(laboratory test, LT)는 소비자들이 검사가 수행되는 특정 장소(실험실 또는 평가실)를 방문해서 시료를 평가하는 방법이다. 실험실 검사에는 내부 직원(제품과 직접적인 관련이 없는 부서)이나 외부 소비자들이 참여한다. 한 번에 평가 가능한 시료의 개수는 2~5개 정도지만 시료의 특성에 따라 가감할 수 있다. 시료의 수가 5개 이상으로 많을 때는 한 번에 평가하기 어려우므로 중간에 쉬는 시간을 두어 나누어 평가하거나 균형된 불완전 블록실험법을 사용해서 평가한다(Stone and Sidel, 1985). 불완전 블록실험법을 사용하기 위해서는 각 소비자가 모든 시료를 평가하는 것이 아니므로 훨씬 더 많은 소비자를 대상으로 평가해야 한다.

실험실 검사는 시료의 준비와 제시가 표준화된 동일한 조건에서 가능하고, 검사 환경에 대한 조절이 가능하다는 장점이 있다. 반면, 회사나 연구실의 정보가 노출되어 완전한 블라인드 평가가 어렵고 실험실 내 통제된 조건에서 평가하므로 제품의 일상적인 소비 상황과 다르다는 약점이 지적되고 있다. 최근에는 실험실이나 회사의 내부에 제품이 실제 소비되는 카페나 레스토랑 등의 공간과 유사하게 시뮬레이션하거나 인식의 환기(cognitive evocation) 등을 활용해서 검사 시료의 소비 상황과 유사하게 함으로써 실험실 검사의 약점을 극복하고자 하는 시도가 있었다(Kim et al., 2016).

(2) 중심지역 검사

중심지역 검사(central location test, CLT)는 일반 소비자들이 많이 모이는 장소에서 평가를 진행하는 방법으로 소비자 조사에서 많이 알려진 형태이다. 평가에 참여할 소비자들을 미리 사전에 모집해서 약속된 시간에 평가장소를 방문하도록 하거나, 평가장소를 정해 놓고 우연히 지나가는 소비자를 즉석에서 모집하기도 한다. 즉석에서 모집하는 경우, 참여자가 타깃 소비자에 해당하지 않는 경우도 많고, 성실하고 차분하게 시료를 평가하기 어렵다는 단점 때문에 시간과 비용이 들더라도 사전에 타깃 소비자를 모집하는 절차가 많이 사용된다. 최근에는 불특정 다수 소비자에게 수행하는 간단한 설문조사의 경우에도 거리에서 즉석 모집이 어려우므로 인터넷 설문 시스템을 이용해서 온라인으로 진행하는 경우가 많다.

중심지역 검사의 경우 50~300여 명의 소비자를 모집하고, 한 번에 2~5개 정도의 시료 평가가 가능하다. 이 경우 평가 시기와 시료의 제시 순서 등이 랜덤하게 고루 분포되도록 고려해야 한다. 이 방법은 비교적 통제된 조건에서 평가할 수 있고 검사 도중 생길 수 있는 문제점에 대해 즉각적인 해결이 가능하다는 장점이 있으나, 실험실 검사와 마찬가지로 일상적인 제품 소비 상황이 아니라는 점과 주위가 어수선한 곳에서 진행되기 때문에 질문 수가 제한되고 평가시간을 충분히 여유 있게 가질 수 없다는 단점이 있다(Meilgaard et al., 2007).

(3) 가정사용 검사

가정사용 검사(home use test, HUT)는 평가하고자 하는 시료를 소비자의 집으로 보내서 소비자들이 가정에서 일반적으로 사용하는 상황에서 자유롭게 사용하면서 평가하도록 하는 방법이다. 가정사용 검사에서는 타깃 소비자를 사전에 모집해서 50~300명의 소비자의 집에 1~3개의 시료를 보내 일정 기간 사용하게 한 후 평가하게 한다. 시간을 두고 여러 차례 사용하는 동안 평가하기 때문에 일회성으로 잠깐 맛보거나 사용해 본 후에 평가하는 실험실 검사나 중심지역 검사에 비해 안정된 검사방법이다.

실험실 검사나 중심지역 검사의 경우에는 시료를 제공할 때 사용하거나 섭취하는 내용물만 제시하는데, 가정사용 검사에서는 내용물뿐만 아니라 포장까지 포함된 상태로 제시하기도 한다. 물론 블라인드 평가의 경우에는 브랜드와 상표명이 제시되지 않은 상태로 시료 용기에 세 자리 무작위 숫자를 표시해서 제공한다. 시료를 보낼 때는 평가기간, 권장 소비방법, 평가방법 등을 기재해서 소비자가 평가하면서 참고할 수 있도록 한다.

가정사용 검사는 다른 검사방법보다 비용이나 시간이 많이 소요되지만, 실제 소비자의 사용 환경에서 평가된다는 점과 평가기간 내에 자유롭게 제품을 사용하므로 반복 사용에 대한 의견이나 해당 제품군의 소비, 태도 등과 관련된 다양한 정보 및 가족의 의견도 얻을 수 있다는 장점이 있다. 그러나 가정사용 검사의 경우 연구자가 통제할 수 없는 환경에서 평가가 진행되므로 실제로 시료가 적절하게 사용되고 평가되었는지 확인하기 어렵다. 그리고 응답률이 낮고 평가지를 회수하는 데 시간이 오래 걸리는 단점이 있다. 최근에는 이런 단점을 극복하기 위해서 전화나 메시지를 통해 평가를 독려하고, 평가 결과를 컴퓨터나 스마트폰을 이용해서 온라인으로 취합하는 등의 방법을 활용하기도 한다. 특히 평가 시료의 개수가 많거나 평가방법이 복잡한 경우, 소비자의 집으로 모든 시료를 한 번에 보내지 않고 사용기간에 맞추어 한 개씩 별도로 발송하거나 소비자가 직접 여러 차례 방문해서 시료를 가져가기도 하고, 면접원이 소비자 가정을 여러 차례 방문하면서 시료의 사용 여부를 확인하고 질문지를 회수한 후 다음 시료를 제공해서 평가하는 방식으로 진행하기도 한다.

가정사용 검사에서는 소비자 한 명당 한 시료만 사용 후 평가하는 방식(monadic design)과 소비자 한 명당 2~3시료를 순차적으로 사용 후 평가하는 방식(monadic sequential design)이 주로 사용된다(Lawless and Heymann, 2010). 한 명의 소비자가 한 시료만 평가하는 경우에는 시간은 절약할 수 있으나 많은 수의 소비자가 필요하기 때문에 해당 제품의 사용이 현저히 적거나 타깃 소비자를 모집하기 어려울 때는 적용하기 어렵다. 그리고 소비자가 한 개의 시료만 사용하고 평가하기 때문에 소비자마다 평가의 비교 기준이 달라서 소비자 개인별 편차가 매우 커지는 단점을 고려해야 한다. 소비자가 여러 시료를 순차적으로 평가하는 경우에는 한 명의 소비자가 모든 평가 시료를 경험할 수 있으므로 시료 간의 차이를 비교할 수 있다. 그러나 이 경우에는 시료의 사용 순서가 검사 결과에 영향을 크게 미칠 수 있으므로 순서가 맞균형(counterbalance)되도록 주의해야 한다. 그리고 치료약, 헤어 유연제 같은 생활용품, 가정용 살충제 등의 특정 제품 유형의 경우에는 처음 사용한 시료의 효과에 따라 그 다음에 사용한 시료의 효과가 나타나기 어려울 수 있으므로 순차적 사용방식(monadic sequential design)을 적용하기 어렵다(Lawless and Heymann, 2010).

표 8-3 ••• 검사장소에 따른 검사방법 비교

방법 구분	장점	단점
실험실 검사(LT)	• 상대적으로 응답률이 높음 • 검사조건 조절이 용이함 • 즉각적인 응답이 가능함 • 상대적으로 비용이 적게 듦 • 한 명의 응답자가 여러 시료를 평가할 수 있음	• 제품의 실제 사용 환경이 아님 • 중요한 속성이 누락될 수 있음 • 질문의 수가 제한적임 • 응답자가 소비자가 아닌 경우도 있음
중심지역 검사(CLT)	• 많은 응답자가 참여함 • 응답자가 일반 소비자임 • 한 명의 응답자가 여러 시료를 평가할 수 있음 • 검사조건 조절이 가능함	• 평가장소가 일반적인 사용 환경을 대표하지 못함 • 실험실 검사보다 검사 조건 조절이 어려움 • 중요한 속성이 누락될 수 있음 • 질문의 수가 제한적임
가정사용 검사(HUT)	• 상대적으로 많은 응답자가 참여함 • 제품을 실제로 사용하는 환경에서 평가가 가능함 • 제품을 반복적으로 사용하는 환경에서 평가가 가능함 • 제품의 구매 의사에 대한 실제 정보를 확보할 수 있음	• 성의없이 평가하거나 무응답 가능성이 높음 • 제품 사용에 대한 조절이 어려움 • 검사에 시간이 많이 소요됨 • 응답이 빠르지 않음 • 평가 가능한 제품 수가 적음 • 일반적으로 비용이 많이 듦

출처 : Kemp et al., 2009

3) 정성조사

(1) 초점그룹 토의

초점그룹 토의(focus group discussion, FGD)는 소수의 타깃 소비자 집단을 대상으로 전문지식과 경험을 보유한 토론 진행자(moderator)가 조사 주제에 관해 토론을 주재하면서 소비자들의 반응을 관찰하고 필요한 정보를 알아내는 방법으로서 일반적으로 많이 사용되는 정성조사방법의 하나다. 이 방법은 제품 개발의 초기 단계에서 신제품의 아이디어를 발굴하거나 콘셉트에 대한 소비자들의 반응 확인, 정량조사를 통해 검증할 가설의 설정, 제품 평가 설계, 설문지의 구성 등을 위해 사용될 수 있다. 또한, 이미 정량조사가 진행된 이후 제품의 사용성에 대한 추가적인 소비자 반응, 정량조사 결과 데이터에 대한 이해, 기존 조사 결과에 대한 재검증, 그리고 제품 출시 후의 소비자 반응 조사에도 사용될 수 있다.

일반적으로 초점그룹 토의는 조사하고자 하는 제품이나 범주에 대해 사용 경험이 많고 관심이 높은 타깃 소비자를 대상으로 진행된다. 토의에 참여하는 소비자는 그룹당 6~12명 정도로 구성되며, 각 그룹은 성격이 다른 집단으로 구성하는 것이 좋다. 최소 2~3그룹 이상을 진행해야 편향되지 않은 소비자 의견을 알 수 있다. 예를 들면 메이크업 화장품과 관련된 FGD의 경우 유사한 연령대에서 제품 사용 상황이 다른 직장인 여성 그룹과 주부 그룹으로 나누어 진행하면 다양한 의견을 얻을 수 있다. 조사 목적에 따라 3~4명으로 구성된 소규모 초점그룹 토의(mini-FGD)도 활용될 수 있다. 타깃 소비자들은 인구통계학적(나이, 성별 등), 사회적, 경제적 수준이 유사한 사람들로 구성되는 것이 바람직하다. 적절한 타깃 소비자를 모집하기 위해 사전 설문 또는 전화 인터뷰를 통해 조건에 맞는 소비자인지 확인하고 조사에 참여시킨다.

토의 진행자는 참석한 소비자들이 자유롭게 토의에 참여하도록 유도하고 소수의 일부 소비자들이 토의를 주도하거나 다른 소비자들의 의견을 왜곡시키지 않도록 해야 한다. 또한, 진행자는 토의 내용이 조사 주제에서 벗어나지 않고 목표에 부합하도록 진행해야 하며, 참석한 소비자들이 솔직한 의견을 골고루 피력할 수 있도록 독려하되 소비자가 부담

스럽지 않도록 진행하는 것이 매우 중요하다. 따라서 성공적인 초점그룹 토의를 위해서는 진행자가 토론 주제에 대한 사전 지식은 물론이고, 토론을 이끄는 기술과 경험을 지녀야 한다.

초점그룹 토의방법은 구조화된 설문 문항이나 주관식 답변으로는 알아내기 어려운 소비자들의 태도와 내재된 동기, 상세한 감정적인 느낌 등을 알아낼 수 있다는 측면에서 가장 큰 장점이 있다. 그뿐만 아니라 참여한 소비자들 간 및 소비자와 조사자 간의 상호작용으로 자연스럽고 더 많은 소비자 반응을 끌어낼 수 있다는 점에서 개별 인터뷰보다 유리하다. 그리고 개별 인터뷰와 비교하면 제한된 시간에 좀 더 많은 소비자의 의견을 얻을 수 있어서 상대적으로 효율적이고, 개별 소비자들의 응답을 강요하지 않으므로 솔직하고 자유롭게 토론할 수 있다는 장점이 있다. 그러나 초점그룹 토의는 진행자의 능력에 따라 조사의 성패가 좌우되기도 하고 진행자의 선입견이나 편견에 의해 조사 결과가 왜곡될 수도 있으므로 주의해야 한다. 그리고 정량조사와 달리 숫자로 표현되는 데이터가 없으므로 조사 결과의 분석과 해석이 어렵다는 점과 소수의 표적 소비자를 대상으로 한 조사이므로 조사 결과를 확대해서 일반화하기 어렵다는 단점이 있다.

(2) 일대일(1:1) 면접

이 방법은 한 명의 면접자가 한 번에 한 명의 소비자를 대상으로 진행되며, 제품에 대한 의견을 공개적으로 토의하기 어려운 경우나 여러 사람 앞에서 이야기하기 어려워하는 소극적인 소비자의 의견을 얻으려 할 때 사용된다. 일대일 면접 시에는 초점그룹 토의와 같이 여러 사람이 함께 의견을 낼 때 발생할 수 있는 다른 사람들의 영향을 배제할 수 있고, 개개인의 의견을 모두 얻을 수 있다는 장점이 있으나, 한 명의 소비자를 1회 면접하는 데 30~60분 정도 소요되기 때문에 시간과 비용이 많이 소요된다는 단점이 있다.

부록 8-1 설문 문항의 개발

소비자가 평가한 데이터를 보다 심층적으로 이해하기 위해 제품에 대한 평가문항 외에 일반 설문문항을 개발하여 소비자로부터 응답을 받음으로써 정보를 확보하는 것이 필요하다. 적절하게 개발된 설문 문항은 소비자들의 제품 소비와 관련된 행동, 생각, 태도 등을 알아보기 위한 도구로서 매우 중요하다. 설문 문항은 연구 목적에 부합되는 꼭 필요한 내용으로 구성되어야 한다. 있으면 좋지만 없어도 무방한 문항은 제외하고 추후 분석에 사용될 문항만을 넣음으로써 질문 수를 줄이는 것이 중요하다. 적절한 설문 문항을 개발하기 위해서 고려해야 할 사항들을 살펴보면 다음과 같다.

(1) 질문의 형태 결정

설문에 사용하는 질문의 형태는 주로 개방형 질문과 선택형 질문으로 나뉜다. 개방형 질문은 그림 8-12와 같이 특별한 양식이 없이 소비자가 자유롭게 답변을 표현하는 방법이다. 개방형 질문은 얻고자 하는 정보가 복잡하거나 다양해서 연구자가 사전에 응답 내용을 예상하기 어려워서 선택형 질문으로 구성하기 어려울 때 사용할 수 있으나, 소비자가 직접 응답내용을 기술해야 하므로 응답하기 어려워하고 결과에 대한 분석이 어렵다는 단점이

평가하신 제품에 대해 만족하는 점과 불만족하는 점에 대해 적어 주십시오.

만족하는 점 ______________________________

____

불만족하는 점 ______________________________

____

그림 8-12 개방형 질문

있다. 개방형 질문은 제품에 대해 만족하는 점이나 개선이 필요한 점 등을 질문하고자 할 때 사용할 수 있다. 그리고 개방형 질문은 소비자가 자유롭게 기술하기 때문에 소비자들이 사용하는 묘사 언어나 제품에 관한 관심도, 검사에 대한 성실성 등을 간접적으로 확인할 수 있어 부가적인 목적으로도 사용될 수 있다(이훈영, 2013).

선택형 질문은 소비자 조사에서 흔히 찾아볼 수 있는 질문 방식인데, 일반적으로 선택 항목의 수에 따라 택일형과 복수 선택형으로 구분된다. 택일형은 "예" 또는 "아니오" 등의 두 가지 항목 중에서 하나를 선택하는 형태와 여러 개의 보기 중에서 하나를 선택하는 형태가 있다. 복수 선택형은 여러 개의 보기 중에서 여러 개를 선택할 수 있는 질문 방식이다. 이러한 객관식 질문은 소비자가 제시된 보기 항목 중에서 선택하면 되므로 쉽고 빠르게 응답할 수 있다는 장점이 있으나 보기 항목이 중요한 내용을 모두 포함하고 있어야 하며 소비자가 이해하기 쉽고 명확하게 표현되어야 하므로 연구자의 철저한 사전 조사나 지식이 필요하다.

(2) 질문의 내용 구성

연구자가 효과적인 설문 문항을 구성하기 위해서는 다음과 같은 점을 고려해야 한다. 첫째, 한 문항에 여러 내용을 복합적으로 질문하지 말고 하나의 내용을 쉽고 간단하게 질문하도록 한다. 질문 수를 늘리면 소비자들의 집중도가 저하되고 시간과 비용이 많이 소요되므로 한 질문에 두 가지 이상의 내용을 복합적으로 질문할 때가 있는데 이런 질문에 대해

➢ 귀하는 조미료를 얼마나 자주 이용하십니까?

☐ 자주 이용한다.
☐ 때때로 이용한다.
☐ 가끔 이용한다.
☐ 거의 이용하지 않는다

그림 8-13 보기 항목이 명확하지 않은 잘못된 선택형 질문

서는 소비자가 명확하게 응답하기 어렵고 연구자는 얻고자 하는 정보를 얻기 어렵게 된다(이훈영, 2013). 예를 들면, “최근 구매해 보신 즉석조리 제품의 맛과 가격에 대해 얼마나 만족하십니까?”와 같은 질문은 소비자들이 제품의 맛과 가격에 대해 따로 응답해야 할지, 아니면 둘 다 고려한 종합적인 만족도로 응답해야 할지 판단하기 어렵기 때문에 적절하지 않다. 이러한 중복 질문은 소비자 각자의 판단으로 응답하게 되고 연구자도 이 결과에 대해 해석이 어렵게 되므로 피해야 한다.

둘째, 선택형 질문에서 보기 항목이 여러 개인 경우 각 항목은 내용이 서로 중복되지 않고 독립적으로 명확하게 구분되어야 하며 소비자들이 응답할 가능성이 있는 내용이 모두 포함되어야 한다. 그림 8-13에서 “자주”, “때때로”, “가끔”과 같은 빈도를 표현하는 단어들이 소비자마다 다르게 해석될 수 있으므로 일주일에 1~2회, 한 달에 1~2회 등과 같이 명확하게 제시하는 것이 좋다. 선택형 질문에서 소비자가 응답할 가능성이 있는 보기를 모두 제시하는 것은 현실적으로 어려우므로 보기 항목에 “기타”를 넣는 것도 좋은 대안이 될 수 있다.

셋째, 질문은 전문 용어를 사용하지 않고 중등교육 이수 수준의 일반인이 이해하고 응답할 수 있도록 쉽게 구성되어야 한다. 연구자는 평상시에 자주 사용하는 용어라고 하더라도 일반인들에게 낯선 표현이라면 사용하지 않거나 많이 사용하는 단어로 바꾸어 제시해야 한다. 예를 들면, “건기식”과 같은 줄임말 표현은 “건강식품”이나 “건강기능성식품”으로 풀어서 제시하는 것이 좋다.

넷째, 연구자가 원하는 응답을 의도하는 방향으로 질문해서는 안 된다. 예를 들면, “귀하는 최근 사회적으로 크게 문제가 된 어린이 영양 불균형 문제를 예방하기 위해서 어린이집 식단 관리를 법으로 제한하는 것이 바람직하다고 생각하십니까?”와 같은 문항은 “귀하는 어린이집 식단 관리를 법으로 제한하는 것이 바람직하다고 생각하십니까?” 에 비해 “예”라는 응답을 유도할 가능성이 크다.

(3) 질문의 순서

질문들을 작성하고 나면 질문을 어떤 순서로 배치할 것인가를 결정한다. 먼저 소비자가 쉽고 간단하게 응답할 수 있는 질문과 포괄적인 질문을 전반부에 배치하고, 이어서 복잡하거나 응답하기 어려운 질문을 배치하는 것이 좋다. 또한, 질문의 순서는 논리에 맞고 생각의 흐름에 맞는 자연스러운 순서가 되도록 해야 한다. 제품의 소비와 관련된 질문의 경우를 예로 들면, 제품의 구매 니즈가 생기는 단계–구매 단계–소비 단계–소비 이후의 처리 단계 등으로 소비의 과정에 따라 질문을 배치한다. 소비자의 개인적인 부분에 관련된 질문은 될 수 있으면 설문의 마지막에 위치하는 것이 바람직하다. 예를 들면 성별, 나이, 직업, 학력, 결혼 여부, 자녀 유무, 소득 수준 등과 같은 인구 사회 통계학적 질문을 설문의 앞쪽에 배치하면 소비자들이 자신들의 개인 신상에 대해 공개한 이후에 본격적인 설문에 응답하게 되므로 심리적으로 설문에 대한 경계심이 생겨 솔직하게 응답하지 않을 수 있다.

(4) 설문지의 완성

설문지의 앞 부분에 설문의 목적과 연구자를 밝히고 설문 참여를 부탁하는 내용의 설문지 표지그림 8–14를 붙여서 설문지 초안을 완성한다. 초안이 나오면 본 조사를 수행하기 전에 다른 연구자 또는 내부의 직원 몇 명에게 설문을 진행해 본다. 이 과정을 통해 연구자가 미처 생각지 못했던 문제점을 미리 발견하고 질문을 수정 보완해서 본 조사용 설문지를 최종적으로 완성한다.

> 안녕하십니까?
>
> 저는 ○○연구소에 근무하고 있는 ○○○입니다. 귀하로부터 ○○제품의 사용에 대한 의견을 듣고자 합니다.
> 귀하께서 대답하시는 내용은 제품 개발을 위한 귀중한 자료로 사용될 것이며, 연구 목적 외에는 전혀 사용되지 않고 비밀이 보장됨을 약속 드립니다.
> 각 질문에 대한 정답은 없으므로 솔직하게 답해 주시기 바랍니다.
> 설문에 참여해 주셔서 감사합니다.
>
> 연구원: ○○○
> 연락처: ○○○–○○○○–○○○○

그림 8–14 설문지 표지 사례

부록 8-2 저염 김치 연구를 위한 소비자 설문지 (이유나, 2015)

※ 다음은 김치에 관한 질문입니다. 해당 보기에 체크해 주세요.

1. 귀하께서는 김치를 얼마나 자주 드십니까?

   ① 매 끼 ② 하루 1~2회 ③ 이틀에 1회 ④ 주 2~3회 ⑤ 주 1회 이하

2. 귀하의 가정에서는 김치를 주로 어떻게 드십니까?

   ① 직접 (또는 타인이) 담근 김치를 먹음 ② 시판 김치 구매함 ③ 두 경우 모두 해당

3. 귀하의 가정에서는 주로 어떤 지역식의 김치를 드십니까?

   ① 서울 ② 경기도 ③ 강원도 ④ 충청도 ⑤ 전라도 ⑥ 경상도
   ⑦ 평안도 ⑧ 함경도 ⑨ 제주도 ⑩ 황해도 ⑪ 모름

4. 귀하께서 김치를 구매할 때 중요하게 고려하는 사항은 무엇입니까?

   가장 중요한 순서대로 3가지를 선택하여 번호를 왼쪽부터 차례로 기입해 주십시오.

   1순위 2순위 3순위
   ( ) ( ) ( )

   ① 맛 ② 브랜드 ③ 가격 ④ 지역색 ⑤ 원재료 및 함량
   ⑥ 건강콘셉트(저염, 첨가제 무첨가, 유기농/친환경 등) ⑦ 구매하지 않음

5. 귀하께서는 저염 김치에 대해 들어본 적이 있으십니까?

   ① 있다 ② 없다

6. 귀하께서는 저염 김치를 드셔 보신 적이 있으십니까?

   ① 있다 ② 없다

7. 귀하께서는 저염 김치를 드셔 볼 의향이 있으십니까?

   ① 있다 ② 없다

8. 저염 김치를 드셔 볼 의향이 있다면 그 이유는 무엇인가요? (   )

9. 저염 김치를 드셔 볼 의향이 없다면 그 이유는 무엇인가요? (   )

부록 8-3 장류(된장) 연구를 위한 소비자 검사지와 설문지 (김혜경, 2009)

※ 아래의 평가방법을 읽어보시고 질문에 답해 주시기 바랍니다.

[평가방법]

1. 6개의 된장에 대한 평가가 끝나고 5분간 휴식 후 6개의 된장국이 제시됩니다.
2. 한 개의 시료에 대한 평가가 끝나면 반드시 물로 입을 헹구어 주시고 다음 시료를 평가해 주시기 바랍니다.
3. 시료를 다시 맛볼 수 있으며, 점수를 수정할 수 있습니다.
4. 모든 시료에 대해 평가를 마치셨다면 다음 페이지로 넘어가 주십시오.
5. 모든 항목에 빠짐없이 체크하였는지 확인해 주시기 바랍니다.

[평가 예시]

시료번호	□	□	□	□	□	□	□	□	□	□	□	□	☑	□	□	□
______	대단히 많이 싫어한다							좋지도 싫지도 않다								대단히 많이 좋아한다

※제시된 된장을 맛보신 후 좋아하는 정도를 표시해 주세오.
- 함께 제시된 스푼을 이용하여 된장을 맛보시면 됩니다.
- 한 시료를 맛본 후, 다음 시료를 맛보기 전에 반드시 물로 입을 헹구어 주십시오.

시료번호 ______ □ □ □ □ □ □ □ □ □ □ □ □ □ □ □ □
대단히 많이 싫어한다 　 좋지도 싫지도 않다 　 대단히 많이 좋아한다

시료번호 ______ □ □ □ □ □ □ □ □ □ □ □ □ □ □ □ □
대단히 많이 싫어한다 　 좋지도 싫지도 않다 　 대단히 많이 좋아한다

시료번호 ______ □ □ □ □ □ □ □ □ □ □ □ □ □ □ □ □
대단히 많이 싫어한다 　 좋지도 싫지도 않다 　 대단히 많이 좋아한다

시료번호 ______ □ □ □ □ □ □ □ □ □ □ □ □ □ □ □ □
대단히 많이 싫어한다 　 좋지도 싫지도 않다 　 대단히 많이 좋아한다

시료번호 ______ □ □ □ □ □ □ □ □ □ □ □ □ □ □ □ □
대단히 많이 싫어한다 　 좋지도 싫지도 않다 　 대단히 많이 좋아한다

시료번호 ______ □ □ □ □ □ □ □ □ □ □ □ □ □ □ □ □
대단히 많이 싫어한다 　 좋지도 싫지도 않다 　 대단히 많이 좋아한다

시료번호 ______ □ □ □ □ □ □ □ □ □ □ □ □ □ □ □ □
대단히 많이 싫어한다 　 좋지도 싫지도 않다 　 대단히 많이 좋아한다

1. 귀하께서 맛보신 된장 중에서 구매할 의사가 가장 높은 된장은 무엇인지 시료 번호를 적어주십시오. ______________

2. 귀하께서 구매의사가 높다고 하신 된장을 구매한다고 가정할 때, 지불할 수 있는 최대 가격은 얼마입니까? (1 kg당 가격, 1 kg 예시 참고)

① 2만원~4만원 미만 ② 4만원~6만원 미만 ③ 6만원~8만원 미만 ④ 8만원~10만원 미만

⑤ 10만원~12만원 미만 ⑥ 12만원~14만원 미만 ⑦ 14만원 이상

3. 귀하께서는 된장을 얼마나 자주 섭취하십니까?

① 거의 매일 ② 일주일에 3~5회 ③ 일주일에 1~2회

④ 한 달에 1~3회 ⑤ 거의 먹지 않음

4. 귀하의 댁에서 된장을 조달하는 방법은 무엇입니까?

① 직접 담금 ② 시중에서 구입 ③ 친인척에게 얻음

④ 일부는 구입, 일부는 얻음 ⑤ 기타 ________________

5. 귀하께서 된장을 구매할 때 영향을 미치는 요인은 무엇인지 해당 항목에 모두 표시하십시오. (복수 응답)

① 맛 ② 향(냄새) ③ 색 ④ 브랜드 ⑤ 원료 ⑥ 위생

⑦ 포장 ⑧ 가격 ⑨ 품질 ⑩ 제조방법 ⑪ 기능성 ⑫ 기타( )

6. 귀하의 현재 거주지역은 어디입니까? (예: 서울시 서대문구)

7. 귀하의 직업은 무엇입니까?

① 학생 ② 직장인(파트타임 포함) ③ 자영업 ④ 전업주부

⑤ 기타 ________________

부록 8-4 다류 소비자 검사에 참여할 소비자 선발을 위한 설문지 (김영경, 2011)

1. 귀하께서는 평소에 차를 얼마나 자주 마십니까? (①, ②, ③ 응답자 선발)

   ① 하루 2회 이상 ② 5~7회/주 ③ 3~4회/주 ④ 1~2회/주 ⑤ 1회/주 미만

2. 귀하께서 평소 주로 마시는 차는 어떤 종류입니까? (①, ②, ③ 응답자 선발)

   ① 홍차 ② 녹차 ③ 우롱차 ④ 향이 가미된 차 ⑤ 기타 ____________

3. 귀하께서는 어떤 형태의 차를 주로 구매하십니까? (①, ②, ③ 응답자 선발)

   ① 티백 ② 잎차 ③ 티백과 잎차 모두 ④ 인스턴트차 ⑤ 기타 ____________

4. 귀하께서는 차를 주로 어디에서 구매하십니까?

   ① 대형 할인점 ② 소형 슈퍼마켓 ③ 백화점 전문 매장 ④ 차 전문점

   ⑤ 기타 ________________________________

5. 귀하께서 차를 드시는 이유는 무엇인지 모두 선택해 주십시오. (복수 응답)

   ① 체중 조절에 도움이 되기 때문에

   ② 각성 효과, 정신 집중에 도움이 되기 때문에

   ③ 이뇨작용 때문에

   ④ 릴랙스(스트레스 해소), 기분전환에 도움이 되기 때문에

   ⑤ 식후에 입가심용으로

   ⑥ 전반적으로 건강에 도움이 되기 때문에

6. 귀하께서 차를 구매하실 때 주로 고려하는 것은 무엇인지 두 개만 선택해 주십시오.

   ① 맛과 향 ② 가격 ③ 브랜드 ④ 광고 및 판촉 ⑤ 포장 디자인

   ⑥ 원산지 ⑦ 기타 ________________________________

부록 8-5 치약 연구를 위한 소비자 설문지 (김지윤, 2011)

다음은 귀하께서 치약 제품을 구매 또는 선택할 때 고려할 수 있는 요인들입니다.

각 요인에 대하여 귀하께서 중요하다고 생각하는 정도(1점-전혀 중요하지 않다, 9점-극도로 중요하다)를 척도상의 해당 번호에 V표 해주십시오.

속성		전혀 중요하지 않다		약간 중요하다		보통 중요하다		대단히 중요하다		극도로 중요하다
점수		①	②	③	④	⑤	⑥	⑦	⑧	⑨
1	향미(향/맛)	①	②	③	④	⑤	⑥	⑦	⑧	⑨
2	치약의 색상	①	②	③	④	⑤	⑥	⑦	⑧	⑨
3	치약 사용 중 거품 정도	①	②	③	④	⑤	⑥	⑦	⑧	⑨
4	치약 사용 후 상쾌함/개운함	①	②	③	④	⑤	⑥	⑦	⑧	⑨
5	잇몸질환 예방	①	②	③	④	⑤	⑥	⑦	⑧	⑨
6	구취 제거 효과	①	②	③	④	⑤	⑥	⑦	⑧	⑨
7	치아 미백 효과	①	②	③	④	⑤	⑥	⑦	⑧	⑨
8	치석 제거 효과	①	②	③	④	⑤	⑥	⑦	⑧	⑨
9	충치 예방 효과	①	②	③	④	⑤	⑥	⑦	⑧	⑨
10	가격	①	②	③	④	⑤	⑥	⑦	⑧	⑨
11	할인행사	①	②	③	④	⑤	⑥	⑦	⑧	⑨
12	용량	①	②	③	④	⑤	⑥	⑦	⑧	⑨
13	상표(브랜드)	①	②	③	④	⑤	⑥	⑦	⑧	⑨
14	용기 디자인	①	②	③	④	⑤	⑥	⑦	⑧	⑨
15	광고/홍보	①	②	③	④	⑤	⑥	⑦	⑧	⑨
16	신제품 여부	①	②	③	④	⑤	⑥	⑦	⑧	⑨
17	주변인의 권유	①	②	③	④	⑤	⑥	⑦	⑧	⑨
18	인증기관 검증	①	②	③	④	⑤	⑥	⑦	⑧	⑨
19	효능 성분	①	②	③	④	⑤	⑥	⑦	⑧	⑨
20	유기농 여부	①	②	③	④	⑤	⑥	⑦	⑧	⑨

부록 8-6 화장품 소비자 검사에 참여할 소비자 선발을 위한 설문지

1. 귀하, 또는 귀하의 가족 구성원이나 가까운 친구 중에 다음의 업종에 종사하는 분이 계십니까? (⑦ 응답자 선발)

   ① 시장조사 및 사회 여론 조사 회사 종사자 ② 광고 대행사 및 PR 회사 종사자
   ③ TV/라디오/잡지/신문/방송 관련 종사자 ④ 화장품 제조/유통/판매 관련 종사자
   ⑤ 미용학원/피부관리샵/병원(피부과) 종사자 ⑥ 마케팅/컨설팅 회사 종사자
   ⑦ 위 업종에 종사하지 않음

2. 귀하께서 현재 거주하는 지역은 어디인지 적어 주십시오.
   (○○도/○○시, ○○군/○○구)

3. 귀하께서 화장품을 구매하실 때 다음 중 어디에 해당됩니까? (①, ② 응답자 선발)

   ① 제품/브랜드를 전적으로 내가 결정하고, 내가 구매한다
   ② 제품/브랜드를 다른 사람과 같이 상의해서 결정하고, 내가 구매한다
   ③ 제품/브랜드는 내가 결정하고, 다른 사람이 대신 구매한다
   ④ 제품/브랜드는 다른 사람이 결정하고, 구매만 내가 한다
   ⑤ 제품/브랜드도 다른 사람이 결정하고, 구매도 다른 사람에게 맡긴다

4. 귀하의 피부 유형은 다음 중 무엇입니까?

   ① 건성 ② 중성 ③ 복합성 ④ 지성 ⑤ 모름

5. 다음 중 귀하께서 현재 사용하는 화장품의 종류를 모두 선택해 주십시오.

   ① 스킨/토너 ② 로션/에멀젼 ③ 에센스/세럼 ④ 크림
   ⑤ 아이크림 ⑥ 페이스오일 ⑦ 기타

6. 다음 중 귀하께서 1주일에 3일 이상 사용하는 화장품의 종류를 모두 선택해 주십시오.

① 스킨/토너　② 로션/에멀전　③ 에센스/세럼　④ 크림
⑤ 아이크림　⑥ 페이스오일　⑦ 기타

7. 귀하께서 현재 사용하는 화장품의 브랜드와 제품명을 적어 주십시오.

	브랜드	제품명
스킨/토너		
로션/에멀전		
에센스/세럼		
크림		
아이크림		
페이스 오일		
기타(　　　　　　　　)		

8. 귀하의 연령은 어떻게 되십니까? (만 ______ 세)

9. 귀하의 직업은 무엇입니까?

① 학생　② 직장인　③ 전업주부　④ 프리랜서　⑤ 자영업
⑥ 기타 ______________________

참고문헌

김광옥, 이영춘. 식품의 관능검사. 학연사 (1989)

김광옥, 김상숙, 성내경, 이영춘. 관능검사 방법 및 응용. 신광출판사 (1993)

김영경. 다양한 차 제품의 기호도에 영향을 미치는 감각적 및 문화적 요인. 이화여자대학교 대학원 식품공학과 박사학위청구논문 (2011)

김지윤. 치약의 감각적 특성, 기호도 및 구매 행동과 소비자 인지에 의한 유사성. 이화여자대학교 대학원 식품공학과 석사학위청구논문 (2011)

김혜경. 시판 된장의 관능적 특성 및 소비자 기호도. 이화여자대학교 대학원 식품공학과 석사학위청구논문 (2009)

이유나. 감각적 특성, 정보 및 연령에 따른 저염 김치의 기호도. 이화여자대학교 대학원 식품공학과 석사학위청구논문 (2015)

이훈영. 이훈영 교수의 마케팅조사론(제4판). 도서출판 청람 (2013)

Abdi H, Valentin D, Chollet C, Chrea C. Analyzing assessors and products in sorting tasks: Distatis, theory and applications. *Food Quality and Preference 18*: 627–640 (2007)

Ares G, Jaeger SR. Check–all–that–apply (CATA) questions with consumers in practice: experimental considerations and impact on outcome. pp. 227–245. In: *Rapid Sensory Profiling Techniques–Applications in New Product Development and Consumer Research*. Delarue J, Lawlor JB, Rogeaux M (ed) Woodhead Publishing, UK (2015)

Amerine MA, Pangborn RM, Roessler EB. *Principles of Sensory Evaluation of Food*. Academic Press, New York, USA (1965)

Cadena R, Caimi D, Jaunarena I, Lorenzo I, Vidal L, Ares G, Deliza R, Giménez A. Comparison of rapid sensory characterization methodologies for the development of functional yogurts. *Food Research International 64*: 446–455 (2014)

Dairou V, Sieffermann JM. A comparison of 14 jams characterized by conventional profile and a quick original method, flash profile. *Journal of Food Science 67*: 826–834 (2002)

Fishken D. Consultant's corner: Sensory quality and the consumer: Viewpoints and directions. *Journal of Sensory Studies 5*(3): 203–209 (1990)

Moskowitz HR, Beckley JH, Resurreccion AVA. *Sensory and Consumer Research in Food Product Design and Development*. John Wiley & Sons (2012)

Kemp SE, Hollowood T, Hort J. *Sensory evaluation: A practical handbook*. John Wiley & Sons Ltd., West Sussex, UK (2009)

Kim SE, Lee SM, Kim KO. Consumer acceptability of coffee as affected by situational conditions and involvement. *Food Quality and Preference 52*: 124–132 (2016)

Kim YK. Application of sensory science for product development in tea and cosmetic industry. *Food Science and Industry 5*(1): 11–19 (2019)

Larmond E. Laboratory methods for sensory evaluation of food. Publication, 1637, Agriculture Canada, Ottawa (1977)

Lawless HT. Exploration of fragrance categories and ambiguous odors using multidimensional scaling and cluster analysis. *Chemical Senses 14*: 349–360 (1989)

Lawless HT, Malone GJA. Comparison of rating scales: sensitivity, replicates and relative measurement. *Journal of Sensory Studies 1*(2): 155–174 (1986)

Lawless HT, Heymann H. *Sensory Evaluation of Food–Principles and Practices*. Second Edition, Springer, New York, Dordrecht Heidelberg, London (2010)

Lim J. Hedonic scaling: A review of methods and theory. *Food Quality and Preference 22*: 733–747 (2011)

Meilgaard MC, Civille GV, Carr BT. Sensory Evaluation Techniques. Fourth Edition, CRC Press, Taylor and Francis Group, USA (2007)

Pagès J. Collection and analysis of perceived product inter–distances using multiple factor analysis; application to the study of ten white wines from the Loire Valley. *Food Quality and Preference 16*: 642–649 (2005)

Risvika E, McEwan JA, Colwill JS, Rogers R, Lyon DH. Projective mapping: A tool for sensory analysis and consumer research. Food Quality and Preference 5: 263–269 (1994)

Shepherd R, Griffiths NM, Smith K. The relationship between consumer preference and trained panel response. *Journal of Sensory Studies 3*(1): 19–35 (1988)

Stone H, Sidel JL. *Sensory Evaluation Practice*. Academic Press, Inc., San Diego, CA (1985)

Tuorila H, Huotilainen A, Lähteenmäki L, Ollila S, Tuomi–Nurmi S, Urala N. Comparison of affective rating scales and their relationship to variables reflecting food consumption. *Food Quality and Preference 19*: 51–61. (2008)

Varela P, Ares G. *Novel techniques in sensory characterization and consumer profiling*. CRC Press, Taylor and Francis Group, USA (2014)

Williams AA, Langron SP. The use of free–choice profiling for the evaluation of commercial ports. *Journal of the Science of Food and Agriculture 35*: 558–568 (1984)

Worch T, Lê S, Punter P, Pagès J. Ideal profile method (IPM): The ins and outs. *Food Quality and Preference 28*: 45–59 (2013)

9장

통계

이은경

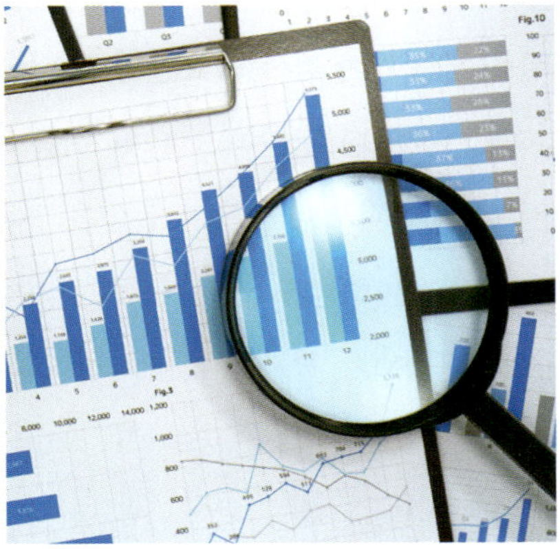

1. 감각검사에서의 통계적 사고의 중요성

사람의 감각기관을 이용하여 식품의 특성을 분석하고 소비자의 기호도를 조사하기 위하여 실험조건을 효율적으로 조절하는 것은 매우 중요한 일이다. 실험조건에는 다양한 요인이 개입되어 있어서 동일한 실험을 진행한다고 해도 결과가 항상 동일하게 얻어지지 않는다. 검사에 사용되는 시료들은 여러 가지 원인에 의하여 항상 동일하게 준비되고 제시된다고 볼 수 없다. 또한 한 번에 준비될 수 있는 시료의 수도 제약을 받는 경우가 흔히 발생한다. 검사를 수행하는 검사원도 심리적, 생리적 요인에 의한 영향을 받게 된다. 그러므로 한 번에 평가할 수 있는 시료의 수도 제한될 필요가 발생한다. 더 나아가 검사실의 물리적인 제약도 많은 변인의 원인이 될 수 있다. 그렇기 때문에 감각검사에서는 통계방법에 대해 기본적인 이해가 요구된다. 올바른 통계분석(statistical analysis)은 결과 해석과 그에 따른 중요한 의사 결정에 필수 불가결한 요소이기 때문에 실험을 시작하기 전에 적합한 실험계획(experimental design)을 구축하여 검사를 효율적으로 수행하고, 얻은 데이터를 적합한 통계분석방법으로 처리해야 한다. 다시 말해 검사의 수행 목적은 올바른 결론을 얻는데 있으므로 실험계획을 정확하고 효율적으로 세우고 실험을 잘 수행해야 통계분석이 효율적으로 이루어질 수 있으며 분석결과의 해석도 합리적으로 이루어진다.

이 장에서는 감각검사 자료의 올바른 통계분석을 위한 기본적인 통계 개념들의 정의와 다양한 형태의 실험계획방법들을 살펴본다.

2. 자료의 요약과 기술

1) 자료의 중심과 퍼짐에 대한 측도

실험으로부터 얻어진 자료들을 정리하는 것은 자료 분석의 첫 단계이다. 자료는 크게 중심에 대한 측도와 퍼짐에 대한 측도, 두 가지를 기반으로 정리할 수 있다. 중심에 대한 측도로 대표적인 것에는 평균, 중앙값, 그리고 최빈값이 있다. 평균(mean)은 자료의 산술평균으로 자료의 무게 중심을 의미한다. 중앙값(median)은 자료를 순서대로 배열했을 때에 중앙에 위치한 값이며, 최빈값(mode)은 가장 높은 빈도를 갖는 관측값을 말한다.

퍼짐의 측도는 표준편차, 분산, 범위 등이 대표적이다. 분산(variance)은 자료들이 중심으로부터 퍼져 있는 정도를 나타내는 측도로 관측값들이 평균으로부터 떨어져 있는 정도를 나타내는 편차의 제곱합을 이용하여 계산하며, 단위는 원자료 단위의 제곱 형태가 된다. 표준편차(standard deviation)는 분산의 제곱근으로 원자료의 단위와 일치하는 자료의 퍼짐에 대한 측도가 된다. 범위(range)는 자료 중 가장 큰 값인 최댓값(maximum)에서 가장 작은 값인 최솟값(minimum)을 뺀 값으로 실제 자료가 분포하는 범위를 나타낸다.

자료의 위치를 정의하는 측도로는 백분위값(quantile)이 있다. 이는 순서대로 나열한 n개의 자료에서 100p% 백분위 값은 적어도 100p%의 자료가 이 값 이하이며, 또 적어도 100(1−p)%의 자료가 이 값 이상인 값으로 정의된다. 백분위 값 중 25%, 50%, 및 75%에 해당하는 백분위를 사분위(quartile)이라고 부르며 각각의 값은 제1사분위(Q1), 제2사분위(Q2), 그리고 제3사분위(Q3)라고 한다. 이때 제2사분위는 중앙값이 된다. 사분위범위(interquartile range, IQR)는 제3사분위 값에서 제1사분위 값을 뺀 값으로 자료의 가운데 50%가 분포하는 범위를 나타낸다.

2) 줄기잎 그림과 상자 그림

자료를 탐색하는 기법들 중 대표적으로 많이 쓰이는 그림은 줄기잎 그림(steam-and-leaf diagram)과 상자 그림(boxplot)이다. 줄기잎 그림은 자료값의 숫자를 두 부분으로 분할하여 앞자리의 숫자는 줄기, 그리고 뒷자리의 숫자는 잎으로 나타내는 방법이다. 적당한 크기의 자료인 경우에는 컴퓨터의 도움 없이도 간단하게 그려서 자료의 대략적인 분포를 파악할 수 있다는 장점이 있다그림 9-1a. 상자 그림은 자료로부터 얻은 다섯 가지의 대푯값

(최솟값, 최댓값, 제1사분위, 중앙값, 그리고 제3사분위)을 이용하여 그리는 그림으로 제1사분위와 제3사분위를 상자로 나타내고 가운데 중앙값을 표시한다. 그리고 최솟값과 최댓값을 상자와 연결하여 상자 그림을 완성한다그림 9-1b.

```
1 | 5667788888
2 | 01233444
2 | 5677889
3 | 02334
3 | 56
4 | 1
```

(a) 줄기잎 그림

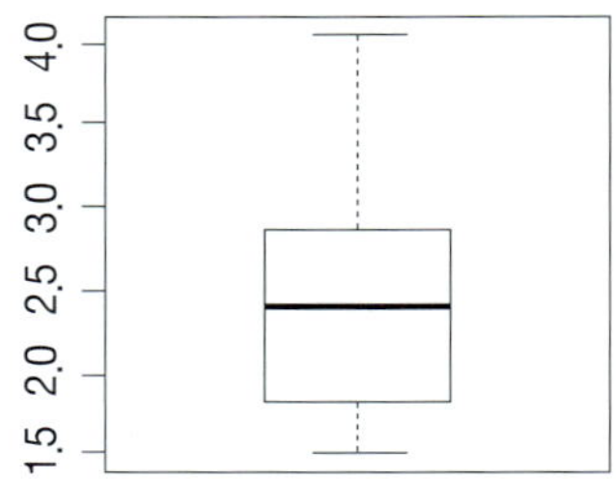

(b) 상자 그림

그림 9-1 줄기잎 그림과 상자 그림

3. 점추정과 신뢰 구간

1) 모집단과 표본

모집단(population)은 통계분석 대상의 전체 집합으로 연구하고자 하는 특성을 가진 대상 전체를 의미한다. 통계분석은 모집단에 대한 특성 중 관심 있는 특성을 파악하기 위한 것으로 관심 있는 특성으로는 모집단의 평균(μ), 분산(σ^2), 비율(p) 등의 모수가 있다.

표본(sample)은 관심 있는 모집단의 특성을 파악하기 위하여 모집단으로부터 무작위로 추출된 자료로 모집단의 일부이며 $X_1, X_2, \cdots, X_n$으로 나타낸다. 모집단으로부터 잘 뽑아진 표본은 모집단의 특성을 잘 대표하는 표본이며, 표본에 함축되어 있는 정보를 이용하여 모집단의 특성을 찾아낼 수 있다. 표본평균은 모집단의 평균에 대한 추정치, 그리고 표본분산은 모집단의 분산에 대한 추정치로 이용되며 다음과 같이 계산된다.

$$\bar{X} = \sum_{i=1}^{n} X_i/n,\ S^2 = \sum_{i=1}^{n} (X_i - \bar{X})^2 / (n-1)$$

수집된 자료를 이용한 자료 분석의 목적은 수집된 자료를 표본으로 이용하여 모집단의 특성을 파악하는 것으로 이 과정을 통계 추론(statistical inference)이라고 한다. 통계 추론은 크게 추정과 검정의 두 부분으로 나뉜다. 추정은 모수의 추정(estimation of parameters)으로 모집단의 모수를 하나의 값으로 추정하는 점추정(point estimation)과 모수를 구간으로 추정하는 구간 추정(interval estimation)이 있다. 모집단의 평균에 대한 점 추정치는 표본평균, 그리고 모집단의 분산에 대한 점 추정치는 표본분산이 된다.

모집단으로부터 무작위로 추출된 랜덤표본을 $X_1, X_2, \cdots, X_n$로 나타낼 때 각각의 X_i들은 랜덤변수로 모집단의 분포를 따르게 된다. 대부분의 경우 모집단의 분포는 평균이 μ이고 분산이 σ^2인 정규분포 $N(\mu, \sigma^2)$을 가정한다. 표본평균 $\bar{X}$ 또한 랜덤변수가 되며 이는 평균이 μ이고 분산이 σ^2/n인 정규분포 $N(\mu, \sigma^2/n)$을 따르게 된다.

$\dfrac{\bar{X}-\mu}{\sigma/\sqrt{n}} \sim N(0, 1^2)$에서 미지의 모수인 σ^2을 S^2으로 추정하게 되면 $\dfrac{\bar{X}-\mu}{S/\sqrt{n}} \sim t_{n-1}$가 되며 이를 신뢰 구간 추정과 가설검정에 이용하게 된다.

모평균 μ에 대한 100(1−α)% 신뢰 구간은 다음과 같이 정의된다.

$$(\bar{x} - t_{n-1, \alpha/2}\, s/\sqrt{n},\ \bar{x} + t_{n-1, \alpha/2}\, s/\sqrt{n})$$

여기서 $t_{n-1, \alpha}$는 자유도가 $n-1$인 t 분포에서 오른쪽의 꼬리 확률이 α일 때의 값을 나타낸다. 100(1−α)% 신뢰란 모집단으로부터 표본을 추출하여 100(1−α)% 신뢰구간을 구하는 작업을 100번 반복하여 100개의 신뢰구간을 구한다고 했을 때 그중 100(1−α)개의 신뢰구간이 모수를 포함하고 있다는 정도로 구해진 구간을 신뢰할 수 있다는 것을 의미한다. 하나의 점으로 모수를 추정하는 것과는 달리 신뢰구간은 좀 더 넓은 범위로 표본에 대한 오차까지 포함하고 있다.

4. 가설검정

1) 가설검정의 기본개념

통계추론의 또 한 분야인 가설검정은 하나의 값, 또는 구간으로 모수를 추정하는 것과는 달리 모수에 대한 가설을 세우고, 세운 가설이 맞는지 틀리는지를 검정하는 과정을 말한다. 먼저 가설검정을 위해서는 귀무가설(Null hypothesis; H_0)과 대립가설(Alternative hypothesis; H_1)을 세워야 한다. 귀무가설은 대부분 기존에 믿고 있던 가설을 나타내며, 대립가설은 밝히고자 하는 새로운 이론을 나타낸다. 검정과정은 표본으로부터 증거를 수집하여 두 가설 중 하나를 선택하는 과정이다.

검정과정에서 발생할 수 있는 오류는 두 가지로 나뉜다. 첫 번째는 귀무가설이 참일 때에 귀무가설을 기각하는 오류로 제1종 오류(Type I error)라고 한다. 두 번째는 대립가설이 참일 때에 귀무가설을 기각하지 못하는 오류로 제2종 오류(Type II error)라고 부른다. 귀무가설은 기존의 가설이므로 옳은 것으로 인식되었던 귀무가설을 실수로 기각하는 제1종 오류가 더 심각한 오류이므로 가설검정에서는 이에 대한 최대허용한도인 유의수준(α)을 설정하고 제1종 오류가 설정한 유의수준을 넘지 않는 범위에서 결론을 내리게 된다. 가설검정에서는 일반적으로 0.05 또는 0.01의 유의수준을 이용한다. 제2종 오류는 일반적으로 β로 표현하며 $1-\beta$는 대립가설이 참일 때 귀무가설을 기각하는 확률로 검정력(test power)이라고 부른다.

2) 단일평균에 대한 검정

하나의 모집단이 정규분포 $N(\mu, \sigma^2)$을 따른다고 가정할 때 모집단 평균 μ가 특정값 μ_0와 차이가 있는지에 관심이 있는 경우 다음 중 하나의 가설을 세우고 검정통계량 $T = \dfrac{\bar{X}-\mu_0}{S/\sqrt{n}}$가 t_{n-1}을 따른다는 것을 이용하여 가설검정을 하게 된다.

(1) $H_0 : \mu = \mu_0$, $H_1 : \mu \neq \mu_0$

모집단 평균 μ가 특정값 μ_0와 같은지 다른지에 관심이 있는 경우로 대립가설이 참인 경우에는 T값이 아주 크거나 아주 작게 된다. 이때에는 양측검정을 이용하며 $|T| > t_{n-1, \alpha/2}$일 때에 유의수준 α에서 H_0를 기각할 수 있다.

(2) $H_0 : \mu = \mu_0$, $H_1 : \mu > \mu_0$

모집단 평균 μ가 특정값 μ_0보다 큰지 그렇지 않은지에 관심이 있는 경우로 대립가설이 참인 경우에는 T값이 아주 커지게 된다. 이때에는 우단측 검정을 이용하며 $T > t_{n-1, \alpha}$일 때에 유의수준 α에서 H_0를 기각할 수 있다.

(3) $H_0 : \mu = \mu_0$, $H_1 : \mu < \mu_0$

모집단 평균 μ가 특정값 μ_0보다 작은지 그렇지 않은지에 관심이 있는 경우로 대립가설이 참인 경우에는 T값이 아주 작아지게 된다. 이때에는 좌단측 검정을 이용하며, $T < -t_{n-1, \alpha}$일 때에는 유의수준 α에서 H_0를 기각할 수 있다.

여기서 $t_{n-1, \alpha}$는 자유도가 $n-1$인 t 분포에서 오른쪽의 꼬리 확률이 α일 때의 값을 나타낸다. 이와 같은 검정을 단일 표본 t검정이라고 한다. 표본의 크기가 30 이상인 경우에는 모집단이 정규분포를 따른다는 가정을 만족하지 않아도 t검정을 이용할 수 있다.

예) A 요구르트 제품의 단맛 정도가 적절한지 평가하기 위해 20명의 소비자를 대상으로 A제품의 단맛 강도에 대하여 9점 적합척도(1점 : 전혀 달지 않다, 5점 : 적당히 달다, 9점 : 너무 달다)를 사용하여 평가하였다. 소비자가 A제품의 단맛을 평균적으로 적당한 수준(5점)이라고 생각하는지 분석하고자 한다.

7, 6, 7, 4, 3, 7, 4, 5, 4, 7, 6, 6, 6, 4, 5, 7, 5, 3, 7, 5

가설은 다음과 같다.

$$H_0 : \mu = 5, \quad H_1 : \mu \neq 5$$

표본평균과 표본표준편차는 아래와 같이 계산된다.

$$\bar{x} = \frac{1}{20}(7 + 6 + 7 + \cdots + 3 + 7 + 5) = 5.4$$

$$S = \sqrt{\frac{(7 - 5.4)^2 + (6 - 5.4)^2 + \cdots + (5 - 5.4)^2}{19}} = 1.39$$

이를 이용하여 검정통계량 t를 계산하면 다음과 같다.

$$t = \frac{\bar{x} - \mu_0}{S/\sqrt{n}} = \frac{5.4 - 5}{1.39/\sqrt{20}} = 1.287$$

$|1.287| < t_{19,\, 0.025} = 2.093$이므로 유의수준 0.05에서 귀무가설을 기각하지 못하고 A제품의 단맛이 평균적으로 적당한 수준이라는 결론을 내린다.

3) 두 그룹 간 평균 비교

두 모집단 A와 B가 각각 정규분포 $N(\mu_A, \sigma^2_A)$와 $N(\mu_B, \sigma^2_B)$를 따른다고 가정하고 모집단으로부터 각각 n_A와 n_B개의 표본을 추출했을 때 모집단 간의 평균 차이 $\mu_A - \mu_B$에 관심이 있는 경우 이에 대한 추정치인 $\bar{X}_A - \bar{X}_B$을 이용한다.
$\bar{X}_A - \bar{X}_B$는 $N(\mu_A - \mu_B, \sigma^2_A/n_A + \sigma^2_B/n_B)$의 분포를 따르게 된다. $\sigma^2_A = \sigma^2_B = \sigma^2$와 같이 등분산 가정을 할 경우에는 $N(\mu_A - \mu_B, \sigma^2(1/n_A + 1/n_B))$가 된다. 이때 σ^2는 $S_p^2 = \dfrac{(n_A - 1)S_A^2 + (n_B - 1)S_B^2}{n_A + n_B - 2}$로 추정하게 되며, $T = \dfrac{(\bar{X}_A - \bar{X}_B) - (\mu_A - \mu_B)}{S_p\sqrt{1/n_A + 1/n_B}} \sim t_{n_A + n_B - 2}$가 된다.

아래의 다양한 가설에서 검정통계량은 $T = \frac{(\bar{X}_A - \bar{X}_B)}{S_p\sqrt{1/n_A + 1/n_B}}$가 되며, 귀무가설하에서 $t_{n_A + n_B - 2}$를 따른다는 것을 이용하여 가설검정을 하게 된다.

(1) $H_0 : \mu_A = \mu_B,\ H_1 : \mu_A \neq \mu_B$

A의 평균과 B의 평균이 다른지 그렇지 않은지에 관심이 있는 경우로 대립가설이 참인 경우 T값이 아주 크거나 아주 작아지게 된다. 이때에는 양측 검정을 이용하며, $|T| > t_{n_A + n_B - 2,\ \alpha/2}$일 때에 유의수준 α에서 H_0을 기각하게 된다.

(2) $H_0 : \mu_A = \mu_B,\ H_1 : \mu_A > \mu_B$

A의 평균이 B의 평균보다 큰지 그렇지 않은지에 관심이 있는 경우로 대립가설이 참인 경우 T값이 아주 커지게 된다. 이때에는 우단측 검정을 이용하며, $T > t_{n_A + n_B - 2,\ \alpha}$일 때에 유의수준 α에서 H_0을 기각하게 된다.

(3) $H_0 : \mu_A = \mu_B,\ H_1 : \mu_A < \mu_B$

A의 평균이 B의 평균보다 작은지 그렇지 않은지에 관심이 있는 경우로 대립가설이 참인 경우 T값이 아주 작아지게 된다. 이때에는 좌단측 검정을 이용하며, $T < -t_{n_A + n_B - 2,\ \alpha}$일 때에 유의수준 α에서 H_0을 기각하게 된다.

예) 두 시료 A와 B를 각각 7명과 9명의 소비자가 평가한 점수이다. 이 두 가지 시료 중 B의 평가점수가 A에 비해 더 높은지를 알고 싶다.

시료	평가점수								
A	6.2	7.5	5.9	6.8	6.5	6.0	7.0		
B	6.7	7.6	6.3	7.2	6.7	6.5	7.0	6.9	6.1

B의 평가점수가 A보다 높은지를 알고 싶으므로 가설은 다음과 같이 설정할 수 있다.

$$H_0 : \mu_A = \mu_B, \quad H_1 : \mu_A < \mu_B$$

A와 B의 평가점수에 대한 평균과 표준편차는

$$\bar{x}_A = 6.557, \quad s_A = 0.5798, \quad \bar{x}_B = 6.778, \quad s_B = 0.4604$$

이며, 이를 이용하여 통계량을 계산하면 다음과 같다.

$$t = \frac{(\bar{x}_A - \bar{x}_B)}{S_p\sqrt{1/n_A + 1/n_B}} = \frac{(6.557 - 6.778)}{\sqrt{0.265(\ 1/7 + 1/9}} = -\ 0.8519$$

이때 $S_p^2 = \dfrac{(n_A - 1)S_A^{\ 2} + (n_B - 1)S_B^{\ 2}}{n_A + n_B - 2} = \dfrac{(7-1)\times 0.5798^2 + (9-1)\times 0.4604^2}{7+9-2} = 0.265$이다.

$-0.8519 > -t_{14,0.05} = -1.7613$이므로 유의수준 0.05에서 귀무가설을 기각하지 못하고 B제품의 평가점수가 A제품의 평가점수에 비해 높지 않다는 결론을 내린다.

4) 셋 이상의 그룹 간 평균 비교:

a개의 모집단 $A_1, \cdots, A_a$가 각각 정규분포 $N(\mu_1, \sigma^2), \cdots, N(\mu_a, \sigma^2)$를 따른다고 가정하고 각 모집단으로부터 $n_1, \cdots, n_a$개의 표본을 추출했을 때 a개의 모평균에 차이가 있는지에 관심이 있는 경우 아래와 같은 가설을 세우게 된다.

$H_0 : \mu_1 = \mu_2 = \cdots = \mu_a$
H_1 : 적어도 한 모집단의 평균은 다른 모집단들과 다르다.

위의 가설을 검정하기 위하여 아래와 같은 모형을 이용한다.

$$X_{ij} = \mu_i + e_{ij} = \mu + \alpha_i + e_{ij}$$

여기서 X_{ij}는 i번째 모집단의 j번째 관측을 나타내며, μ_i는 i번째 모집단의 평균으로 모집단들의 전체 평균인 μ와 i번째 모집단의 효과인 α_i의 합으로 나타낼 수 있다. e_{ij}는 오차항으로 $N(0, \sigma^2)$을 따른다고 가정한다. 즉, 오차항은 정규분포를 따르며 모집단에 관계없이 동일한 분산을 갖는다고 가정한다.

모집단 간의 평균에 차이가 있는지를 비교하기 위해서는 먼저 자료의 총변동을 계산하고 이를 모집단 차이로 인한 변동과 오차변동으로 나누어 모집단 차이가 오차변동에 비하여 유의미하게 큰지를 알아보게 된다. 이와 같이 검정하는 방법을 분산분석(analysis of variance)이라고 한다.

$$\begin{aligned} SS_T &= \sum_{i=1}^{a}\sum_{j=1}^{n_i} (X_{ij} - \bar{X})^2 \\ &= \sum_{i=1}^{a}\sum_{j=1}^{n_i} (\bar{X}_i - \bar{X})^2 + \sum_{i=1}^{a}\sum_{j=1}^{n_i} (X_{ij} - \bar{X}_i)^2 \\ &= \sum_{i=1}^{a} n_i (\bar{X}_i - \bar{X})^2 + \sum_{i=1}^{a}\sum_{j=1}^{n_i} (X_{ij} - \bar{X}_i)^2 \\ &= SS_{trt} + SS_E \end{aligned}$$

위의 식과 같이 총 변동 SS_T는 각 관측과 총 평균의 차이에 대한 제곱합으로 계산되며 이는 각 모집단의 평균과 총 평균의 차이에 대한 제곱합인 SS_{trt}와 각 관측과 각 모집단 평균의 차이에 대한 제곱합인 SS_E의 합으로 표현된다. 여기서 SS_{trt}는 모집단 간의 차이를, SS_E는 모집단 내의 차이를 나타낸다. 자유도 또한 총변동의 자유도인 $N-1$은 SS_{trt}의 자유도인 $a-1$과 SS_E의 자유도인 $N-a$로 분할된다. 여기서 $N = \sum_{i=1}^{a} n_i$를 나타낸다. 평균제곱(mean square)은 제곱합을 해당 자유도로 나눈 값으로 아래와 같이 계산된다.

$$MS_{trt} = \frac{SS_{trt}}{a-1},\quad MS_E = \frac{SS_E}{N-a}$$

이때 모집단들의 평균이 같은지에 대한 검정통계량은 $F = \frac{MS_{trt}}{MS_E}$가 되며 귀무가설하에서 $F_{a-1, N-a}$를 따른다는 것을 이용하여 가설검정을 하게 된다. 이를 표 형태로 정리하면 **표 9-1**과 같은 분산분석표(ANOVA table)를 작성할 수 있다.

표 9-1 ●●● 일원분산분석표

요인	자유도	변동	평균제곱	F
trt	$a-1$	SS_{trt}	MS_{trt}	MS_{trt}/MS_E
Error	$N-a$	SS_E	MS_E	
Total	$N-1$	SS_T		

$F > F_{a-1, N-a,\alpha}$이면 귀무가설을 기각하고 모집단들의 평균에 차이가 있다는 결론을 내리게 된다.

분산분석의 결과 귀무가설을 기각하고 나면 어떤 모집단들 간에 차이가 있는지를 알아보기 위한 사후검정의 추가분석을 하게 된다. 가장 널리 사용되고 있는 방법은 튜키(Tukey)와 SNK(Student-Newman-Keuls) 검정이 있다. 또한 대조를 이용한 더넷(Dunnett)과 쉐페(Scheffe) 방법, 인접하는 평균들 값을 단계적으로 비교하는 던컨(Duncan) 방법, 그리고 최소유의차이(least significant difference) 값을 이용하여 비교하는 LSD 방법도 있다.

최소유의차이(LSD) 검정은 사후검정 방법 중 가장 먼저 개발된 기법으로 가능한 모든 모집단 평균의 차이에 대한 가설 $H_0 : \mu_i = \mu_j$, $H_0 : \mu_i \neq \mu_j$을 검정한다. 이때의 검정통계량은 $t = \frac{\bar{X}_i - \bar{X}_j}{\sqrt{MS_E\left(\frac{1}{n_i}+\frac{1}{n_j}\right)}}$으로 $|t| > t_{n-a, \alpha/2}$이면 $H_0 : \mu_i = \mu_j$를 기각하고 A_i와 A_j는 차이가 있다는 결론을 내리게 된다. 이 과정을 모든 가능한 모집단 쌍에 대하여 반복하여 모집단

들 간의 차이를 파악하게 된다.

튜키(Tukey) 검정은 보수적인 방법으로 알려진 방법으로 $q = \frac{|\bar{X}_i - \bar{X}_j|}{\sqrt{MS_E / r}}$의 검정통계량을 이용한다. 만일 $q > q_{N-a, a, \alpha}$이면 $H_0 : \mu_i = \mu_j$를 기각하고 A_i와 A_j는 차이가 있다는 결론을 내리게 된다.

자세한 사후검정 방법에 대해서는 성내경의 연구(1997)를 참고하면 된다.

예) 국내 4개 회사에서 생산되는 고추장(A, B, C, D)의 매운맛을 48명의 패널요원이 고추장마다 12명씩 랜덤 배치되어 9점 척도를 사용하여 평가한 결과이다(일반적인 제품의 경우에는 한 명의 패널요원이 4가지 제품의 맛을 모두 보게 되지만 고추장의 경우 매운 맛으로 인하여 불가피하게 제품마다 다른 패널요원을 배치하게 되는 경우가 있다).

고추장	평가											
A	8	8	7	9	8	7	9	7	6	8	7	6
B	6	5	7	7	6	7	6	8	7	6	8	7
C	8	8	8	5	6	7	6	7	7	6	7	8
D	9	4	6	5	4	4	5	6	7	5	8	4

가설은 다음과 같다.

$H_0 : \mu_A = \mu_B = \mu_C = \mu_D$

H_1 : 적어도 한 고추장의 매운맛은 다른 고추장의 매운맛과 다르다.

전체 고추장의 매운맛 평균과 각 고추장의 매운맛 평균은 다음과 같다.

$$\bar{x} = 6.667,\quad \bar{x}_A = 7.5,\quad \bar{x}_B = 6.667,\quad \bar{x}_C = 6.917,\quad \bar{x}_D = 5.583$$

이를 이용하여 아래와 같이 변동과 평균 제곱을 계산한다.

$$SS_T = \sum_{i=1}^{4}\sum_{j=1}^{12}(X_{ij} - \overline{X})^2$$

$$= (8 - 7.5)^2 + (8 - 7.5)^2 + \cdots + (4 - 5.583)^2 = 84.667$$

$$SS_{trt} = \sum_{i=1}^{4} 12(\overline{x}_{ij} - \overline{x})^2$$

$$= 12(7.5 - 6.667)^2 + 12(6.667 - 6.667)^2 + 12(6.917 - 6.667)^2 + 12(5.583 - 6.667)^2$$

$$= 23.167$$

$$SS_E = SS_T = SS_{trt} = 84.667 - 23.167 = 61.5$$

$$MS_{trt} = \frac{SS_{trt}}{a-1} = \frac{23.1673}{3} = 7.722,\quad MS_E = \frac{SS_E}{N-a} = \frac{61.5}{44} = 1.398$$

$F = \dfrac{MS_{trt}}{MS_E} = \dfrac{7.772}{1.398} = 5.542 > F_{3,44,0.05} = 2.826$ 이므로 유의수준 0.05에서 귀무가설을 기각하고 적어도 한 고추장의 매운맛은 다른 고추장의 매운맛과 다르다는 결론을 내리게 된다. 이때의 분산분석표는 아래와 같이 정리할 수 있다.

요인	자유도	변동	평균제곱	F
고추장	3	23.167	7.722	5.524
Error	44	61.5	1.398	
Total	47	84.667		

일원 분산분석 후 어느 회사의 고추장에서 차이가 나는지를 알아보기 위하여 LSD를 이용한 사후검정을 실시하기 위하여 가능한 모든 모집단 평균 차이 가설 검정을 위한 t값을 계산하였다. 정리된 결과는 다음과 같다.

고추장	t값
A B	2.159
A C	1.432
A D	3.401
B C	−0.649
B D	1.978
C D	2.368

$t_{44,0.025} = 2.015$보다 큰 고추장 A와 B, A와 D, 그리고 C와 D에 차이가 있다는 결론을 내릴 수 있다.

5) 이원분산분석: fixed/random/mixed 모형

일원분산분석에서 a개의 모집단 평균에 차이가 있는지를 비교하는 것은 하나의 요인 A에 대하여 $A_1, \cdots, A_a$로 a개의 수준이 있을 때 각 수준 간 차이를 비교하는 것과 같은 문제로 볼 수 있다. 요인이 A와 B로 두 가지가 있고 각 요인이 $A_1, \cdots, A_a$, 그리고 $B_1, \cdots, B_b$로 각각 a개와 b개의 수준을 가지고 있을 때 A요인의 수준 간에 차이가 있는지, 또는 B 요인의 수준 간에 차이가 있는지에 관심을 가지게 된다. 이때의 모형은 다음과 같다.

$$X_{ijk} = \mu_{ij} + \epsilon_{ijk} = \mu + \alpha_i + \beta_i + \alpha\beta_{ij} + \epsilon_{ijk}$$
$$i = 1, \cdots, a, \quad j = 1, \cdots, b, \quad k = 1, \cdots, r$$

여기서 X_{ijk}는 A의 i번째 수준, B의 j번째 수준에서의 k번째 관측을 나타내며, μ_{ij}는 A의 i번째 수준, B의 j번째 수준에서의 평균을 나타낸다. 이는 전체 평균인 μ, A의 i번째 수준의 효과인 α_i, B의 j번째 수준의 효과인 β_j, 그리고 A와 B의 상호작용(interaction)인 $\alpha\beta_{ij}$의 합으로 나타낼 수 있다. ϵ_{ijk}는 오차항으로 $N(0, \sigma^2)$을 따른다고 가정한다.

총 제곱합의 분할은 아래와 같이 이루어진다.

$$
\begin{aligned}
SS_T &= \sum_{i=1}^{a}\sum_{j=1}^{b}\sum_{k=1}^{r}(X_{ijk}-\overline{X})^2 \\
&= \sum_{i=1}^{a}\sum_{j=1}^{b}\sum_{k=1}^{r}(\overline{X}_i-\overline{X})^2+\sum_{i=1}^{a}\sum_{j=1}^{b}\sum_{k=1}^{r}(\overline{X}_j-\overline{X})^2 \\
&\quad+\sum_{i=1}^{a}\sum_{j=1}^{b}\sum_{k=1}^{r}(\overline{X}_{ij}-\overline{X}_i-\overline{X}_j+\overline{X})^2+\sum_{i=1}^{a}\sum_{j=1}^{b}\sum_{k=1}^{r}(X_{ijk}-\overline{X}_{ij})^2 \\
&= SS_A+SS_B+SS_{AB}+SS_E
\end{aligned}
$$

분산분석표는 **표 9–2**와 같이 작성된다.

표 9–2 ●●● 이원분산분석표

요인	자유도	변동	평균제곱	F
A	$a-1$	SS_A	$MS_A = SS_A/(a-1)$	MS_A/MS_E
B	$b-1$	SS_B	$MS_B = SS_B/(b-1)$	MS_B/MS_E
AB	$(a-1)(b-1)$	SS_{AB}	$MS_{AB} = SS_{AB}/[(a-1)(b-1)]$	MS_{AB}/MS_E
Error	$ab(r-1)$	SS_E	$MS_E = SS_E/[ab(r-1)]$	
Total	$abr-1$	SS_T		

요인의 수준을 정하는 방법에 따라 검정방법에 차이가 있을 수 있다. 위의 분산분석표와 검정방법은 요인 A와 B가 모두 고정효과인 경우 사용할 수 있다. 고정효과란 요인의 수준을 정할 때에 몇 가지의 값으로 고정하는 경우를 말한다. 또 다른 효과는 랜덤효과로 요인의 수준을 일정 범위 내에서 랜덤으로 정하는 방법이다. 예를 들어, 요인이 소금물의 농도일 때 수준을 10%, 20%, 30%로 고정하는 경우에는 고정효과가 된다. 반면 10에서 30 사이의 숫자 중 랜덤하게 3개를 선택(예: 15%, 22%, 24%)하여 소금물의 농도 수준으로 삼아 실험을 하는 경우에는 랜덤효과가 된다.

분산분석에서 모든 요인이 고정효과인 경우의 모형을 고정모형, 모든 요인이 랜덤효과인 모형을 랜덤모형, 그리고 두 효과가 혼합되어 있는 경우를 혼합모형이라고 한다. 각 모형에 대하여 F 검정에서의 분모의 결정은 평균제곱의 기댓값에 따라 달라진다. 평균제곱의 기댓값에 대한 내용은 이 책의 범위를 벗어나므로 각 모형에 대한 가설과 검정방법만을 설명하기로 한다.

(1) 고정효과 모형: 요인 A와 B가 모두 고정효과인 경우

a) $H_0 : \alpha_1 = \alpha_2 = \cdots = \alpha_a = 0$, H_1 : 적어도 하나의 α_i는 0이 아니다.

만약 $F = \dfrac{MS_A}{MS_E} > F_{a-1,\, ab(r-1),\, \alpha}$이면 H_0를 기각하고 요인 A에 대하여 수준별 차이가 있다는 결론을 내린다.

b) $H_0 : \beta_1 = \beta_2 = \cdots = \beta_b = 0$, H_1 : 적어도 하나의 β_i는 0이 아니다.

만약 $F = \dfrac{MS_B}{MS_E} > F_{b-1,\, ab(r-1),\, \alpha}$이면 H_0를 기각하고 요인 B에 대하여 수준별 차이가 있다는 결론을 내린다.

c) $H_0 : \alpha\beta_{11} = \alpha\beta_{12} = \cdots = \alpha\beta_{ab} = 0$, H_1 : 적어도 하나의 $\alpha\beta_{ij}$는 0이 아니다.

만약 $F = \dfrac{MS_{AB}}{MS_E} > F_{(a-1)(b-1),\, ab(r-1),\, \alpha}$이면 H_0를 기각하고 요인 A와 요인 B 사이에는 교호작용이 있다는 결론을 내린다.

$r = 1$인 경우에는 A와 B의 교호작용에 대한 제곱합인 SS_{AB}와 오차제곱항인 SS_E를 구별해 낼 수 없으므로 교호작용에 대한 검정을 하지 못하게 되고 A와 B의 요인에 대한 차이 검정에서 SS_{AB}를 SS_E로 사용하게 된다.

(2) 랜덤효과 모형: 요인 A와 B가 모두 랜덤효과인 경우

a) $H_0 : \sigma_a^2 = 0,\ H_0 : \sigma_a^2 > 0$

만약 $F = \dfrac{MS_A}{MS_{AB}} > F_{a-1,\,(a-1)(b-1),\,\alpha}$이면 H_0를 기각하고 요인 A에 대하여 수준을 결정한 범위 내에서 차이가 있다는 결론을 내린다.

b) $H_0 : \sigma_b^2 = 0,\ H_1 : \sigma_b^2 > 0$

만약 $F = \dfrac{MS_B}{MS_{AB}} > F_{b-1,\,(a-1)(b-1),\,\alpha}$이면 H_0를 기각하고 요인 B에 대하여 수준을 결정한 범위 내에서 차이가 있다는 결론을 내린다.

c) $H_0 : \sigma_{ab}^2 = 0,\ H_1 : \sigma_{ab}^2 > 0$

만약 $F = \dfrac{MS_{AB}}{MS_E} > F_{(a-1)(b-1),\,ab(r-1),\,\alpha}$이면 H_0를 기각하고 요인 A와 요인 B 사이에는 교호작용이 있다는 결론을 내린다.

(3) 혼합효과 모형: 요인 A는 고정효과, 요인 B는 랜덤효과인 경우

a) $H_0 : \alpha_1 = \alpha_2 = \cdots = \alpha_a = 0,\quad H_1$: 적어도 하나의 α_i는 0이 아니다.

만약 $F = \dfrac{MS_A}{MS_{AB}} > F_{a-1,\,(a-1)(b-1),\,\alpha}$ 이면 H_0를 기각하고 요인 A에 대하여 수준별 차이가 있다는 결론을 내린다.

b) $H_0 : \sigma_a^2 = 0,\ H_1 : \sigma_b^2 > 0$

만약 $F = \dfrac{MS_B}{MS_E} > F_{b-1,\,ab(r-1),\,\alpha}$이면 H_0를 기각하고 요인 B에 대하여 수준을 결정한 범위 내에서 차이가 있다는 결론을 내린다.

c) $H_0 : \sigma^2_{ab} = 0,\ H_1 : \sigma^2_{ab} > 0$

만약 $F = \dfrac{MS_{AB}}{MS_E} > F_{(a-1)(b-1),\ ab(r-1),\ \alpha}$ 이면 H_0를 기각하고 요인 A와 요인 B 사이에는 교호작용이 있다는 결론을 내린다.

각 모형별 f값은 **표 9-3**에 정리되어 있다.

표 9-3 ••• 고정, 랜덤, 그리고 혼합 효과 모형의 F값

검증 효과	고정효과 모형	랜덤효과 모형	A(고정효과), B(랜덤효과)
A	MS_A / MS_E	MS_A / MS_{AB}	MS_A / MS_{AB}
B	MS_B / MS_E	MS_B / MS_{AB}	MS_B / MS_E
AB	MS_{AB} / MS_E	MS_{AB} / MS_E	MS_{AB} / MS_E

예) 맥주 회사에서 호프의 특성이 큰 새로운 맥주를 생산하려고 한다. 가격이 다른 두 호프 A와 B 중 어떤 것이 그 특성이 강한지 조사하기 위하여 평점법을 사용하였다. 10명의 패널요원이 0에서 9점까지의 척도를 사용하여 두 종류의 호프를 사용하여 제조한 맥주의 호프 특성을 두 번씩 평가하였다. 평가 결과는 다음과 같다.

검사자	시료 A		시료 B	
	1st	2nd	1st	2nd
1	2	1	5	3
2	0	0	2	2
3	0	0	2	0
4	3	2	5	5
5	2	3	3	1
6	2	3	4	3
7	0	0	0	2
8	6	3	4	3
9	2	0	4	3
10	1	2	5	5

시료의 효과는 고정, 패널 효과는 랜덤이므로 이 자료의 분석을 위해서는 혼합효과 모형을 사용하게 된다. 시료의 효과 검정을 위해서는 아래의 가설을 검정한다.

$$H_0 : \alpha_1 = \alpha_2 = 0, \quad H_1 : \text{적어도 하나의 } \alpha_i \text{는 0이 아니다.}$$

$F = \dfrac{MS_{\text{시료}}}{MS_{\text{패널*시료}}} = 10.383 > F_{1,9,0.05} = 5.117$이므로 유의수준 0.05에서 귀무가설을 기각하고 시료 A와 B는 차이가 있다는 결론을 내리게 된다. 이때 F값 계산을 위해 분모의 값으로 교호작용의 평균제곱을 이용함을 유의해야 한다.

요인	자유도	변동	평균제곱	F
패널	9	59.025	6.558	
시료	1	21.025	21.025	10.383
패널*시료	9	18.225	2.025	
Error	20	18.5	0.925	
Total	39	116.775		

5. 실험계획

실험계획은 세워진 가설을 검정하기 위해 효율적인 실험방법을 설계하고 결과를 적절한 방법으로 분석하는 것을 목적으로 하는 것이다. 감각검사 시에는 독립변수들(independent variable)의 수준(levels)을 조절한 다음 조절된 독립변수들의 각 수준, 또는 둘 이상의 독립변수들의 수준 조합에 따라 각각 측정되는 하나 이상의 반응변수(response variable)들에 대한 효과를 결정하여야 한다(김광옥 외, 1993). 여기서 독립변수란 조사하고자 하는 시료에 적용되는 변수들이고, 반응변수는 시료들을 통해 나타나는 변수라고 할 수 있다. 이때 실험자가 바라지는 않지만 측정된 반응변수의 값에는 크든 작든 실험자가 임의로 조절할 수 없는 오차가 포함되게 마련이다. 그러므로 실험계획의 일차적인 목표는 오차를 가능한 한 줄이면서 판별하고 싶은 독립변수들의 효과를 잘 걸러내는 실험을 수행하는 데 있다고 할 수 있다.

앞 단락에서 언급된 독립변수는 요인(factor)이라고 부르는 것이 더 일반적이며, 요인수준 또는 요인수준들의 조합을 처리(treatment)라 한다. 또 계획된 실험을 흔히 비교실험(comparative experiment)이라 부르기도 한다. 부연하지만, 비교실험에서는 연구하고 싶은 반응에 관여하는 요인들의 수준을 몇 가지 설정하여 수준마다 같은 조건하에서 실험을 한 후, 요인수준에 따라 결과된 반응값들 사이에 통계적으로 유의한 차이가 있는지를 조사한다.

그러나 이와 같은 개념을 구현하는 것은 그리 간단한 문제가 아니다. 반응값에 영향을 줄 수 있는 요인은 무수히 많다. 이런 요인들 중 가장 중요하다고 판단되는 요인들을 몇 개 골라 실험을 수행하는 것이 상례인데, 동일 조건하에서 실험을 함은 조사하고자 하는 요인들을 제외한 나머지 요인들의 효과가 전부 동일한 상태에서 실험을 하는 것을 말한다. 그러나 이러한 동질성을 확보하는 것은 거의 불가능하다. 이런 이유에서 확률화된 실험계획과 통계분석법이 필요하게 된다.

1) 랜덤화, 반복, 그리고 블록화

실험계획에서 가장 중요한 것은 랜덤화, 반복, 그리고 블록화이다. 랜덤화는 실험의 객관성을 보장하기 위한 방법으로 실험 단위를 독립변수들의 수준에 배정하고 실험 순서를 결정함에 있어 난수를 생성하여 랜덤화해야 한다는 것을 의미한다. 반복은 반응변수를 측정할 때에 일어날 수 있는 오차로 인한 판단 오류를 줄이기 위하여 독립변수들의 각 수준에서 둘 이상의 실험 단위를 배정해야 한다는 것을 의미한다. 블록화는 실험의 정밀도를 향상시키는 방법으로 실험방법에서 차이가 발생할 수 있는 부분을 블록으로 지정하여 실험을 하는 것으로 실험 성격에 따라 필요한 경우에 사용하게 된다.

2) 완전 랜덤화 설계

완전 랜덤화 설계(randomized complete design)는 각 처리 수준에서의 반복 모두를 랜덤한 순서로 실험하는 설계로 모형은 아래와 같이 정의할 수 있다.

$$X_{ij} = \mu + \tau_i + e_{ij}$$
$$i = 1, \cdots, t, \quad j = 1, \cdots, r$$

여기서 X_{ij}는 처리의 i번째 수준에서의 j번째 관측을 나타내며, μ는 전체 평균을, τ_i는 처리의 i번째 수준 효과를 나타낸다. e_{ij}는 오차항으로 $N(0, \sigma^2)$을 따른다고 가정한다. 자료의 구조는 **표 9-4**와 같다.

표 9-4 ●●● 완전 랜덤화 설계 자료 구조

처리 1	처리 2	…	처리 t
X_{11}	X_{21}	…	X_{t1}
X_{12}	X_{22}	…	X_{t2}
⋮	⋮	⋱	⋮
X_{1r}	X_{2r}	…	X_{tr}

랜덤화를 위해서는 X_{11}부터 X_{tr}까지의 tr개의 관측을 랜덤하게 정해진 순서로 얻어야 한다. 이를 위한 분산분석표는 **표 9-5**와 같다.

표 9-5 ●●● 완전 랜덤화 설계 자료 분석을 위한 분산분석표

요인	자유도	변동	평균제곱	F
처리	$t-1$	SS_{trt}	MS_{trt}	MS_{trt} / MS_E
Error	$t(r-1)$	SS_E	MS_E	
Total	$tr-1$	SS_T		

(1) 처리가 고정효과인 경우 다음의 가설을 검정하게 된다.

$$H_0: \tau_1 = \tau_2 = \cdots = \tau_t = 0, \quad H_1: \text{적어도 하나의 } \tau_i \text{는 0이 아니다.}$$

만약 $F = \dfrac{MS_{trt}}{MS_E} > F_{t-1,\, t(r-1),\, \alpha}$ 이면 H_0를 기각하고 처리에 대하여 정해진 수준별로 차이가 있다는 결론을 내린다.

(2) 처리가 랜덤효과인 경우 $\tau_i \sim N(0, \sigma_\tau^2)$ 의 가정이 추가되고 이를 이용하여 다음의 가설을 검정하게 된다.

$$H_0: \sigma_\tau^2 = 0, H_1: \sigma_\tau^2 > 0$$

만약 $F = \dfrac{MS_{trt}}{MS_E} > F_{t-1,\, t(r-1),\, \alpha}$ 이면 H_0를 기각하고 처리에 대하여 랜덤하게 지정된 수준의 범위 내에서 차이가 있다는 결론을 내린다.

예) 간 고기의 수분 손실을 막아주는 네 종류의 식품첨가물(I, II, III, IV)의 효과를 비교한다. 40개의 시험관에 간 고기를 준비하여 네 종류의 수분 손실 방지제에 10개씩 랜덤 배치하였다. 아래의 데이터는 뜨거운 물 속에서 시험관을 가열한 후 측정한 수분의 손실률이다. 여기서 요인은 수분 손실 방지제가 된다.

수분 손실 방지제			
I	II	III	IV
24.54	22.73	22.02	20.83
23.97	22.28	21.97	24.40
22.85	23.99	21.34	23.01
24.34	23.23	22.83	23.54
24.47	23.94	22.90	21.60
24.36	23.52	22.28	21.86

(계속)

수분 손실 방지제			
I	II	III	IV
23.37	24.41	21.14	24.57
24.46	22.80	21.85	22.28
23.89	21.52	22.16	22.41
24.00	23.73	22.56	22.81

위의 실험에서 수분 손실 방지제 효과는 고정효과이므로 이에 대한 가설은 아래와 같이 쓸 수 있다.

$$H_0 : \tau_1 = \tau_2 = \cdots = \tau_4 = 0, \quad H_1 : \text{적어도 하나의 } \tau_i\text{는 0이 아니다.}$$

$F = \dfrac{MS_{trt}}{MS_E} = \dfrac{6.5626}{0.7120} = 9.2171 > F_{3,\,36,\,0.05} = 2.866$이므로 귀무가설을 기각하고 수분 손실 방지제 효과에 차이가 있다는 결론을 내리게 된다. 분산분석표는 아래와 같이 정리할 수 있다.

요인	자유도	변동	평균제곱	F
처리	3	19.688	6.5626	9.2171
Error	36	25.632	0.7120	
Total	39	45.32		

3) 랜덤화 완전 블록 설계

랜덤화 완전 블록 설계(randomized complete Block design)는 실험 재료를 b개의 블록으로 분할하고 각 블록에 t개의 처리 수준이 모두 들어갈 수 있도록 배치를 하는 실험으로 각 블록 내에서 t개의 처리 배정을 랜덤화해야 한다. 모형은 아래와 같이 정의된다. 블록 내에서는 서로 동질적이고 블록 간에는 서로 이질적이 되어야 블록화의 의미가 있다.

$$X_{ij} = \mu + \beta_i + \tau_j + e_{ij}$$
$$i = 1, \cdots, b, \quad j = 1, \cdots, t$$

여기서 X_{ij}는 i번째 block 중에서 처리의 j번째 수준의 관측을 나타낸다. μ는 전체 평균을, β_i는 i번째 블록의 효과를, 그리고 τ_j는 처리의 j번째 수준 효과를 나타낸다. e_{ij}는 오차항으로 $N(0, \sigma^2)$을 따른다고 가정한다. 자료의 구조는 **표 9–6**과 같다.

표 9–6 ●●● 랜덤화 완전 블록 설계 자료 구조

	블록 1	블록 2	…	블록 b
처리 1	X_{11}	X_{21}	…	X_{b1}
처리 2	X_{12}	X_{22}	…	X_{b2}
⋮	⋮	⋮	⋱	⋮
처리 t	X_{1t}	X_{2t}	…	X_{bt}

랜덤화를 위해서는 각 블록에서 실험단위를 t개의 처리에 랜덤하게 할당해야 한다. 이를 위한 분산분석표는 **표 9–7**과 같다.

표 9–7 ●●● 랜덤화 완전 블록 설계 자료 분석을 위한 분산분석표

요인	자유도	변동	평균제곱	F
블록	$b-1$	SS_{block}	$MS_{block} = SS_{block} / (b-1)$	MS_{block} / MS_E
처리	$t-1$	SS_{trt}	$MS_{trt} = SS_{trt} / (t-1)$	MS_{trt} / MS_E
Error	$(b-1)(t-1)$	SS_E	$MS_E = SS_E / (b-1)(t-1)$	
Total	$bt-1$	SS_T		

(1) 블록 간 차이

$$H_0: \beta_1 = \beta_2 = \cdots = \beta_b = 0, \quad H_1: \text{적어도 하나의 } \beta_i\text{는 0이 아니다.}$$

만약 $F = \dfrac{MS_{\text{block}}}{MS_E} > F_{b-1,\,(b-1)(r-1),\,\alpha}$이면 H_0를 기각하고 블록 간 차이가 있다는 결론을 내린다. 이는 실험계획에서 블록 설정이 잘 되었다는 것을 의미한다.

(2) 처리 간 차이

$$H_0: \tau_1 = \tau_2 = \cdots = \tau_t = 0, \quad H_1: \text{적어도 하나의 } \tau_j\text{는 0이 아니다.}$$

만약 $F = \dfrac{MS_{trt}}{MS_E} > F_{t-1,\,(b-1)(t-1),\,\alpha}$이면 H_0를 기각하고 처리에 대하여 정해진 수준별로 차이가 있다는 결론을 내린다.

예) 네 종류의 오렌지 주스들 간에 신맛을 12명의 패널요원이 평가하려고 한다. 패널요원 간에 평가 차이가 있을 수 있으므로 패널요원을 블록으로 잡아 각 패널요원이 네 종류의 오렌지 주스 모두의 신맛을 평가하려고 한다. 패널요원마다 오렌지 주스의 평가 순서는 랜덤으로 정하였다. 그 결과는 아래의 표와 같다.

패널요원	A	B	C	D
1	8	6	8	9
2	7	7	8	6
3	8	6	6	4
4	9	6	6	5
5	6	7	7	7
6	7	8	7	8

(계속)

패널요원	A	B	C	D
7	8	5	8	4
8	9	7	5	5
9	7	7	7	4
10	8	8	7	6
11	8	6	6	5
12	6	7	8	4

네 오렌지 주스 간 신맛의 차이에 대한 가설은 다음과 같다.

$$H_0 : \tau_1 = \tau_2 = \cdots = \tau_4 = 0, \quad H_1 : \text{적어도 하나의 } \tau_i\text{는 0이 아니다.}$$

$F = \dfrac{MS_{trt}}{MS_E} = \dfrac{8.2976}{1.435} = 5.783 > F_{3,\,33,\,0.05} = 2.892$이므로 귀무가설을 기각하여 오렌지 주스 간의 신맛에 차이가 있다는 결론을 내린다.

요인	자유도	변동	평균제곱	F
블록	11	14.063	1.2784	
오렌지 주스	3	24.896	8.2976	5.783
Error	33	47.354	1.435	
Total	47			

예) 5명의 패널요원들이 네 가지의 처리(I, II, III, IV)를 7점 척도로 평가한 결과를 나타낸 것이다. 각 패널요원은 하루에 네 가지의 처리를 평가하며 이틀에 걸쳐 반복 평가를 하였다.

	첫째 날				둘째 날			
패널요원	I	II	III	IV	I	II	III	IV
1	4	2	2	3	2	2	3	3
2	3	2	4	1	4	3	3	1
3	3	3	3	2	5	2	3	2
4	4	4	2	1	3	1	4	1
5	3	3	1	2	3	2	2	1

이 경우 패널, 처리, 그리고 평가일, 3가지 요인으로 삼원 분산분석을 적용하여야 한다. 이때 분산분석표는 다음과 같다.

요인	자유도	변동	평균제곱	F
패널	4	2.4	0.600	
처리	3	14.9	4.967	6.284
평가일(반복)	1	0.1	0.100	
Error	31	24.5	0.790	
Total				

$F = \frac{4.967}{0.790} = 6.284 > F_{3,\,31,\,0.05} = 2.911$이므로 유의수준 0.05에서 귀무가설을 기각하여 4가지 처리 간에 차이가 있다는 결론을 내리게 된다.

4) 라틴 방격법

블록 요인이 둘 이상 존재하고 각 블록 요인의 모든 수준에 대하여 랜덤하게 설계하는 실험의 경우에는 실험의 관리가 지나치게 힘들어질 수 있다. 이때 요인 수준의 모든 조합에 실험하지 않고 요인들의 주효과를 파악할 수 있도록 잘 선택된 일부분만을 실험하도록 한다. 이때 라틴 방격법을 사용한다. 라틴 방격은 k개의 숫자 혹은 글자를 모든 행, 모든 열에 한 번씩만 나타나도록 하여 k×k의 정사각형 형태로 배열하는 것으로 각각 3개의 수준이 있는 3개 요인에 대한 실험에 적용할 수 있다. 각각의 수준 수가 3인 인자 A, B, C를 3×3 라틴 방격에 배치하는 방법은 **표 9–8**과 같다.

표 9–8 ••• 3×3 라틴 방격 배치

	A1	A2	A3
B1	C1	C2	C2
B2	C2	C3	C1
B3	C3	C2	C1

각 행에 A의 요인을 하나씩, 각 열에 B의 요인을 하나씩 배치하고 가운데에 C를 배치하는 방법은 12가지가 있을 수 있으며 위의 배치는 그중 하나를 나타낸다. 위의 배치를 통하여 (A1,B1,C1), (A1,B2,C2), (A1,B3,C3), (A2,B1,C2), (A2,B2,C3), (A2,B3,C1). (A3,B1,C2), (A3,B2,C1), (A3,B3,C2)의 9개의 실험조건이 정해진다.

8명의 패널이 8가지의 시료에 대한 평가를 하는 실험을 예로 들어보자. 이 실험에서는 한 명의 패널이 시료를 평가하는 순서에 따라 평가가 달라질 수 있으므로 평가 순서 요인을 고려해야 한다. 가장 좋은 방법은 패널마다 8가지 시료를 평가하는 모든 가능한 순서를 다 시도해 보는 것이나 현실적으로 불가능하다. 이 경우 패널과 시료를 가로, 세로에 배치하는 요인으로, 그리고 순서를 가운데 배치하는 요인으로 하는 라틴 방격법을 이용하여 순서 요인을 상쇄시킬 수 있다. **표 9–9**는 8명의 패널과 8가지의 시료에 대한 라틴 방격 실험계획을 나타낸다. 여기서 행은 패널(P1~P8)을 나타내며, 열(S1~S8)은 제시 순서를 나타낸다. 각 열과 행은 0~7까지의 8가지 시료 번호로 채워져 있으며 각각의 시료는 모든 열과 모든 행에서 각각 한 번씩만 나타나게 된다. 즉, 모든 패널은 0~7까지의 시료를 한 번씩만 평가하게 된다. 또한, 패널들이 평가하는 첫 번째 시료는 모두 다른 시료로 중복이 없이 배치되어 있으며, 두 번째 시료부터 마지막 여덟 번째 시료까지 동일 제시순서에서는 시료의 중복이 없게 된다.

라틴 방격을 이용한 실험을 위해서는 **표 9-9**에 따라 패널 P1은 0, 1, 7, 2, 6, 3, 5, 그리고 4번 시료의 순서로 평가를 하고, 패널 P2는 1, 2, 0, 3, 7, 4, 6 그리고 5번 시료의 순서로 평가를 한다. 그리고 패널 P8은 7, 0, 6, 1, 5, 2, 4, 그리고 3번 시료의 순서로 평가를 한다. 이와 같은 방법으로 평가를 진행하면 모든 패널이 모든 시료를 평가할 수 있으며, 모든 시료는 모든 평가 순서에 한 번씩 나타나게 되어 패널, 시료, 그리고 평가 순서의 주 효과를 모두 측정할 수 있도록 해준다.

표 9-9 8×8 라틴 방격 배치

제시 순서 / 패널	S1	S2	S3	S4	S5	S6	S7	S8
P1	0	1	7	2	6	3	5	4
P2	1	2	0	3	7	4	6	5
P3	2	3	1	4	0	5	7	6
P4	3	4	2	5	1	6	0	7
P5	4	5	3	6	2	7	1	0
P6	5	6	4	7	3	0	2	1
P7	6	7	5	0	4	1	3	2
P8	7	0	6	1	5	2	4	3

위의 라틴 방격 설계에 대한 모형은 다음과 같다.

$$X_{ijk} = \mu + \alpha_i + \beta_j + \gamma_k + e_{ijk}$$

$$i = 1, \cdots, t, \quad j = 1, \cdots, t, \quad k = 1, \cdots, t, \quad t = 8$$

X_{ijk}는 i번째 패널의 j번째 순서, k번째 시료에 대한 관측을 나타낸다. μ는 전체평균, α_i는 i번째 패널의 효과, β_j는 j번째 순서의 효과, 그리고 γ_k는 k번째 시료에 대한 효과를 나

타낸다. ϵ_{ijk}는 오차항으로 $N(0, \sigma^2)$을 따른다고 가정한다. 이때의 분산분석표는 **표 9–10**과 같이 작성된다.

표 9–10 ••• 라틴 방격 설계 자료 분석을 위한 분산분석표

요인	자유도	변동	평균제곱	F
패널	$t-1$	$SS_{패널}$	$MS_{패널} = SS_{패널} / (t-1)$	
순서	$t-1$	$SS_{순서}$	$MS_{순서} = SS_{순서} / (t-1)$	
시료	$t-1$	$SS_{시료}$	$MS_{시료} = SS_{시료} / (t-1)$	$MS_{시료} / MS_E$
Error	$(t-2)(t-1)$	SS_E	$MS_E = SS_E / ((t-2)(t-1))$	
Total	t^2-1	SS_T		

시료 간의 차이 검정을 위한 가설은 다음과 같다.

$$H_0: \gamma_1 = \cdots = \gamma_t = 0, \quad H_1: \text{적어도 하나의 } \gamma_k\text{는 0이 아니다. } k = 1, \cdots, t$$

만약 $F = \dfrac{MS_{시료}}{MS_E} > F_{(t-1),\,(t-2)(t-1),\,\alpha}$이면 H_0를 기각하고 시료 간에 평가의 차이가 있다는 결론을 내린다.

9×9에 대한 Williams latin square의 예는 다음과 같다. 9명의 패널(P1 ~ P9)과 9가지의 시료(0~8)에 대한 라틴 방격 실험계획으로 **표 9–11**에 따라 패널 P1은 0, 1, 8, 2, 7, 3, 6, 4, 그리고 5번 시료의 순서로, 그리고 패널 P9는 8, 0, 7, 1, 6, 2, 5, 3, 그리고 4번 시료의 순서로 평가를 하게 된다.

표 9-11 ••• 9×9 Williams latin square 예시 1

제시 순서 / 패널	S1	S2	S3	S4	S5	S6	S7	S8	S9
P1	0	1	8	2	7	3	6	4	5
P2	1	2	0	3	8	4	7	5	6
P3	2	3	1	4	0	5	8	6	7
P4	3	4	2	5	1	6	0	7	8
P5	4	5	3	6	2	7	1	8	0
P6	5	6	4	7	3	8	2	0	1
P7	6	7	5	8	4	0	3	1	2
P8	7	8	6	0	5	1	4	2	3
P9	8	0	7	1	6	2	5	3	4

또 **표 9-12**에 따라 패널 P1은 5, 4, 6, 3, 7, 2, 8, 1, 그리고 0번 시료의 순서로, 그리고 패널 P9는 4, 3, 5, 2, 6, 1, 7, 0, 그리고 8번 시료의 순서로 평가를 하게 된다.

표 9-12 ••• 9×9 Williams latin square 예시 2

제시 순서 / 패널	S1	S2	S3	S4	S5	S6	S7	S8	S9
P1	5	4	6	3	7	2	8	1	0
P2	6	5	7	4	8	3	0	2	1
P3	7	6	8	5	0	4	1	3	2
P4	8	7	0	6	1	5	2	4	3
P5	0	8	1	7	2	6	3	5	4
P6	1	0	2	8	3	7	4	6	5
P7	2	1	3	0	4	8	5	7	6
P8	3	2	4	1	5	0	6	8	7
P9	4	3	5	2	6	1	7	0	8

5) 균형 불완전 블록 설계

균형 불완전 블록 설계(balanced incomplete block designs)는 블록마다 모든 처리 수준을 실험하는 완전 블록 설계와는 달리 각 블록 내에서 모든 처리의 실험이 불가능할 때에 쓰인다. 재료와 제조방법을 달리한 9종류의 식혜의 단맛 강도를 검사하는 실험에서 한 명의 검사요원이 한 번에 세 가지 시료에 대한 검사가 가능한 경우를 생각해 보자. 이 경우 9개의 식혜(A, B, C, D, E, F, G, H, I)를 크기가 3인 블록에 균형이 있게 배치하면 **표 9-13**과 같다.

표 9-13 ●●● 균형 불완전 블록 설계

블록	반복 I	블록	반복 II	블록	반복 III	블록	반복 IV
1	A B C	4	A D G	7	A H F	10	A E I
2	D E F	5	B E H	8	D B I	11	G B F
3	G H I	6	C F I	9	G E C	12	D H C

위의 배치에서 보면 각 반복에는 9개의 식혜가 오직 한 번씩 나타나며 이들이 중복되지 않도록 3개의 블록으로 나누어 있다. 이와 같이 실험을 하면 블록효과 간의 변이가 크더라도 각 처리효과의 비교에 동일한 정도로 영향을 주므로 처리효과의 차이를 추정할 수 있게 된다. b개의 블록과 t개의 처리, 그리고 블록당 처리수가 k인 경우 이에 대한 분산분석표는 **표 9-14**와 같이 정리할 수 있다.

표 9-14 ●●● 균형 불완전 블록 설계 자료 분석을 위한 분산분석표

요인	자유도	변동	평균제곱	F
블럭	$b-1$	SS_{block}	$MS_{block} = SS_{block} / (b-1)$	
처리(수정)	$t-1$	$SS_{trt, adj}$	$MS_{trt, adi} = SS_{trt, adj} / (t-1)$	$MS_{trt, adj} / MS_E$
Error	$bk-b-t+1$	SS_E	$MS_B = SS_E / (bk-b-t+1)$	
Total	$bk-1$	SS_T		

예) 8명의 관능검사원에게 각 블록의 시료 3가지를 제시하고 식혜의 단맛 강도를 15 cm의 비구간 척도상에 나타내도록 하였다. 한 번에 세 가지 시료로 이루어지는 관능검사는 12회에 걸쳐 시행되었으며 결과적으로 한 시료당 4번씩 반복 평가되었다. 표시된 강도는 60칸으로 나누어진 자를 사용하여 0~60점으로 전환한 후 패널요원들의 점수를 합하여 아래와 같이 정리하였다.

블럭	처리		
1	A 176	B 226	C 251
2	D 202	E 229	F 279
3	G 182	H 227	I 280
4	A 177	D 213	G 243
5	B 220	E 191	H 224
6	C 205	F 243	I 262
7	A 193	E 239	I 246
8	B 209	F 272	G 203
9	C 221	D 231	H 260
10	A 198	F 242	H 247
11	B 227	D 222	I 296
12	C 230	E 216	G 209

요인	자유도	변동	평균제곱	F
블럭	11	4279.6		
처리(수정)	8	22314.6	2789.3	10.09
Error	16	4424.8	276.6	
Total	35	31019.0		

$F = \frac{2789.3}{276.6} = 10.09 > F_{8,\,16,\,0.05} = 2.741$이므로 유의수준 0.05에서 귀무가설을 기각하여 9가지 처리 간에 차이가 있다는 결론을 내리게 된다.

6) 요인설계

관심 있는 처리 또는 요인이 둘 이상인 경우 각 요인에 대하여 정해진 수준을 모두 실험하는 것을 요인설계(factorial design)라고 한다. A, B, 그리고 C의 3가지 요인이 있고 각 요인에 a, b, 그리고 c개의 수준이 있는 경우 이것을 $a \times b \times c$ 요인 설계라고 부른다. 대표적으로 많이 쓰이는 요인 설계는 2^k와 3^k 설계로 k개의 요인이 있고 각 요인의 수준 수가 모두 2인 경우는 2^k 설계, 각 요인의 수준 수가 모두 3인 경우는 3^k 설계라고 부른다. 요인 설계에서는 요인의 주효과(main effect)와 요인들 간의 교호작용(interaction)을 고려하게 된다.

(1) 2^2 설계

두 개의 요인 A와 B가 있고 각 요인의 수준 수가 2개인 경우로 각 수준 조합에서 r개의 반복이 있는 모형은 다음과 같다.

$$X_{ijk} = \mu + \alpha_i + \beta_j + \alpha\beta_{ij} + \epsilon_{ijk}$$
$$i = 1, \cdots, 2, \quad j = 1, \cdots, 2, \quad k = 1, \cdots, r$$

여기서 X_{ijk}는 A의 i번째 수준, B의 j번째 수준에서의 k번째 관측을 나타낸다. μ는 전체 평균, α_i는 A의 i번째 수준의 효과, β_j는 B의 j번째 수준의 효과, 그리고 $\alpha\beta_{ij}$는 A와 B의 상호작용(interaction)을 나타낸다. ϵ_{ijk}는 오차항으로 $N(0, \sigma^2)$을 따른다고 가정한다. 이를 위한 분산분석표는 **표 9-15**에 정리되어 있다.

표 9–15 ••• 2^2 설계 분산분석표

요인	자유도	변동	평균제곱	F
A	1	SS_A	$MS_A = SS_A$	MS_A / MS_E
B	1	SS_B	$MS_B = SS_B$	MS_B / MS_E
AB	1	SS_{AB}	$MS_{AB} = SS_B$	MS_{AB} / MS_E
Error	$4(r-1)$	SS_E	$MS_E = SS_E / [4(r-1)]$	
Total	$4r-1$	SS_T		

a) 주효과 검정

i) $H_0 : \alpha_1 = \alpha_2 = 0$, H_1 : 적어도 하나의 α_i는 0이 아니다.

만약 $F = \dfrac{MS_A}{MS_E} > F_{1,\,4(r-1),\,\alpha}$이면 H_0를 기각하고, 요인 A에 대하여 수준별 차이가 있다는 결론을 내린다.

ii) $H_0 : \beta_1 = \beta_2 = 0$, H_1 : 적어도 하나의 β_j는 0이 아니다.

만약 $F = \dfrac{MS_B}{MS_E} > F_{1,\,4(r-1),\,\alpha}$이면 H_0를 기각하고 요인 B에 대하여 수준별 차이가 있다는 결론을 내린다.

b) 교호작용 검정

$$H_0 : \alpha\beta_{11} = \alpha\beta_{12} = \alpha\beta_{21} = \alpha\beta_{22} = 0,\quad H_1 : \text{적어도 하나의 } \alpha\beta_{ij}\text{는 0이 아니다.}$$

만약 $F = \dfrac{MS_{AB}}{MS_E} > F_{1,\,4(r-1),\,\alpha}$이면 H_0를 기각하고, 요인 A와 요인 B사이에는 교호작용이 있다는 결론을 내린다.

예) 케이크의 경도에 영향을 미치는 설탕(A)과 지방(B)의 효과에 대한 2^2 요인실험의 결과이다.

	저지방	고지방
저설탕	5 5 6	4 4 4
고설탕	5 4 4	2 3 2

요인	자유도	변동	평균제곱	F
지방	1	8.333	8.333	33.333
설탕	1	5.333	5.333	21.333
지방×설탕	1	0.333	0.333	1.333
Error	8	2.000	0.250	
Total	11			

a) **지방효과 검정**

$F = \frac{8.333}{0.25} = 33.333 > F_{1,8,0.05} = 5.318$이므로 유의수준 0.05에서 저지방과 고지방 간에 케이크의 경도에 차이가 있다는 결론을 내릴 수 있다.

b) **설탕효과 검정**

$F = \frac{5.333}{0.25} = 21.333 > F_{1,8,0.05} = 5.318$이므로 유의수준 0.05에서 저설탕과 고설탕 간에 케이크의 경도에 차이가 있다는 결론을 내릴 수 있다.

b) 교호작용 검정

$F = \frac{0.333}{0.25} = 1.333 < F_{1,8,0.05} = 5.318$이므로 유의수준 0.05에서 지방 요인과 설탕 요인 사이에는 교호작용이 없다는 결론을 내릴 수 있다.

(2) 2^3 설계

세 개의 요인 A, B, 그리고 C가 있고 각 요인의 수준 수가 2개인 경우로 각 수준 조합에서 r개의 반복이 있는 모형은 다음과 같다.

$$X_{ijkl} = \mu + \alpha_i + \beta_j + \gamma_k + \alpha\beta_{ij} + \alpha\gamma_{ik} + \beta\gamma_{jk} + \alpha\beta\gamma_{ijk} + \epsilon_{ijkl}$$
$$i = 1, 2, \quad j = 1, 2, \quad k = 1, 2, \quad l = 1, 2, \cdots, r$$

여기서 X_{ijkl}는 A의 i번째 수준, B의 j번째 수준, C의 k번째 수준에서의 l번째 관측을 나타낸다. μ는 전체평균, α_i는 A의 i번째 수준의 효과, β_j는 B의 j번째 수준의 효과, γ_k는 C의 k번째 수준의 효과, $\alpha\beta_{ij}$는 A와 B의 교호작용, $\alpha\gamma_{ik}$는 A와 C의 교호작용, $\beta\gamma_{jk}$는 B와 C의 교호작용, $\alpha\beta\gamma_{ijk}$는 A, B, C의 3차 교호작용을 나타낸다. ϵ_{ijkl}는 오차항으로 $N(0, \sigma^2)$을 따른다고 가정한다. 이 때의 분산분석표는 **표 9-16**과 같이 작성된다.

표 9-16 ●●● 2^3 설계 분산분석표

요인	자유도	변동	평균제곱	F
A	1	SS_A	$MS_A = SS_A$	MS_A / MS_E
B	1	SS_B	$MS_B = SS_B$	MS_B / MS_E
C	1	SS_C	$MS_C = SS_C$	MS_C / MS_E
AB	1	SS_{AB}	$MS_{AB} = SS_{AB}$	MS_{AB} / MS_E
AC	1	SS_{AC}	$MS_{AC} = SS_{AC}$	MS_{AC} / MS_E
BC	1	SS_{BC}	$MS_{BC} = SS_{BC}$	MS_{BC} / MS_E

(계속)

요인	자유도	변동	평균제곱	F
ABC	1	SS_{ABC}	$MS_{ABC} = SS_{ABC}$	MS_{ABC} / MS_E
Error	$8(r-1)$	SS_E	$MS_E = SS_E / (8(r-1))$	
Total	$8r-1$	SS_T		

a) 주효과 검정

i) $H_0: \alpha_1 = \alpha_2 = 0$, H_1 : 적어도 하나의 α_i는 0이 아니다.

만약 $F = \dfrac{MS_A}{MS_E} > F_{1, 8(r-1), \alpha}$이면 H_0를 기각하고 요인 A에 대하여 수준별 차이가 있다는 결론을 내린다.

ii) $H_0: \beta_1 = \beta_2 = 0$, H_1 : 적어도 하나의 β_i는 0이 아니다.

만약 $F = \dfrac{MS_B}{MS_E} > F_{1, 8(r-1), \alpha}$이면 H_0를 기각하고 요인 B에 대하여 수준별 차이가 있다는 결론을 내린다.

iii) $H_0: \gamma_1 = \gamma_2 = 0$, H_1 : 적어도 하나의 γ_j는 0이 아니다.

만약 $F = \dfrac{MS_C}{MS_E} > F_{1, 8(r-1), \alpha}$이면 H_0를 기각하고 요인 C에 대하여 수준별 차이가 있다는 결론을 내린다.

b) 교호작용 검정

i) $H_0: \alpha\beta_{11} = \alpha\beta_{12} = \alpha\beta_{21} = \alpha\beta_{22} = 0$, H_1 : 적어도 하나의 $\alpha\beta_{ij}$는 0이 아니다.

만약 $F = \dfrac{MS_{AB}}{MS_E} > F_{1, 8(r-1), \alpha}$ 이면 H_0를 기각하고 요인 A와 요인 B 사이에는 교호작용이 있다는 결론을 내린다.

ii) $H_0 : \alpha\gamma_{11} = \alpha\gamma_{12} = \alpha\gamma_{21} = \alpha\gamma_{22} = 0$, H_1 : 적어도 하나의 $\alpha\gamma_{ij}$는 0이 아니다.

만약 $F = \dfrac{MS_{AC}}{MS_E} > F_{1,\,8(r-1),\,\alpha}$이면 H_0를 기각하고 요인 A와 요인 C 사이에는 교호작용이 있다는 결론을 내린다.

iii) $H_0 : \beta\gamma_{11} = \beta\gamma_{12} = \beta\gamma_{21} = \beta\gamma_{22} = 0$, H_1 : 적어도 하나의 $\beta\gamma_{ij}$는 0이 아니다.

만약 $F = \dfrac{MS_{BC}}{MS_E} > F_{1,\,8(r-1),\,\alpha}$이면 H_0를 기각하고 요인 B와 요인 C 사이에는 교호작용이 있다는 결론을 내린다.

iv) $H_0 : \alpha\beta\gamma_{111} = \alpha\beta\gamma_{112} = \cdots = \alpha\beta\gamma_{222} = 0$, H_1 : 적어도 하나의 $\alpha\beta\gamma_{ijk}$는 0이 아니다.

만약 $F = \dfrac{MS_{ABC}}{MS_E} > F_{1,\,8(r-1),\,\alpha}$이면 H_0를 기각하고 요인 A, 요인 B, 그리고 요인 C 사이에는 3차 교호작용이 있다는 결론을 내린다.

(3) 3^2 설계

두 개의 요인 A와 B가 있고 각 요인의 수준 수가 3개인 경우로 각 수준 조합에서 r개의 반복이 있는 모형은 다음과 같다.

$$X_{ijk} = \mu + \alpha_i + \beta_j + \alpha\beta_{ij} + e_{ijk}$$
$$i = 1, \cdots, 3, \quad j = 1, \cdots, 3, \quad k = 1, \cdots, r$$

여기서 X_{ijk}는 A의 i번째 수준, B의 j번째 수준에서의 k번째 관측을 나타낸다. μ는 전체 평균, α_i는 A의 i번째 수준의 효과, β_j는 B의 j번째 수준의 효과, 그리고 $\alpha\beta_{ij}$는 A와 B의 상호작용(interaction)을 나타낸다. e_{ijk}는 오차항으로 $N(0, \sigma^2)$을 따른다고 가정한다.

요인	자유도	변동	평균제곱	F
A	2	SS_A	$MS_A = SS_A / 2$	MS_A / MS_E
B	2	SS_B	$MS_B = SS_B / 2$	MS_B / MS_E
AB	4	SS_{AB}	$MS_{AB} = SS_{AB} / 4$	MS_{AB} / MS_E
Error	$9(r-1)$	SS_E	$MS_E = SS_E / (9(r-1))$	
Total	$9r-1$	SS_T		

수준이 3인 경우 수준들이 등간격으로 배치되어 있다면 주효과를 선형효과(linear effect)와 2차 효과(quadratic effect)로 더욱 세분화할 수 있다**표 9–17**.

표 9–17 ●●● 선형효과(2차 효과를 포함하는 분산분석표)

요인		자유도	변동
A		2	SS_A
	A_L	1	SS_{A_L}
	A_Q	1	SS_{A_Q}
B		2	SS_B
	B_L	1	SS_{B_L}
	B_Q	1	SS_{B_Q}
AB		4	SS_{AB}
	A_LB_L	1	$SS_{A_LB_L}$
	A_LB_Q	1	$SS_{A_LB_Q}$
	A_QB_L	1	$SS_{A_QB_L}$
	A_QB_Q	1	$SS_{A_QB_Q}$
Error		$9(r-1)$	SS_E
Total		$9r-1$	SS_T

예) 쇠고기의 수분 함량을 보전하는 데 사용되는 두 가지 식품첨가물(A, B)이 있다. 두 식품첨가물의 보습력을 조사하기 위하여 3^2 요인계획을 수행하였다. 두 요인은 각각 3 수준에서 사용되었으며, 각 처리 조합마다 두 번씩 실험하였다.

요인 A	요인 B		
	b_0	b_1	b_2
a_0	1.14 1.05	2.23 2.30	0.74 0.50
a_1	1.87 1.60	3.13 3.00	1.43 1.00
a_2	1.70 1.80	2.80 1.95	0.10 0.05

요인		자유도	변동	평균제곱	F
A		2	1.663	0.8315	13.86
	A_L	1	0.016	0.016	0.27
	A_Q	1	1.647	1.647	27.44
B		2	11.217	5.609	93.48
	B_L	1	2.376	2.376	39.59
	B_Q	1	8.841	8.841	147.3
AB		4	0.949	0.237	3.95
	A_LB_L	1	0.720	0.720	12.00
	A_LB_Q	1	0.002	0.002	0.03
	A_QB_L	1	0.205	0.205	3.42
	A_QB_Q	1	0.021	0.021	0.36
Error		9	0.540		
Total		17			

A와 B의 F 값 모두 $F_{2,9,0.05} = 4.257$보다 크므로 A와 B의 효과 모두 유의하다고 할 수 있으며, A_Q, B_L, 그리고 B_Q의 F값이 모두 $F_{1,9,0.05} = 5.117$보다 크므로 A에서는 2차 효과, 그리고 B에서는 1차(선형)와 2차 효과 모두 유의함을 보이고 있다고 할 수 있다. 교호작용의 F값은 3.95로 $F_{4,9,0.05} = 3.633$보다 크므로 유의하며 세부 효과 중 A_LB_L만이 유의함을 보이고 있다. 이를 통하여 A 약품에 대해서는 선형효과보다는 2차의 효과가 있으며, B의 효과에 대해서는 선형효과와 2차 효과 모두 있다고 볼 수 있다. 또한 A의 선형효과와 B의 선형효과 간에 교호작용이 있다고 볼 수 있다.

7) 지분설계

지분설계(nested design)는 특정 요인의 각 수준마다 나타나는 다른 요인의 수준이 다른 경우 이용하는 특수한 설계이다. 예를 들면, 요인 B가 A의 하위 요인인 경우 A의 i번째 수준에 소속된 B의 j번째 수준과 A의 k번째 수준에 소속된 B의 j번째 수준이 다른 경우이다.

$$X_{ijk} = \mu + \alpha_i + \beta_{j(i)} + \epsilon_{k(ij)}$$
$$i = 1, \cdots, a,\ j = 1, \cdots, b,\ k = 1, \cdots, r$$

여기서 X_{ijk}는 A의 i번째 수준에 소속된 하위 요인 B 중에서 j번째 수준에서의 k번째 관측을 나타낸다. μ는 전체 평균, α_i는 A의 i번째 수준의 효과, $\beta_{j(i)}$는 A의 i번째 수준에 소속된 하위 요인 B 중에서 j번째 수준의 효과를 나타낸다. 지분 모형의 경우 A와 B의 교호작용을 분리해 낼 수 없다. $\epsilon_{k(ij)}$는 오차항으로 $N(0, \sigma^2)$을 따른다고 가정한다. 이때의 분산분석표는 **표 9-18**과 같이 작성할 수 있다.

표 9-18 ●●● 지분설계 분산분석표

요인	자유도	변동	평균제곱
A	$a-1$	SS_A	$MS_A = SS_A / (a-1)$
$B(A)$	$a(b-1)$	$SS_{B(A)}$	$MS_{B(A)} = SS_{B(A)} / (a(b-1))$
Error	$ab(r-1)$	SS_E	$MS_E = SS_E / (ab(r-1))$
Total	$abr-1$	SS_T	

여기서 $B(A)$는 A에 소속된 B의 효과를 의미한다.

(1) 요인 A의 검정

i) A, $B(A)$ 모두 고정효과인 경우

α_i와 $\beta_{j(i)}$는 상수라는 가정이므로 다음의 가설을 검정하게 된다.

$$H_0 : \alpha_1 = \alpha_2 = \cdots = \alpha_a = 0,\ \ H_1 : \text{적어도 하나의 } \alpha_i\text{는 0이 아니다.}$$

만약 $F = \dfrac{MS_A}{MS_E} > F_{a-1,\, ab(r-1),\, \alpha}$이면 H_0를 기각하고 요인 A에 대하여 수준별 차이가 있다는 결론을 내린다.

ii) A, $B(A)$ 모두 랜덤효과인 경우

$\alpha_i \sim N(0, \sigma_a^2)$, $\beta_{j(i)} \sim N(0, \sigma_b^2)$ 의 가정이 추가되고 다음의 가설을 검정하게 된다.

$$H_0 : \sigma_a = 0, \quad H_1 : \sigma_a > 0$$

만약 $F = \dfrac{MS_A}{MS_{B(A)}} > F_{a-1,\, a(b-1),\, \alpha}$이면 H_0를 기각하고 요인 A에 대하여 수준별 차이가 있다는 결론을 내린다.

iii) A는 고정효과, $B(A)$는 랜덤효과인 경우

α_i는 상수, 그리고 $\beta_{j(i)} \sim N(0, \sigma_b^2)$의 가정이 추가되고 다음의 가설을 검정하게 된다.

$$H_0 : \alpha_1 = \alpha_2 = \cdots = \alpha_a = 0, \ \ H_1 : \text{적어도 하나의 } \alpha_i\text{는 0이 아니다.}$$

만약 $F = \dfrac{MS_A}{MS_{B(A)}} > F_{a-1,\, a(b-1),\, \alpha}$이면 H_0를 기각하고 요인 A에 대하여 수준별 차이가 있다는 결론을 내린다.

(2) 요인 $B(A)$의 검정

i) $B(A)$효과가 고정효과인 경우

$$H_0 : \beta_{1(1)} = \beta_{1(2)} = \cdots = \beta_{b(a)} = 0, \ \ H_1 : \text{적어도 하나의 } \beta_{j(i)}\text{는 0이 아니다.}$$

만약 $F = \dfrac{MS_{B(A)}}{MS_E} > F_{a(b-1),\, ab(r-1),\, \alpha}$이면 H_0를 기각하고 요인 A의 각 수준 내에서 요인 B에 대하여 수준별 차이가 있다는 결론을 내린다.

ii) $B(A)$효과가 랜덤효과인 경우

$$H_0 : \sigma_b = 0, \ \ H_1 = \sigma_b > 0$$

만약 $F = \dfrac{MS_{B(A)}}{MS_E} > F_{a(b-1),\, ab(r-1),\, \alpha}$이면 H_0를 기각하고 요인 A의 각 수준 내에서 요인 B에 대하여 수준별 차이가 있다는 결론을 내린다.

예) 강원도와 충청도 각 지역별로 2개의 다른 제조사에서 제조된 고추장의 단맛 강도를 비교하기 위해 얻은 자료는 다음과 같다.

강원도		충청도	
A사	B사	C사	D사
4	5	3	3
13	11	7	5
13	10	10	6
4	5	5	5
11	10	4	6
9	8	5	2
8	5	7	6
8	3	5	2
10	13	7	11
7	6	5	6
6	6	4	5
5	10	3	3

여기에서 지역과 제조사는 모두 고정효과로 볼 수 있다.

a) 지역 요인의 검정

$$H_0 : \alpha_1 = \alpha_2 = 0, \ \ H_1 : \text{적어도 하나의 } \alpha_i \text{는 } 0\text{이 아니다.}$$

$F = \dfrac{88.021}{7.392} = 11.908 > F_{1,\,44,\,0.05} = 4.0617$이므로 귀무가설을 기각하고 지역 간 차이가 있다는 결론을 내릴 수 있다.

b) 제조사(지역) 요인의 검정

$$H_0 : \beta_{1(1)} = \beta_{1(2)} = \beta_{2(1)} = \beta_{2(2)} = 0, \ \ H_1 : \text{적어도 하나의 } \beta_{j(i)}\text{는 0이 아니다.}$$

$F = \dfrac{1.271}{7.392} = 0.1719 > F_{2,\,44,\,0.05} = 3.209$이므로 각 지역 내에서 제조사별로 차이가 있지 않다는 결론을 내릴 수 있다.

요인	자유도	변동	평균제곱	F
지역	1	88.02	88.02	11.908
제조사(지역)	2	2.54	1.271	0.1719
Error	44	325.25	7.392	
Total				

8) 분할구 계획

분할구 계획(split-plot design)은 이중 및 삼중의 랜덤화과정이 필요한 경우 사용하는 특수한 설계로 이중 블록의 형태가 된다. 예를 들어, 식빵을 만들었을 때 밀가루가 국내산인지 수입산인지에 따라 식빵의 맛이 달라지는지를 알아보기 위한 실험을 하고자 한다. 이때 식빵을 굽는 온도(180℃, 220℃)에 따라서도 식빵의 맛이 달라질 수 있으므로 온도까지 고려하고자 한다. 이 시험을 위해 2대의 오븐이 사용 가능하다고 하자.

이 경우 2^2 요인 실험이 되기 위해서는 국내산, 수입산 밀가루 각각으로 2개씩의 식빵 반죽을 만들어 4가지 식빵과 굽는 온도 모두를 랜덤하게 정하여 실험해야 한다. 이를 위해서는 4개의 오븐이 필요하다. 그러나 2대의 오븐이 사용 가능한 상황이므로 일반적으로 한 대의 오븐은 180℃로, 다른 한 대의 오븐은 220℃로 맞춰놓고 2가지의 식빵을 각각에서 굽는 형태의 실험을 하게 된다. 이 경우 각 온도 내에서 랜덤화가 이루어진 것이므로 온도효과는 블록이 되어 온도의 효과를 검증할 수 없게 된다.

위와 같은 상황에서 온도의 효과를 검증하기 위해서는 오븐에 설정할 온도를 랜덤하게 선택하여 위의 과정을 반복해면 된다. 즉, 첫 번째에는 1번 오븐을 180℃로, 2번 오븐을 220℃로 맞춰 놓고 실험을 하고, 두 번째에는 1번 오븐을 220℃로, 2번 오븐을 180℃로 맞춰놓고 실험을 하는 형태로 이를 랜덤하게 r번 반복하면 아래와 같은 모형의 실험이 된다.

$$X_{ijk} = \mu + p_k + \alpha_i + p\alpha_{ik}, + \beta_j + p\beta_{jk} + \alpha\beta_{ij} + p\alpha\beta_{ijk},$$
$$i = 1, \cdots, a, \quad j = 1, \cdots, b, \quad k = 1, \cdots, r$$

여기서 X_{ijk}는 A(밀가루 생산지)의 i번째 수준, B(식빵을 굽는 온도)의 j번째 수준에서의 k번째 반복을 나타낸다. μ는 전체 평균, p_k는 k번째 반복의 효과, α_i는 A의 i번째 수준의 효과, β_j는 B의 j번째 수준의 효과, 그리고 $\alpha\beta_{ij}$는 A와 B의 상호작용(interaction)을 나타낸다. 또한 $p\alpha_{ik}$는 A에 대한 오차, $p\beta_{jk}$는 B에 대한 오차, 그리고 $p\alpha\beta_{ijk}$는 A와 B의 상호작용에 대한 오차를 나타내어 **표 9–19**의 분산분석표와 같은 형태로 검정을 하게 된다.

표 9–19 ••• 분할구 계획 분산분석표

요인	자유도	변동	평균제곱	F
반복	$r-1$	SS_R	MS_R	
A	$a-1$	SS_A	MS_A	MS_A / SS_{RA}
오차(A)	$(r-1)(a-1)$	SS_{RA}	MS_{RA}	
B	$b-1$	SS_B	MS_B	MS_B / SS_B
오차(B)	$(r-1)(b-1)$	SS_{RB}	MS_{RB}	
AB	$(a-1)(b-1)$	SS_{AB}	MS_{AB}	MS_{AB} / SS_{RAB}
오차(AB)	$(r-1)(a-1)(b-1)$	SS_{RAB}	MS_{RAB}	
Total	$abr-1$	SS_T		

i) 주효과 검정

a) $H_0: \alpha_1 = \alpha_2 = \cdots = \alpha_a = 0$, H_1 : 적어도 하나의 α_i는 0이 아니다.

만약 $F = \dfrac{MS_A}{MS_{RA}} > F_{a-1,\,(a-1)(r-1),\,\alpha}$이면 H_0를 기각하고 요인 A에 대하여 수준별 차이가 있다는 결론을 내린다.

b) $H_0: \beta_1 = \beta_2 = \cdots = \beta_b = 0$, H_1 : 적어도 하나의 β_j는 0이 아니다.

만약 $F = \dfrac{MS_B}{MS_{RB}} > F_{b-1,\,(b-1)(r-1),\,\alpha}$이면 H_0를 기각하고 요인 B에 대하여 수준별 차이가 있다는 결론을 내린다.

ii) 교호작용 검정

$H_0: \alpha\beta_{11} = \alpha\beta_{12} = \cdots = \alpha\beta_{ab} = 0$, H_1 : 적어도 하나의 $\alpha\beta_{ij}$는 0이 아니다.

만약 $F = \dfrac{MS_{AB}}{MS_{RAB}} > F_{(a-1)(b-1),\,(a-1)(b-1)(r-1),\,\alpha}$이면 H_0를 기각하고 요인 A와 요인 B 사이에는 교호작용이 있다는 결론을 내린다.

예) 스테이크의 질긴 정도를 분할구 계획으로 평가한다. 관심은 소의 품종(A)과 굽는 온도(B)이다. 세 품종의 소에서 얻은 일정 부위의 스테이크에 대하여 내부온도가 70℃와 80℃가 되도록 구운 뒤 일정 크기로 썰어 감각검사를 진행한다. 패널요원 10명을 투입하고 스테이크의 질긴 정도를 9점 척도를 사용하여 평가하도록 하였다. 이 실험을 3회 반복(R)하였다. 그리고 최종 데이터로는 패널요원 10명의 평가 점수의 평균을 사용한다.

품종	온도	반복		
		1	2	3
Ⅰ	70℃ 80℃	7.2 7.9	7.5 7.8	7.0 7.5
Ⅱ	70℃ 80℃	6.5 6.6	6.0 6.2	6.4 6.9
Ⅲ	70℃ 80℃	6.9 7.1	6.6 6.8	6.5 6.8

i) 품종 효과 검정

$$H_0 : \alpha_1 = \alpha_2 = \alpha_3 = 0, \quad H_1 : \text{적어도 하나의 } \alpha_i\text{는 0이 아니다.}$$

$F = \dfrac{1.715}{0.1242} = 13.81 > F_{2, 4, 0.05} = 6.944$이므로 품종 간 차이가 있다는 결론을 내린다.

ii) 온도 효과 검정

$$H_0 : \beta_1 = \beta_2 = 0, \quad H_1 : \text{적어도 하나의 } \beta_j\text{는 0이 아니다.}$$

$F = \dfrac{0.5}{0.015} = 33.33 > F_{1, 2, 0.05} = 18.512$이므로 온도 간 차이가 있다는 결론을 내린다.

iii) 교호작용 검정

$$H_0 : \alpha\beta_{11} = \alpha\beta_{12} = \cdots = \alpha\beta_{32} = 0, \quad H_1 : \text{적어도 하나의 } \alpha\beta_{ij}\text{는 0이 아니다.}$$

$F = \dfrac{0.0317}{0.1242} = 2.23 < F_{2, 4, 0.05} = 6.944$이므로 요인 A와 요인 B 사이에는 교호작용이 없다는 결론을 내린다.

요인	자유도	변동	평균제곱	F
반복	2	0.1633	0.0817	
품종	2	3.4300	1.7150	13.81
오차(품종)	4	0.4967	0.1242	
온도	1	0.5000	0.5000	33.33
오차(온도)	2	0.03	0.0150	
품종×온도	2	0.0633	0.0317	2.23
오차(품종×온도)	4	0.0567	0.0142	
Total	17			

6. 회귀분석

회귀분석은 하나의 연속인 종속변수(dependent variable)를 여러 개의 독립변수(independent variable)들로 설명하는 직선식을 찾고 독립변수들의 값이 주어져 있을 때 종속변수의 값을 예측하고자 하는 것으로 아래와 같이 모형을 쓸 수 있다.

$$Y_i = \beta_0 + \beta_1 X_{i1} + \cdots + \beta_p X_{ip} + e_i$$
$$i = 1, \cdots, n$$

여기서 Y_i는 종속변수의 i번째 값, X_{ij}는 j번째 독립변수의 i번째 값을 나타낸다. β_j, $j = 1, \cdots, p$는 j번째 변수에 대한 회귀계수로 나머지 독립변수들의 값이 고정되어 있고 j번째 변수가 1단위 증가할 때 Y의 증가량을 나타낸다.

예) 아래의 표는 다섯변수에 대한 33개의 측정값들을 정리한 것이다. Y를 종속변수로, X들을 독립변수로하여 적합시킨 회귀식은 아래와 같다.

$$\hat{Y} = 2.958 - 0.129X_1 - 0.019X_2 - 0.046X_3 + 0.209X_4$$

X_1, X_2, 그리고 X_3 앞의 계수가 음수인 것은 X_1, X_2, 그리고 X_3이 Y와 음의 상관관계를 가지며 이들 값이 증가할수록 Y값은 감소함을 의미한다. 또한 X_2, X_3, 그리고 X_4의 값이 고정되어 있을 때 X_1의 값이 1 cm 증가하면 Y의 값은 0.129 mL 만큼 감소함을 알 수 있다. 또한 X_4 앞의 계수는 0.209로 양수이므로 X_4의 값이 증가할수록 Y의 값도 증가하며, X_4가 1분 증가할 때 Y값은 0.209 mL 증가함을 알 수 있다.

X_1(℃)	X_2(cm)	X_3(mm)	X_4(min)	Y(mL)
6	9.9	5.7	1.6	2.12
1	9.3	6.4	3.0	3.39
−2	9.4	5.7	3.4	3.61
11	9.1	6.1	3.4	1.72
−1	6.9	6.0	3.0	1.80
2	9.3	5.7	4.4	3.21
5	7.9	5.9	2.2	2.59
1	7.4	6.2	2.2	3.25
1	7.3	5.5	1.9	2.86
3	8.8	5.2	0.2	2.32
11	9.8	5.7	4.2	1.57
9	10.5	6.1	2.4	1.50
5	9.1	6.4	3.4	2.69
−3	10.1	5.5	3.0	4.06
1	7.2	5.5	0.2	1.98
8	11.7	6.0	3.9	2.29
−2	8.7	5.5	2.2	3.55
3	7.6	6.2	4.4	3.31
6	8.6	5.9	0.2	1.83
10	10.9	5.6	2.4	1.69
4	7.6	5.8	2.4	2.42
5	7.3	5.8	4.4	2.98

(계속)

X_1(℃)	X_2(cm)	X_3(mm)	X_4(min)	Y(mL)
5	9.2	5.2	1.6	1.84
3	7.0	6.0	1.9	2.48
8	7.2	5.5	1.6	2.83
8	7.0	6.4	4.1	2.41
6	8.8	6.2	1.9	1.78
6	10.1	5.4	2.2	2.22
3	12.1	5.4	4.1	2.72
5	7.7	6.2	1.6	2.36
1	7.8	6.8	2.4	2.81
8	11.5	6.2	1.9	1.64
10	10.4	6.4	2.2	1.82

7. 다양한 통계분석 기법

1) 범주형 자료분석

변수가 취할 수 있는 값이 범주로 주어지는 경우 이를 범주형 변수라고 하며 범주형 변수의 경우 각 범주의 비율에 관심을 갖게 된다. 각 범주의 비율이 특정 분포를 가지는지를 알아보기 위해서는 카이제곱검정을 이용하게 된다.

k개의 범주가 있고 각 범주에 대한 확률을 p_i, $i = 1, \cdots, k$라고 할 때 피어슨 적합도 검정을 위한 가설은 다음과 같다.

$$H_0: p_1 = p_{10},\ p_2 = p_{20},\ \cdots,\ p_k = p_{k0}, \sum_{i=1}^{k} p_{i0} = 1$$

H_1: H_0가 사실이 아니다.

위의 가설을 검정하기 위하여 카이제곱 통계량을 이용한다. 이는 귀무가설하에서의 확률을 이용하여 계산한 기대돗수와 시행돗수의 차이에 대한 값으로 아래와 같이 계산된다.

기대돗수 계산은 표 9-20에 정리되어 있다.

$$\chi^2 = \sum_{i=1}^{k} \frac{(O_i - E_i)^2}{E_i} = \sum_{i=1}^{k} \frac{(n_i - Np_{i0})^2}{Np_{i0}}$$

$\chi^2 > \chi^2_{k-1,\ 0.05}$이면 귀무가설을 기각하고 각 범주의 비율이 특정분포를 가지지 않는다고 결론내릴 수 있다. 단, $k = 2$인 경우에는 카이제곱 통계량 계산 시 아래와 같이 연속성 보정을 해준다.

$$\chi^2 = \sum_{i=1}^{2} \frac{(|O_i - E_i| - 0.5)^2}{E_i}$$

표 9-20 ●●● 기대돗수 계산

범주	1	2	⋯	K	전체
시행돗수(O_i)	n_1	n_2	⋯	n_k	N
H_0하의 확률	p_{10}	p_{20}	⋯	p_{k0}	1
기대돗수(E_i)	$N \times p_{10}$	$N \times p_{20}$	⋯	$N \times p_{k0}$	N

예) 한 식품회사에서 토마토 주스에 소금을 일정량 넣은 것과 넣지 않은 것을 소비자들이 구분할 수 있는지의 여부를 조사한다. 패널요원 36명에게 평가시켰더니 이 중 22명이 소금을 넣은 주스가 더 짜다고 정확히 응답하였다. 이에 대한 데이터는 다음과 같다.

정확한 평가	부정확한 평가	합
22	14	36

소비자들이 소금을 넣은 것과 넣지 않은 것을 구별할 수 없다면 정확한 평가와 부정확한 평가가 동일하게 나와야 한다. 그러므로 가설은 아래와 같이 쓸 수 있다.

$$H_0: p_1 = p_2 = 0.5, \quad H_1: H_0\text{가 사실이 아니다.}$$

범주	정확한 평가	부정확한 평가	전체
시행돗수(O_i)	22	14	36
H_0하의 확률	0.5	0.5	1
기대돗수(E_i)	18	18	36

$\chi^2 = \frac{(|22-18|-0.5)^2}{18} + \frac{(|14-18|-0.5)^2}{18} = 1.361 < \chi^2_{1,0.05} = 3.84$이므로 귀무가설을 기각하지 못한다. 즉, 소비자들이 소금을 넣은 것과 넣지 않은 것을 구별하지 못한다는 결론을 내릴 수 있다.

2) 비모수통계

앞에서 살펴보았던 t검정과 분산분석은 모두 정규분포와 등분산 등의 자료에 대한 정규분포 가정을 기본으로 하고 있다. 만약 분포 가정이 맞지 않는다면 검정 결과를 신뢰할 수 없게 된다. 표본수가 특별히 작거나 자료가 정규분포를 따르지 않는 경우가 이에 해당된다. 자료가 정규분포를 따르지 않는 경우에는 변수변환 등을 통하여 정규분포에 근사하도록 변형한 후 분석을 하기도 한다.

비모수 통계분석방법은 분포 모형에 대한 가정을 하지 않고 자료값 대신 자료의 순서 정보를 이용하여 위치모수에 대한 가설을 검정하는 것으로, 특히 표본수가 작은 경우 유용하게 쓰인다. 모수적 방법에 대응하는 비모수적 방법은 **표 9-21**과 같이 정리할 수 있다.

표 9-21 ●●● 모수적 방법에 대응되는 비모수적 방법

모수적 방법	비모수적 방법
단변량 t검정	Wilcoxon signed rank test
이변량 t검정	Wilcoxon rank sum test
일원분산분석	Kruskal-Wallis test

자세한 비모수적 방법에 대해서는 김현철(2008)을 참고하면 된다.

참고문헌

김현철. 비모수 통계분석. 교육과학사 (2008)

성내경. 실험설계와 분석. 자유아카데미 (1997)

찾아보기

ㄱ

ㄷ

ㄹ

ㅁ

편집자 소개

김광옥 미국 Kansas State University at Manhattan 식품영양학과 박사
한양대학교 식품영양학과, 이화여자대학교 식품영양학과 · 식품공학과 교수 역임
현재, 이화여자대학교 명예교수, 센소리디자인 대표

저자 소개

서동순 이화여자대학교 식품영양학과 박사
현재, 샘표식품 마케팅 총괄본부장

김지윤 이화여자대학교 식품공학과 박사
현재, 샘표식품 마케팅 리서치팀 팀장

정서진 미국 University of Missouri at Columbia 식품학과 박사
현재, 이화여자대학교 식품영양학과 교수

전선영 이화여자대학교 식품공학과 박사
현재, 센소리디자인 팀장, 이화여자대학교 식품영양학과 강사

이소민 미국 University of California at Davis 식품공학과 박사
현재, CJ 제일제당 식품연구소 Front End Innovation &Sensory팀 선임연구원

이윤미 이화여자대학교 식품공학과 박사
현재, 담터에프엔비 R&D Center 개발부 선임연구원

홍재희 미국 Virginia Polytechnic Institute & State University 식품공학과 박사
현재, 서울대학교 식품영양학과 부교수

김상숙 미국 Kansas State University at Manhattan 식품학과 박사
현재, 한국식품연구원 가공공정연구단 우수연구원

김영경 이화여자대학교 식품공학과 박사
현재, 아모레퍼시픽 R&D 고객연구센터 수석연구원

이은경 미국 Iowa State University 통계학과 박사
현재, 이화여자대학교 통계학과 교수

감각검사

원리에서 활용까지

2021년 9월 1일 초판 인쇄
2021년 9월 6일 초판 발행

편집자 | 김광옥
지은이 | 서동순 김지윤 정서진 전선영 이소미
이윤미 홍재희 김상숙 김영경 이은경
발행인 | 유제구
발행처 | 도서출판 파워북
주 소 | 경기도 고양시 일산동구 호수로 358-25
동문타워2차 529호
전 화 | (02) 730-1412
F A X | (031) 908-1410
등 록 | 1997. 1. 31 제 2014-000067호

정가 24,000원
ISBN 978-89-8160-452-3 (93590)